全国高等卫生职业教育护理专业"双证书"人才培养"十二五"规划教材

供护理、助产等专业使用

丛书顾问 文历阳 沈彬

医学遗传学基础

主　编　高江原　张颖珍

副主编　吴　莉　杨　芸　祝继英

编　者　（以姓氏笔画为序）

闫丽珍（新疆巴州卫生学校）

关丽娜（铁岭卫生职业学院）

孙双凌（重庆医药高等专科学校）

李晓光（铁岭卫生职业学院）

杨　芸（上海健康职业技术学院）

吴　莉（宁夏医科大学高等卫生职业技术学院）

张颖珍（平凉医学高等专科学校）

邵韵平（无锡卫生高等职业技术学校）

郑祥奇（重庆市第四人民医院）

祝继英（雅安职业技术学院）

高江原（重庆医药高等专科学校）

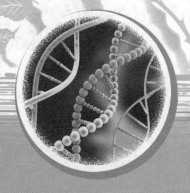

华中科技大学出版社

http://www.hustp.com

中国·武汉

内 容 简 介

本书是全国高等卫生职业教育护理专业"双证书"人才培养"十二五"规划教材。

本书分为基础理论和实训指导两部分。基础理论分为十章,内容主要包括概论,遗传的细胞学基础,遗传的分子学基础,人类染色体与染色体病,单基因遗传与单基因遗传病,多基因遗传与多基因遗传病,线粒体遗传病,分子病与遗传性酶病,遗传病的诊断、防治与遗传咨询,优生学。

本书适合高职高专护理、助产等专业使用。

图书在版编目(CIP)数据

医学遗传学基础/高江原,张颖珍主编.—武汉:华中科技大学出版社,2011.12(2021.7重印)
ISBN 978-7-5609-7467-5

Ⅰ.医… Ⅱ.①高… ②张… Ⅲ.医学遗传学-高等职业教育-教材 Ⅳ.R394

中国版本图书馆 CIP 数据核字(2011)第 229913 号

医学遗传学基础　　　　　　　　　　　　　　　　　　高江原　张颖珍　主编

策划编辑:车　巍
责任编辑:罗　伟
封面设计:刘　卉
责任校对:代晓莺
责任监印:朱　玢
出版发行:华中科技大学出版社(中国·武汉)　　　电话:(027)81321913
　　　　　武汉市东湖新技术开发区华工科技园　　　邮编:430223
录　　排:华中科技大学惠友文印中心
印　　刷:武汉市洪林印务有限公司
开　　本:787mm×1092mm　1/16
印　　张:13.5
字　　数:305 千字
版　　次:2021 年 7 月第 1 版第 9 次印刷
定　　价:28.00 元

全国高等卫生职业教育护理专业"双证书"人才培养 "十二五"规划教材编委会

总 序

Zongxu

　　世界职业教育发展的经验和我国职业教育发展的历程都表明,职业教育是提高国家核心竞争力的要素之一。近年来,我国高等职业教育发展迅猛,成为我国高等教育的重要组成部分,与此同时,作为高等职业教育重要组成部分的高等卫生职业教育的发展也取得了巨大成就,为国家输送了大批高素质技能型、应用型医疗卫生人才。截至 2010 年底,我国各类医药卫生类高职高专院校已达 343 所,年招生规模超过 24 万人,在校生 78 万余人。

　　医药卫生体制的改革要求高等卫生职业教育也应顺应形势调整目标,根据医学发展整体化的趋势,医疗卫生系统需要全方位、多层次、各种专业的医学专门人才。护理专业与临床医学专业互为羽翼,在维护人民群众身体健康、提高生存质量等方面起到了不可替代的作用。当前,我国正处于经济、社会发展的关键阶段,护理专业已列入国家紧缺人才专业,根据卫生部的统计,到 2015 年我国对护士的需求将增加到 232.3 万人,平均每年净增加 11.5 万人,这为护理专业的毕业生提供了广阔的就业空间,也对高等卫生职业教育如何进行高素质技能型护理人才的培养提出了新的要求。

　　教育部《关于全面提高高等职业教育教学质量的若干意见》中明确指出,高等职业教育必须"以服务为宗旨,以就业为导向,走产学结合的发展道路",《中共中央国务院关于深化教育改革全面推进素质教育的决定》中再次强调"在全社会实行学业证书和执业资格证书并重的制度"。上述文件均为新时期我国职业教育的发展提供了具有战略意义的指导意见。高等卫生职业教育既具有职业教育的普遍特性,又具有医学教育的特殊性,护理专业的专科人才培养应以职业技能的培养为根本,与护士执业资格考试紧密结合,力求满足学科、教学和社会三方面的需求,把握专科起点,突出职业教育特色。高等卫生职业教育发展的形势使得目前使用的教材与新形势下的教学要求不相适应的矛盾日益突出,加强高等卫生职业教育教材建设成为各院校的迫切要求,新一轮教材建设迫在眉睫。

　　为了顺应高等卫生职业教育教学改革的新形势和新要求,在认真、细致调研的基础上,在教育部高职高专医学类及相关医学类专业教学指导委员会专家和部分高职高专示范院校领导的指导下,我们组织了全国 30 所高职高专医药院校的 200 多位老师编写了这套秉承"学业证书和执业资格证书并重"理念的全国高等卫生职业教育护理专业"双证书"人才培养"十二五"规划教材。本套教材由国家示范性院校引领,多所学校广泛参与,其中有副教授及以上职称的老师占 70%,每门课程的主编、副主编均由来自高职高专医药院校教学一线的教研室主任或学科带头人组成。教材编写过程中，全体主编和参编人员进行了认真的研讨和细致的分工，在教材编写体例和内容上均有所创新，各主编单位高度重视并有力配合教材编写工作，责任编辑和主审专家严谨和忘我地工作，确保了本套教材的编写质量。

本套教材充分体现新一轮教学计划的特色，强调以就业为导向、以能力为本位、贴近学生的原则，体现教材的"三基"（基本知识、基本理论、基本实践技能）及"五性"（思想性、科学性、先进性、启发性和适用性）要求，着重突出以下编写特点。

（1）紧跟教改，接轨"双证书"制度。紧跟教育部教学改革步伐，引领职业教育教材发展趋势，注重学业证书和执业资格证书相结合，提升学生的就业竞争力。

（2）创新模式，理念先进。创新教材编写体例和内容编写模式，迎合高职高专学生思维活跃的特点，体现"工学结合"特色。教材的编写以纵向深入和横向宽广为原则，突出课程的综合性，淡化学科界限，对课程采取精简、融合、重组、增设等方式进行优化，同时结合各学科特点，适当增加人文社会科学相关知识，提升专业课的文化层次。

（3）突出技能，引导就业。注重实用性，以就业为导向，专业课围绕高素质技能型护理人才的培养目标，强调突出护理、注重整体、体现社区、加强人文的原则，构建以护理技术应用能力为主线、相对独立的实践教学体系。充分体现理论与实践的结合，知识传授与能力、素质培养的结合。

（4）紧扣大纲、直通护考。紧扣教育部制定的高等卫生职业教育教学大纲和最新护士执业资格考试大纲，随章节配套习题，全面覆盖知识点与考点，有效提高护士执业资格考试通过率。

这套规划教材作为秉承"双证书"人才培养编写理念的护理专业教材，得到了各学校的大力支持与高度关注，它将为高等卫生职业教育护理专业的课程体系改革作出应有的贡献。我们衷心希望这套教材能在相关课程的教学中发挥积极作用，并得到读者的青睐。我们也相信这套教材在使用过程中，通过教学实践的检验和实际问题的解决，不断得到改进、完善和提高。

全国高等卫生职业教育护理专业"双证书"人才培养"十二五"规划教材
编写委员会

前言
Qianyan

"医学遗传学基础"是高职护理教育人才培养课程体系中一门重要的专业基础课程。根据 2011 年 1 月在华中科技大学召开的全国高等卫生职业教育护理专业"双证书"人才培养"十二五"规划教材研讨会有关精神,我们的编写紧跟教改,接轨"双证书"制度,紧扣教学大纲和护士执业资格考试大纲,本着突出贴近学生、贴近社会、贴近岗位的思路,在坚持基本理论、基本知识"必需和够用"原则的基础上,编者严格把握教材内容的深度和广度,突出思想性、科学性、先进性、启发性和适用性,力争在有限的篇幅里讲清重点、讲透难点,让学生能够掌握学科精髓,建立医学遗传学思维平台,学会运用遗传学规律分析、解决遗传病的相关问题,更好地为人类健康服务。

全书的基础理论部分分为十章,内容包括概论,遗传的细胞学基础,遗传的分子学基础,人类染色体与染色体病,单基因遗传与单基因遗传病,多基因遗传与多基因遗传病,线粒体遗传病,分子病与遗传性酶病,遗传病的诊断、防治与遗传咨询,优生学。为满足开设医学遗传学实验课的需要,本书编写了实训指导。通过本课程的基础理论和实训指导的学习,学生能够运用医学遗传学的基本规律分析人类的遗传现象,理解人类遗传性疾病的发生机制、传递规律,初步具备遗传病的诊断、治疗、预防及优生优育的基本知识,在实践中能有针对性地灵活运用。

在本教材的编写过程中参考了全国高等医学院校教材及一些相关著作,这为本书增色不少,在此向编者表示感谢。

本教材的编写得到了参编学校的大力支持,在此表示感谢。

医学遗传学基础是一门发展迅速的学科,其教学内容和体系都需要不断改进。本书的编者都来自教学和临床第一线,不少章节内容都是他们的研究成果,同时参考了国际一流杂志、互联网上资料库中的最新进展。在编写工作中,编者精益求精、一丝不苟、数易其稿,体现了对学生高度负责的精神。虽然各位编者作了很大努力,但由于时间、人力及编者水平和能力有限,教材难免存在缺点和错误,我们热忱希望使用本教材的教师、学生及其他读者提出宝贵意见,以便进一步修正。

高江原
2011 年 12 月

目录

Mulu

第一章　概　　论

学习目标 ...

掌握:1. 医学遗传学的概念。
　　　2. 遗传病的概念及其分类。
熟悉:1. 遗传病对我国人群的危害情况。
　　　2. 医学遗传学研究的技术与方法。
了解:1. 医学遗传学的各研究领域。
　　　2. 医学遗传学的发展简史。

　　医学遗传学(medical genetics)是医学与遗传学相结合的学科,是遗传学知识在医学领域中的应用。在遗传实践工作中我们认识到,遗传性疾病(简称遗传病)不是一类边缘性疾病,而是构成人类疾病的重要组成部分。资料显示:人类群体中20％～25％的人都患有各种不同种类、不同程度的遗传性疾病,我们每个人平均都是 4～8 种有害基因的携带者。许多严重危害人类健康的常见病、高发病,如恶性肿瘤、冠心病、动脉粥样硬化、糖尿病、高血压病和精神分裂症等,现在已被证实与遗传因素密切相关。作为一名医学生,必须通过研究人类病理性质的遗传规律及其物质基础,探究人类疾病的发生、发展与遗传因素的关系,提供诊断、预防和治疗遗传病和与遗传有关疾病的科学根据及手段,为提高人类健康素质作出贡献。

第一节　医学遗传学概述

　　从古至今,人们注意到遗传和变异是生物界的一种普遍现象。"种瓜得瓜,种豆得豆"就是对遗传现象生动形象的说明。遗传(heredity)是指在生物繁殖过程中,子代与亲代相似的现象。它们不仅在形态、外貌上相似,而且在生物的构造、生理和生化特征等方面都相似,以保持世代间的延续,保持物种的相对稳定。俗话说:"一母生九子,九子九个样"。变异(variation)则是指生物在世代间延续的过程中,子代与亲代以及子代个体之间的差异。遗传和变异的关系是对立统一的:在维持物种的稳定性上,遗传和变异是对立的;在进化方面,遗传和变异是统一的。没有遗传,变异就不能积累;没有变异,遗传就只是简单的重复。遗传与变异是生命活动的基本特征之一,也是生物界的共同特征。人类的正常性状和疾病也都存在遗传和变异的现象。

一、医学遗传学及其研究范围

遗传学(genetics)是专门研究生物遗传与变异的本质和规律的科学,主要研究生物的遗传物质本质、遗传物质的传递、遗传信息的实现、遗传物质的改变等内容。由于现代遗传学的发展,遗传学已经渗透到医学的各个领域,并形成了很多分支学科。医学遗传学是医学与遗传学相互渗透的一门边缘学科,是专门研究人类疾病和遗传的关系的科学,它是遗传学知识在医学中的应用,是现代医学的一个新领域。随着科技的发展,我们已逐渐认识到很多疾病的发生都直接或间接地与遗传物质的变化有关。因此,医学遗传学的任务在于揭示各种遗传性疾病的遗传规律、发病机制、诊断和防治措施,其目的是降低人群中遗传病的发生率,提高人类的健康素质,造福社会。

近年来,细胞遗传学、生物化学、分子遗传学、免疫学等研究技术飞速发展,大大推动了医学遗传学的研究。目前,人类性状与遗传、人类疾病与遗传等的研究已渗透到了基础医学以及临床医学各个领域。在分子、细胞、个体和群体等各个层面所进行的医学遗传学研究均已取得了丰硕的成果,从理论和实践上丰富和发展了医学遗传学。随着其研究范围的逐步扩展,医学遗传学已成为一门由多个分支学科构成的综合性学科。根据不同的研究角度可将医学遗传学的研究范围及分支分为以下几类(表1-1)。

表1-1 医学遗传学的研究范围及分支

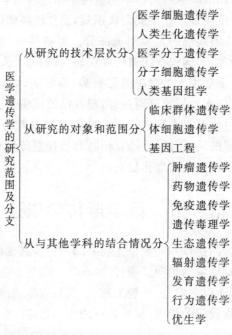

二、医学遗传学研究的技术与方法

在医学遗传学的研究中,常常需要根据不同的研究目的和内容选用不同的研究方法和技术。医学遗传学是遗传学中的一个分支学科,但其研究方法却与普通遗传学的常规研究方法显著不同,其根本原因是医学遗传学是以人类的疾病为研究对象,从而具有与研究其他生物完全不同的特点。经典遗传学家的常规实验手段就是设计和实施各种不同类型的杂交,然后再根据杂交后代的统计分析,来揭示各种遗传方式和遗传规律,但是进行普通遗传学研究的基本实验条件在研究人类遗传病时都难以实现,这是因为:其一,人类个体之间的遗传背景差别往往较大,又不可能人为制造人类"无性繁殖系"和"纯系"作为实验材料;其二,不可能按照人为设计的方法去对人类进行实验性婚配,显然那是违背人类法律和伦理道德的;其三,人类所生活的社会环境也不受遗传学家控制和支配;其四,人类世代交替周期太长(约 20 年为一代),世代之间繁衍的后代数量太少(1~10 个),难以满足统计学上的数量要求。正因如此,医学遗传学的研究相对起步较晚,但目前已逐渐形成了一整套有别于普通遗传学的研究方法。

1. 家系调查 家系调查是指在同一疾病患者的各级亲属中进行发病率的调查分析。这是确认某种疾病是否与遗传有关的一个有效方法。将患者各级亲属的发病率与一般人群的发病率相比较,可确定某种疾病的发生是否与遗传因素有关。如果某种疾病的发生与遗传因素有关,则患者亲属的总发病率应该高于一般人群的发病率,而且发病率还应该表现为一级亲属(父母、同胞、子女)>二级亲属(祖父母、孙子女、叔舅姨姑、侄甥)>三级亲属(堂表兄妹、曾祖父母)>一般人群。

2. 系谱分析 系谱分析是遗传病分析的常用方法。通常在初步确认一种病可能是遗传病后,对患者家族成员的发病情况进行全面调查,绘成系谱,根据系谱特征进行分析往往可以确定遗传病的遗传类型和方式。可根据单基因遗传病系谱特点去分析,往往可以确定为某一种类型的单基因遗传病。若对该病的几个系谱进行分析后仍无法确定为某种单基因遗传病,就应该考虑是否为多基因遗传病。

3. 群体筛查法 该方法是指选定某一人群,采用简便、精确的方法对某种疾病进行普查。这种普查需在一般人群和特定人群(如患者亲属)中进行。对患者亲属的发病率与一般人群的发病率进行比较,如果患者亲属的发病率高于一般人群的,则表明遗传继承关系影响该病发生,可以认为该病有遗传基础。为了排除同一家庭成员的共同生活环境对发病的影响,可将血缘亲属与非血缘亲属加以比较,此时具有遗传基础的疾病血缘亲属的发病率高于非血缘亲属的。通过这种方法可以了解某种遗传病的发病率和致病基因的频率,可以筛选出遗传病的预防和治疗对象,还可以筛选出某种遗传病特别是隐性遗传病杂合子的携带者。

4. 双生子法 这是人类遗传学的一种特殊研究方法。双生可以分为两类,即单卵双生和双卵双生。因为单卵双生(monozygotic twins,MZ)是指一个受精卵分裂成两个胚胎而发育成的个体,所以他(她)们的遗传基础和遗传特征相同,性别一致,表型也极为相似;双卵双生(dizygotic twins,DZ)是指同时受孕的两个受精卵分别发育成为两个个体,所以他们的遗传基础和遗传特征与一般同胞一样,仅有某些相似。通过比较单卵双生儿和双卵双生儿某疾病发生的一致性,可以估计该疾病是否有遗传基础。如果单卵双生的发病一致性远高于双卵双生的,则表明这种疾病与遗传因素有关;如果两者差异不显著,则表明这种疾病与遗传因素没有直接关系。例如,精神分裂症 MZ 的发病一致率为 80%,DZ 的发病一致率为 13%,则可以认为精神分裂症的发生有遗传基础。麻疹 MZ 的发病一致率为 95%,DZ 的发病一致率为 87%,两者的发病一致率几乎相同,说明麻疹的发生与遗传因素关系较小。某些疾病 MZ 与 DZ 的发病一致率的比较见表 1-2。

$$发病一致率(\%)=\frac{同病双生子的对数}{总双生子(MZ\ 或\ DZ)的对数}\times100\%$$

因此人类遗传学利用对双生儿的调查,可有效地分析鉴别某种疾病或性状是否由遗传因素所决定,此外,对同卵双生儿在不同的哺养条件下的情况调查,也有助于分析判断遗传因素以及环境因素分别对某种表现型的形成起作用的大小。

表 1-2　某些疾病 MZ 与 DZ 发病一致率的比较

疾　病	发病一致率/(%)	
	单卵双生(MZ)	双卵双生(DZ)
乳腺癌	6	3
先天愚型	89	7
胃癌	27	87
精神分裂症	80	13
结核病	74	28
糖尿病	84	37
原发性癫痫	72	15
十二指肠溃疡	50	14
麻疹	95	87

5. 染色体分析　生物界中各种物种都有特定的染色体数目和形态结构,这是保证个体遗传性状相对稳定的基础。在某些因素的影响下,染色体数目异常或结构异常改变往往会导致相应的遗传疾病——染色体病。这些畸变都可以通过染色体检查来鉴别。对于多发性畸形患者、体格或智力发育不全的患者、孕早期反复流产的妇女,经过染色体检查、X 染色质检查、Y 染色质检查及核型分析,可以确认其是否存在染色体异常。

6. 种族差异比较　种族是在繁殖、地理和文化上相对隔离的人群。各个种族的基因库(群体中包含的总的遗传信息)彼此不同。种族的差异具有遗传基础。不同种族在肤色、发型、发色、眼睛颜色、颧骨外形、身材等外部形态,以及在血型、组织相容性抗原类型、血清型、同工酶等方面,都会显示出遗传差异。如果某种疾病在不同种族中的发病率、临床表现、发病年龄和性别、合并症有显著差异,则应考虑该病与遗传因素密切有关,如中国人的鼻咽癌发病率在世界上居于首位,在中国出生侨居美国的华侨的鼻咽癌发病率比当地美国人的高 34 倍。当然,不同种族生活的地理环境、气候条件、饮食习惯、社会经济状况等方面也各不相同,故在调查不同种族发病率及发病情况时,应严格排除这类环境因素的影响。

其他人类遗传病的研究方法还有疾病组分分析、DNA 分析、伴随性状研究和动物模型分析等。医学遗传学的研究虽起步较晚,但到 20 世纪 60—70 年代,在分子生物学技术的促进下,医学遗传学的研究得到了迅猛发展,20 世纪 80 年代它已经跃升成为生命科学领域中的前沿学科和领头学科。随着人类基因组图谱绘制的完成以及功能基因组计划的全面展开,所有的基因都将被准确定位,基因在细胞水平上的功能和整体水平上的效应也可望逐步得到阐明,这就使得遗传病的病理机制研究更加方便快捷。现在的医学遗传学研究成果和各种先进技术手段,正在有力地带动整个生命科学飞速发展。

第二节 遗传病概述

一、遗传病的概念及其特征

(一)遗传病的概念

遗传性疾病简称遗传病(genetic disease),是指遗传物质的改变所导致的疾病。细胞中的遗传物质主要存在于细胞核,少数遗传物质存在于细胞质中的线粒体。遗传因素可以是生殖细胞或受精卵内遗传物质的结构和功能的改变,也可以是体细胞内遗传物质结构和功能的改变。

(二)遗传病的特征

1. 遗传性 遗传性是遗传病不同于其他疾病的主要依据,是遗传病的根本属性。细胞内遗传物质的改变方式主要有基因突变和染色体畸变两大类。遗传物质的改变可以发生在生殖细胞或受精卵内,形成基因病和染色体病,也可以发生在体细胞内,形成体细胞遗传病,如肿瘤。线粒体内基因的突变也被认为是细胞内遗传物质的改变,可形成线粒体遗传病。

2. 垂直性 在遗传病中,生殖细胞或受精卵的遗传物质发生的改变可以传给下代,具有垂直传递的特征。因此,遗传病传递的并非是现成的疾病,而是遗传病的发病基础——遗传物质发生了改变,但不是每个遗传病的家系中都可观察到垂直传递的现象,因为有的患者是首次突变产生的病例,是家系中的首例,有些遗传病特别是染色体异常的患者,由于活不到生育年龄或不育,以致观察不到垂直传递的现象,还有些类型的遗传病在家系中表现为散发病例。在体细胞遗传物质突变的基础上造成的体细胞遗传病,一般并不在上、下代之间垂直传递。

3. 终身性 虽然经过治疗可以改变疾病的表现型或改善症状,但修复或纠正患者机体细胞中发生突变的遗传物质从而根治遗传病目前还不能做到,因此终身难以治愈遗传病,但积极的防治有可能防止发病或改善临床症状。

4. 先天性 临床上一般将婴儿出生时就表现出来的疾病称为先天性疾病。大多数遗传病具有先天性的特征,说明遗传病的致病基因或染色体异常在出生前即已表达,如多指、唇裂、脊柱裂、白化病及先天愚型等,但不是所有的遗传病都是先天性的,有不少遗传病出生时毫无症状,要到一定年龄才发病,如肌营养不良症一般在儿童期发病,亨丁顿舞蹈症一般发病于25~45岁,痛风好发于30~35岁。反过来理解,先天性疾病也不一定都是遗传病,如:胎儿在子宫内感染天花病毒造成出生时脸上有瘢痕;母亲怀孕早期感染风疹病毒致使胎儿患有先天性心脏病或先天性白内障;20世纪50年代孕妇服用"反应停"(一种安眠药,有镇静、安眠的作用,可减轻妊娠期呕吐症状),可使新生儿四肢发育畸形,称为"海豚畸形",即短肢畸形,甚至四肢缺失。"反应停"为德国生产,畅销一时,结果凡是使用了"反应停"的各国都发生了"海豚畸形",这给当时受难国家以巨大的震动,在禁用"反应停"后就未再发现"海豚畸形"。这是一种化学致畸现象,虽然是先天性的,但不是遗传病。

5. 家族性 家族性疾病是指表现出家族聚集现象的疾病,即在一个家庭中不止一个成员罹患同种疾病,表现为亲代和子代中或子代同胞中多个成员有同一种疾病。遗传病由于共同的致病基因继承而往往表现有发病的家族聚集性,如上述的亨丁顿舞蹈症(Huntington's disease)常表现为在亲代与子代间代代相传,很多显性遗传病的家族聚集现象十分明显,但不是所有的遗传病都表现为家族性,一些常染色体隐性遗传病(如白化病)就看不到家族聚集现象,而常常是散发的。反过来理解,尽管大多数的遗传病表现有家族性,但家族性疾病并非都是遗传病,如夜盲症是由于饮食中长期缺乏维生素 A 引起的。如果同一家庭饮食中长期缺乏维生素 A,则这个家庭中的若干成员就有可能出现夜盲症。这一类家族性疾病是由共同环境条件的影响而形成的,并不是出自遗传因素。如果在饮食中补充足够的维生素 A 后,全家患者的病情都可以得到改善。所以说,由于维生素 A 缺乏所引起的夜盲症,尽管表现有家族性,但它不是遗传病。

二、疾病发生中的遗传因素与环境因素

各种生物体包括人体在内,都以其独特的代谢方式在特定的环境中生活。生物各种性状的表现,都是生物体内的遗传物质(内因)和生长发育过程中的环境条件(外因)相互作用的结果。所谓健康,即是受人体遗传结构控制的代谢方式与人体的周围环境保持平衡。遗传结构的缺陷或周围环境的显著改变,都能打破这种平衡,这就意味着疾病。在不同疾病的病因中,遗传因素和环境因素所占比重各有不同。

$$\text{遗传因素(基因型)} + \text{环境因素} \xrightarrow{\text{共同作用}} \text{特定的性状(表现型)}$$

根据疾病发生中遗传因素和环境因素所起作用的大小,可以把疾病分为如下几类。

(1)遗传因素在发病中起决定性作用,而环境因素几乎没有影响。这些疾病是传统意义上典型的遗传性疾病,如由突变基因引起的成骨发育不全症、白化病等和由染色体畸变引起的 21 三体综合征、猫叫综合征等,这些疾病只发生于有异常基因或有异常染色体数目或结构的个体。

(2)遗传因素在发病中起主要作用,但疾病的发生必须由一些环境因素诱发而引起。有一些异常遗传结构虽然改变了个体的代谢,但在一般生活条件下仍可为个体所耐受,只有在接触特殊环境条件时才发病,如:葡萄糖-6-磷酸脱氢酶缺乏者,在食用蚕豆或服用伯氨喹啉等药物后会发生溶血危象;苯丙酮尿症患者在食人苯丙氨酸量多的食物后才诱发此病。据报道,环境因素只起 20% 的作用。

(3)遗传因素和环境因素在疾病发生中共同发挥作用,但作用大小不同。许多常见病,如先天性心脏病、糖尿病、肿瘤、精神分裂症、消化性溃疡等,具有一定的遗传因素,家族发病率高于一般人群发病率,但其发病都以一定的环境条件为其诱因,遗传因素在不同疾病中所起作用的程度各异。

（4）环境因素起决定作用，而发病与遗传因素无关，如外伤、中毒、营养性疾病、某些烈性传染病等。

事实上，个体的发育取决于遗传因素和环境因素的相互作用。整个发育过程一直受基因的表达调控，所以人类疾病在一定程度上都具有遗传性。即使是传染性疾病，虽有明确的特异外源性病原体，但现在已知宿主的防御因子是由遗传因素决定的，这对传染的易感性和传染源的免疫应答均起重要作用，这说明即使是外源性疾病，遗传因素也起着关键作用，例如：控制脊髓灰质炎病毒敏感性的基因位于人类 19 号染色体上；有白细胞抗原 HLA-Bs 的人，由于其 6 号染色体上有相应的基因，这样的人易患慢性活动性肝炎。正如 1980 年诺贝尔奖获得者，美国著名分子遗传学家贝纳塞拉夫所说："几乎所有的疾病都与遗传有关"。

三、遗传病的分类

根据遗传物质的改变方式的不同，可将遗传病分为以下 5 类（表 1-3）。

表 1-3 遗传病的分类

遗传病	单基因遗传病	常染色体	隐性遗传病
			显性遗传病
		性染色体	X 连锁隐性遗传病
			X 连锁显性遗传病
			Y 连锁遗传病
	多基因遗传病		
	染色体病	常染色体	数目畸变遗传病
			结构畸变遗传病
		性染色体	数目畸变遗传病
			结构畸变遗传病
	线粒体遗传病		
	体细胞遗传病		

1. 单基因遗传病（single gene disease）　单基因遗传病是指由单个基因突变所引起的疾病，呈孟德尔式遗传。根据致病基因是位于常染色体上还是 X 染色体或 Y 染色体上，是显性还是隐性，单基因遗传病又可分为以下几类：①常染色体显性遗传病；②常染色体隐性遗传病；③X 连锁显性遗传病；④X 连锁隐性遗传病；⑤Y 连锁遗传病。目前，已认识的单基因遗传病达 6 500 种以上。单基因遗传病的发病率低于 1/1 000，人群中有 4%～5% 的人受累于单基因遗传病。

2. 多基因遗传病（polygenic disease）　多基因遗传病是指由多对微效基因（minor gene）和环境因素双重影响所引起的一类疾病，由于其病因复杂，又称为复杂性疾病（complex disease）。这类疾病都是一些常见病和高发病，它们的发病率一般高于 1/1 000。多基因遗传病有家族聚集现象，但没有单基因遗传病那样明确的家系传递格局。

3. 染色体病（chromosome disease）　染色体病是指由于染色体的数目或结构异常而引起的一类疾病。由于染色体畸变往往涉及多个基因，所以常表现出复杂的临床综

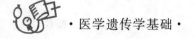

合征。除部分特殊的染色体结构畸变外,染色体病一般不在家系中传递。目前已知的染色体病有 400 多种。新生儿中染色体病的发生率约为 0.7%,在妊娠头 3 个月的自发流产中,染色体畸变占一半以上。

4. 线粒体遗传病(mitochondrial genetic disease) 线粒体遗传病是指由于线粒体内的 DNA 突变所引起的疾病。线粒体中所含的 DNA 是独立于细胞核染色体外的遗传物质,称为线粒体基因组。由于在精子和卵子受精形成受精卵时,只有极其少量的精子细胞质参与,故线粒体的突变基因在绝大多数的情况下由卵子传递给后代,呈现为母系遗传。已知人类有的神经系统疾病和神经肌肉疾病与线粒体 DNA 突变有关。

知识链接

母 系 遗 传

母系遗传是指遗传性疾病是从母亲那里,而不是从父亲那里遗传给孩子的。为什么会存在这种遗传现象呢?这要从线粒体说起。在线粒体中有着它自己的一套遗传物质,称为线粒体 DNA,这些 DNA 独立于细胞核中的核 DNA,可以自我复制,并向后代遗传。在受精卵的细胞核中,有父亲和母亲的细胞核 DNA,而在受精卵的细胞质中,却只有来自母亲的线粒体 DNA。母系遗传的特点:①母亲将线粒体 DNA(称为 mtDNA)中的病变传递给儿子或女儿,而父亲的线粒体 DNA 的病变则不会传递给儿子或女儿;②只有女儿才能将其 mtDNA 的病变继续传递给下一代,而儿子虽然带有病变的 mtDNA,但不会传递给下一代。

5. 体细胞遗传病(somatic cell genetic disease) 体细胞内遗传物质改变所产生的疾病称为体细胞遗传病。这类遗传病一般不向后代传递,但随着细胞分裂增殖,可产生具有同样遗传物质改变的子细胞,如各种肿瘤的发病都涉及特定组织细胞中的染色体或癌基因、抑癌基因的变化,故肿瘤属于体细胞遗传病。

第三节 医学遗传学在现代医学中的地位和作用

一、医学遗传学的发展

医学遗传学的发展历程大致分为三个阶段。

1. 第一阶段(20 世纪 50 年代前) 古希腊希波克拉底时代之前,人们就认识到某些疾病可能在家庭中传递。大约 1 500 年前,犹太教法典就有对"易出血者"的某些男性亲属免除割礼的规定,说明人们当时已认识了血友病的遗传规律,这表明当时人们对医学遗传学已有了最初步的认识。

作为现代遗传学的奠基者,孟德尔(Mendel)以著名的豌豆杂交试验得出的分离律和自由组合律,即孟德尔第一定律和孟德尔第二定律闻名于世;其后,1910 年,美国哥伦比亚大学的摩尔根(Morgan)和他的学生们通过果蝇杂交试验得出了连锁律和交换律。在孟德尔、摩尔根经典遗传学理论的指引下,人们对遗传病的来源及传递方式进行了朴实的描述。

20 世纪初,加罗德(Garrod)和贝特森(Bateson)首次运用孟德尔遗传定律对尿黑酸尿症的家系进行了观察研究,阐明了该病隐性遗传的遗传方式,可以认为这是医学遗传学的起始。随着遗传学的发展,医学遗传学也有了相应的进展。在这个时期,人们主要在群体水平对遗传病进行调查,并对不同的遗传病进行分类、描述及总结其规律,总的来说,发展的速度不快。

2. 第二阶段(20 世纪 50 年代至 70 年代) 分子病和遗传性酶病是由于结构蛋白和酶异常所引起的,生物化学实验技术和分析方法的发展提高了分子病和遗传性酶病的研究和临床诊断水平,所发现的病种由 20 世纪初的少数几种(如尿黑酸尿症、白化病等)扩大到数百种,从生物化学(简称生化)水平上揭示了血红蛋白病、葡萄糖-6-磷酸脱氢酶缺乏症、苯丙酮尿症、尿黑酸尿症和高胆固醇血症等疾病的发病机制。在实际应用上,开辟了治疗某些遗传病的有效途径,苯丙酮尿症的治疗标志着这方面的重大进展。1953 年,比克尔(Bickel)等提出,控制新生儿苯丙氨酸摄入量可有效防止苯丙酮尿症的发展,这种饮食疗法在临床上取得了良好的治疗效果。

遗传物质的改变是遗传性疾病的本质,约有 10% 的遗传性疾病表现为染色体畸变。细胞遗传学的研究阐明了染色体畸变的机制,发现了一大批染色体畸变综合征,对染色体缺失、倒位、重复等形成机制有了明确的认识,特别是随着染色体显带技术、姐妹染色单体互换技术和高分辨显带技术的应用和发展,使人们能够越来越精细地识别染色体及其区带,为研究各种遗传病及遗传相关疾病的染色体畸变提供了有力的工具,从染色体水平揭示了遗传性疾病及相关疾病的发病机制。

生化分析和细胞遗传学方法是医学遗传学的两种主要研究技术,这两种技术在医学中的应用加速了医学遗传学的发展,使得医学遗传学在各个领域取得了重大进展,并形成和建立了一些分支学科,如:研究电离辐射对遗传物质影响及其规律的辐射遗传学,研究基因在个体发育不同阶段的表达及调控机制的发育遗传学,研究基因对人类行为影响的行为遗传学,用遗传学方法研究环境因素对遗传物质的损伤及其毒理机制的毒理遗传学等。

3. 第三阶段(自 20 世纪 70 年代起) 随着限制性核酸内切酶的发现,重组 DNA 技术和 DNA 聚合酶链式反应(PCR)技术的发展和广泛运用,传统的医学遗传学发展为现代的医学分子遗传学,开始了飞速发展。人们在对人类疾病的研究中,越来越清楚地认识到,只有进行基因水平的研究,才能真正找到致病的根本原因,也才能对遗传病进行最有效的防治。重组 DNA 技术的核心是在体外进行特定 DNA 片段的重组,然后在合适的宿主细胞中扩增;PCR 是 DNA 聚合酶链式反应的简称,运用 PCR 技术可以在体外将 DNA 扩增 100 万倍。这两项技术可用于人类基因结构、功能的研究和疾病相关基因的克隆,揭示疾病的分子病理机制;可用于人基因组 DNA 文库或 cDNA 文库的构建,制备基因探针;可用于基因表达研究,生产出临床治疗所需的多肽药物;利用重组 DNA 技术和 PCR 技术,还可以将基因作为"药物",在基因水平对遗传病、肿瘤及传染病等进行基因治疗研究。重组 DNA 技术和 PCR 技术等分子生物学技术正在对医学遗传学的各个领域产生重要影响,这引起了医学遗传学领域里的一次革命,并使该领域取得了突飞猛进的发展。

二、我国医学遗传学的研究现状

从总体上看,虽然我国医学遗传学研究与国际先进水平有一定差距,但目前这方面的研究正蓬勃开展,并已取得了不小的成就,在某些领域已经达到国际先进水平。

人类基因组研究是医学遗传学研究的热点。美国投资 30 亿美元用于人类基因组作图与测序研究,我国国家"863"高新技术发展计划也在"八五"和"九五"期间重点资助了人类基因组研究。我国科学家于 1999 年 9 月加入国际人类基因组计划,承担了人类 3 号染色体短臂约 30 Mb 区域的测序任务,该区域约占人类基因组全部序列的 1%。中国是参与这一研究计划的唯一一个发展中国家,正如国际人类基因组计划的"掌门人"柯林斯(Collins)博士评价的那样:"在这个划时代的里程碑上,已经重重地刻下了中国和中国人的名字"。

目前,我国科学家正在积极建立蛋白质组学技术平台、高通量药物筛选平台和亚洲生物信息平台,以人类基因组计划为契机,计划从蛋白质组学到家禽基因组学,从生物芯片到干细胞,全方位切入生命科学的各个领域。

在基因诊断方面,我国已经能够对多种遗传病、病毒性疾病以及部分肿瘤进行基因诊断,特别是病毒性疾病的基因诊断已经在基层医院广泛开展。能够对 β 地中海贫血、亨丁顿舞蹈症、假性肥大性肌营养不良症等疾病的患者、携带者和胎儿作出正确诊断。近年来,PCR 技术在临床传染病的基因诊断中广泛应用,已成为重要的临床诊断方法。

国家"十五"重点攻关项目"人口出生缺陷干预工程"已全面启动,根据该项工程,在孕前、孕中、出生后 3 个阶段,均有相应检测方法发现胎儿或新生儿异常,其中利用基因芯片检测技术,对怀孕 3 个月以上孕妇的少量羊水的检测,可判断胎儿是否患有遗传性疾病,进而针对不同情况,或终止妊娠,或及时进行治疗,以提高出生人口的质量。

基因治疗在理论上是根治遗传病的唯一方法,是当代医学的尖端项目,也是未来医学的发展方向之一,目前已成为生命科学领域的研究热点。为了使基因治疗能够安全、规范地进行,卫生部制定了人体细胞基因治疗质量控制要点。国内复旦大学遗传研究所甲型血友病基因治疗研究工作已开展十几年,并于 1991 年进行了世界首次乙型血友病基因治疗,取得了安全、有效的疗效,整体上达到世界领先水平。

目前,我国的基因治疗研究在靶向性基因导入、外源基因导入后的有效调控等关键技术方面实现了重大突破,基因治疗研究已从单基因遗传病扩大到多基因遗传病、病毒性疾病、心血管疾病、神经系统疾病、自身免疫疾病、内分泌疾病和肿瘤等。已被国家批准进行基因治疗的临床实验包括:凝血因子Ⅸ基因治疗乙型血友病、TK 基因治疗人恶性胶质瘤、血管内皮细胞生长因子(VEGF)基因治疗胃癌、重组腺病毒-$p53$ 基因治疗头颈部肿瘤等。

多基因遗传病的研究目前也已经成为国际医学遗传学研究的热点。我国作为多民族的人口大国,拥有其他国家不可多得的人类遗传资源,这是克隆疾病相关基因的关键,但是,人类遗传资源的研究和利用具有时间紧迫性,如果在一些人口流动较小、交通不方便的不发达地区深入开展人体遗传资源的调查,可望挖掘到具有中国特色的人类遗传资源,为我国的分子遗传学研究提供良好素材,使我国能够在遗传性疾病相关基因研究方面在国际上占有一席之地。由于家系资源在多基因遗传病研究中处于关键地位,我国丰富而独特的人类遗传资源使得我国在多基因遗传病研究中具有独特的优势。如果选择合适的病种,我国在多基因遗传病相关基因研究的国际竞赛中可望取得成功。

三、医学遗传学在现代医学中的地位

由于医学科学的发展,临床病种的构成发生了质的变化。医学遗传学成为一个发展十分迅速、研究非常活跃的领域。随着传染病、营养缺乏病及由环境因素引起的疾病得到或基本得到控制,遗传病及由遗传因素与环境因素共同作用所致的疾病,已成为临床上常见而多发的病种。遗传病严重地威胁着人类的生命和健康,影响着人口素质的提高。我们从以下几个方面可看出遗传病对人类的危害,同时也可了解到医学遗传学在人类与疾病斗争的过程中发挥着越来越重要的作用。

1. 对人类遗传病的认识在不断增加 据麦库西克(Mckusick)统计,人群中已认识到的单基因遗传病及异常性状在 1958 年为 412 种,到 1998 年增加到 8 587 种,到 2004 年增加到 15 249 种,到 2008 年(截至 2008 年 9 月 9 日)增加到 18 948 种,50 年间有关遗传病的认识增加了 40 多倍。目前,在人类染色体上已定位的基因有 11 248 种。

2. 人群中约有 1/4 以上的人受遗传病所累 目前已经发现的单基因遗传病被发现的病种越来越多,目前已知的有 6 500 多种。其中某些病种的发病率并不低,如红绿色盲男性发病率约为 7%。因此,单基因遗传病在人群中并不罕见。总的估计,人群中有 4%～8% 的人受累于单基因遗传病。多基因遗传病有 100 多种,在群体中的发病率比较高,如原发性高血压约为 6%,冠心病约为 2.5%,总的估计,人群中有 15%～25% 的人受累于多基因遗传病。人类染色体数目或结构异常的染色体病约有 400 多种,人群中有 0.5%～1% 的人患有染色体病。新生儿中染色体病的发生率约为 0.7%,在妊娠头 3 个月的自发流产中,染色体畸变约占一半以上。总的来看,人群中有 20%～25% 的人患有不同种类的遗传病,这不能不引起人们的关注。即使在人群中未患遗传病的个体,每个人也是 4～8 个有害基因的携带者,可将致病基因传递给后代,成为后代人群中遗传病发病的潜在威胁,尤其是当前在我国工农业发展的同时,环境污染日益严重,各种致突变、致癌、致畸变因素对遗传物质的损害,将增加人群中致病的突变基因,增加遗传病的发生,这些因素严重危害着人们的健康素质,对此必须给予高度的重视,而且已经是刻不容缓。

3. 一些严重危害人类健康的常见病已证明与遗传因素有关 过去有些原因不明的常见病如肿瘤、唇裂、糖尿病、先天性心脏病、原发性高血压和精神分裂症等,现已证实为遗传病。随着对人类遗传病的研究日益深入,有些以前认为与遗传因素无关的一些传染病,现在发现也是受遗传因素影响的。

4. 遗传病在疾病死亡中的作用增高 据调查,我国 15 岁以下死亡的儿童中,40% 是由各种遗传病或先天畸形所致。遗传病所造成的寿命缩短是心血管疾病的 4.5

倍,是癌症的 8 倍。

综上所述,不难看出遗传病给人类带来的危害是巨大的。它除了给患者带来难以治愈的痛苦,还给家庭带来沉重的经济负担和精神压力,而且直接关系到国家、民族的繁荣和昌盛。因此作为一名医学生,了解和掌握遗传病的诊断和防治的原则是非常必要的,应为提高人类健康素质作出自己应有的贡献。

小 结

医学遗传学是专门研究遗传病的发病机制、传递规律、再发风险、诊断、治疗和预防等知识的科学,其任务是降低人群中遗传病的发生率,提高人类的健康素质。

当前,遗传病已成为危害人类健康的常见病、多发病。遗传病是指由细胞内遗传物质改变所引起的疾病。细胞内遗传物质的改变方式主要有基因突变和染色体畸变两大类。线粒体内基因的突变也可认为是细胞内遗传物质的改变,最终形成线粒体病,其具有母系遗传的特点。根据遗传物质改变和传递情况的不同,遗传病可分为单基因遗传病、多基因遗传病、染色体病、线粒体遗传病和体细胞遗传病五大类。大多数遗传病为先天性疾病,并往往具有家族聚集现象,但遗传性疾病不等于先天性疾病,遗传性疾病也不等于家族性疾病。在不同疾病的病因中,遗传因素和环境因素所占比重各有不同。

医学遗传学的发展经历了缓慢发展、快速发展、飞速发展三个阶段。随着生化分析技术和细胞遗传学技术的发展,医学遗传学进入了快速发展的时期;随着重组 DNA 技术和 PCR 技术的发展和应用,传统的医学遗传学进入到医学分子遗传学的水平,这两项技术不仅用于基因的结构、功能的研究及疾病相关基因的克隆,还用于基因文库的构建、基因探针的制备、基因表达和基因治疗的研究,它们对医学遗传学的各个领域产生重大影响,并取得了突飞猛进的发展。我国医学遗传学的研究虽然整体上与国际先进水平有较大差距,但研究工作正蓬勃开展,在某些领域已接近国际水平。

能力检测

一、选择题

1. 研究人类染色体结构、畸变类型、发生频率以及与疾病关系的学科是(　　)。

A. 细胞遗传学 　　　　　　　　　　　B. 生化遗传学

C. 分子遗传学 　　　　　　　　　　　D. 肿瘤遗传学

2. 遗传病通常不具有的特征是(　　)。

A. 家族性 　　　　　　　　　　　　　B. 先天性

C. 同卵双生的发病一致率低于异卵双生的 　　D. 垂直传递

3. 最早被研究的人类遗传病是(　　)。

A. 慢性粒细胞白血病 　　　　　　　　B. 白化病

C. 镰形细胞贫血症 　　　　　　　　　D. 尿黑酸尿症

4. 发病率最高的遗传病是(　　)。

A. 单基因遗传病　　　　　　　　　B. 多基因遗传病

C. 染色体病　　　　　　　　　　　D. 体细胞遗传病

5. 有些遗传病不是先天性疾病,这是因为(　　　)。

A. 该遗传病的发病年龄没到　　　　B. 该遗传病是染色体病

C. 该遗传病是线粒体遗传病　　　　D. 该遗传病是隐性遗传病

6. 关于营养性疾病说法正确的是(　　　)。

A. 仅受遗传因素控制

B. 基本上由遗传因素决定发病,但需环境因素诱发

C. 遗传因素和环境因素对发病都起作用

D. 环境因素起主要作用的疾病

7. 多数肿瘤是(　　　)。

A. 单基因遗传病　　　　　　　　　B. 多基因遗传病

C. 体细胞遗传病　　　　　　　　　D. 染色体病

8. 下列有关遗传病与先天性疾病、家族性疾病的关系说法正确的是(　　　)。

A. 先天性疾病不一定都是遗传病

B. 遗传病的症状出生时一定表现出来

C. 家族性疾病一定都是遗传病

D. 遗传病一定都表现为家族性

9. 椭圆形红细胞增多症常见于 Rh 血型阳性者,而且控制这两个性状的基因在染色体上的距离非常近,由此判断椭圆形红细胞增多症的发病与遗传因素有关,得此结论是基于医学遗传学研究方法中的(　　　)。

A. 疾病组分分析法　　　　　　　　B. 群体筛查法

C. 伴随性状研究法　　　　　　　　D. 系谱分析法

10. 关于中国参加人类基因组计划研究的说法正确的是(　　　)。

A. 中国是 1990 年 9 月获准加入该项目研究工作,承担人类基因组 1% 的测序任务

B. 中国是 1999 年 9 月获准加入该项目研究工作,承担人类基因组 1% 的测序任务

C. 中国是 1999 年 9 月获准加入该项目研究工作,承担人类基因组 10% 的测序任务

D. 中国是 1990 年 9 月获准加入该项目研究工作,承担人类基因组 10% 的测序任务

二、名词解释

1. 遗传

2. 变异

3. 医学遗传学

4. 遗传病

三、简答题

1. 医学遗传学在现代医学中的作用有哪些方面?

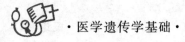

2. 遗传性疾病与先天性疾病和家族性疾病的联系和区别是怎样的？

3. 医学遗传学研究的几大热点是什么？

4. 简述遗传病的危害。

（高江原）

第二章 遗传的细胞学基础

学习目标

掌握：1. 细胞增殖周期的概念和各期的特点。
　　　2. 减数分裂的概念和各期的特点。
熟悉：1. 细胞膜的化学成分和液态镶嵌模型。
　　　2. 各个细胞器的形态和结构。
　　　3. 细胞核的形态和结构。
了解：1. 细胞的基本形态和大小。
　　　2. 人类的性别决定。

细胞是生物形态结构和功能的基本单位。地球上生存的生物以及组成它们的细胞虽然在外观上千差万别，但在结构上非常相似，且同种类型细胞的大小也十分接近。

第一节　细胞的基本形态

一、细胞的形态和大小

细胞(cell)的形态是多种多样的，有梭形、球形、圆盘形、扁平形、柱形、杆状和树枝状等(图2-1)。细胞的形态根据其执行的生理功能，以及细胞间的排列方式不同而有所不同。具有收缩功能的肌细胞，呈细长梭形；卵细胞呈球形或椭圆形，适于在生殖道中运行；游离在血浆中具有运送氧功能的红细胞，形状呈圆盘状，能在血管里随血液不停地运动，圆盘状外形也能相对地增加其表面积，有利于气体交换；构成皮肤的上皮细胞，其形状多为柱状、扁平形或立方形，能使细胞紧密排列而无间隙，起支持和保护作用；具有感受刺激和传导兴奋作用的神经细胞，多数具有长短不一、分枝状的突起，呈树枝状；结缔组织细胞呈多角形，在组织间起填充作用。

不同的细胞，大小变化很大。一般的细胞，须借助光镜才能看到。构成人体的各种细胞，其直径在 $10 \sim 100 \ \mu m$ 范围之间，如红细胞直径约为 $7.5 \ \mu m$，肝细胞直径约为 $20 \ \mu m$，骨细胞直径约为 $35 \ \mu m$，口腔黏膜上皮细胞直径约为 $75 \ \mu m$，人的卵细胞较大，直径约为 $100 \ \mu m$。最大的细胞是驼鸟的卵细胞，直径可达 $5 \ cm$。原核生物的细胞较小，细菌的直径约为 $1 \ \mu m$，比胸膜肺炎支原体的要大 10 倍左右。目前认为，支原体是现存最小的细胞，其直径只有 $0.07 \sim 0.25 \ \mu m$，须在超高倍显微镜或电子显微镜下才

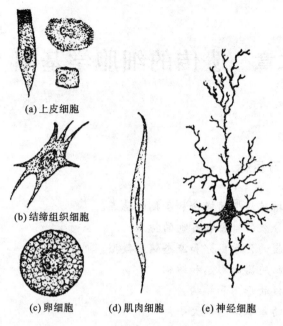

(a) 上皮细胞

(b) 结缔组织细胞

(c) 卵细胞　　　　(d) 肌肉细胞　　　　(e) 神经细胞

图 2-1　细胞的各种形态

能观察到。

一般细胞体积大多为 $200\sim1\,500\ \mu m^3$，同类型细胞体积一般相近，不依生物体个体大小不同而增大或缩小，如人、马、牛和小鼠的肾细胞或肝细胞，大小基本相同。

二、高等动物细胞的基本结构

在光学显微镜下，细胞结构可分为三个部分，即细胞膜、细胞质和细胞核。细胞质内含有细胞基质和细胞器，如线粒体、高尔基复合体、中心体等。细胞核可分为核膜、核仁、染色质(染色体)和核基质(核液)。

电子显微镜的放大倍数要比光学显微镜的大得多，利用电子显微镜，不仅能更清楚地观察光学显微镜下所看到的细胞器，而且还能观察到光学显微镜下原来看不到的一些结构(图 2-2)。现已得知，细胞质中除了有线粒体、高尔基复合体、中心粒外，还有内质网、溶酶体、核糖体等细胞器。在电子显微镜下，把细胞结构分为"膜相结构"和"非膜相结构"两大类。膜相结构又称膜性结构(membranous structure)，是指细胞所有含膜的结构和细胞器，包括细胞膜(质膜)、线粒体、内质网、高尔基复合体、溶酶体和核膜。尽管这些结构(除线粒体外)在功能及位置分布上均有所不同，但从形态结构、相互联系情况及发生的来源各方面看，它们之间的关系极为密切。非膜相结构又称非膜性结构(non-membranous structure)，是指细胞内不含膜的结构和细胞器，包括核糖体、中心粒、微管、微丝、细胞质基质、核仁、染色质(染色体)和核基质(核液)。

(一)细胞膜

各种细胞表面都有一层膜性结构，称为细胞膜(cell membrane)或质膜。在真核细胞,除在其表面有一层膜外,在细胞内部还有核膜,以及许多膜性细胞器的膜,如高

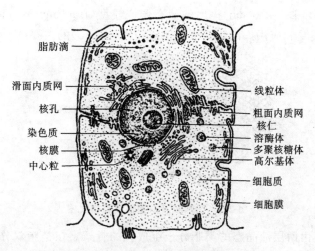

图 2-2 电镜下动物细胞结构模式图

尔基复合体膜、内质网膜和溶酶体膜等,称为细胞内膜。细胞膜与细胞内膜统称为生物膜。由于生物膜在电子显微镜下呈现较为一致的三层结构,即内、外两层电子密度较高的深色层(平均厚度为 2.0～2.5 nm)和中间电子密度较低的浅色层(平均厚度为 3.5 nm),现在一般将这种三层结构作为一个单位,称为单位膜(unit membrane)(平均厚度为 7.5 nm)(图 2-3)。当然,细胞内不同膜性结构的膜并不完全一样,但是整个细胞内的多种膜性结构,都是在单位膜的基础上把整个细胞统一起来的。

1. 细胞膜的化学成分　细胞膜的化学成分分析结果表明,水约占细胞膜总量的一半,余下的为各种生物大分子、有机小分子和无机小分子及离子等。除水之外,在细胞膜中,类脂(图 2-4)在细胞膜各种组成成分中约占 50%,蛋白质约占 40%,糖等占 10% 左右。因细胞种类不同,其化学组成也可有很大差异。

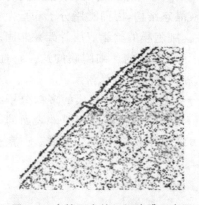

图 2-3 电镜下人的红细胞膜示意图

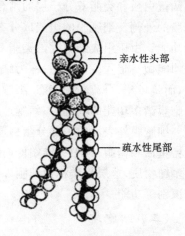

图 2-4 类脂分子结构图

2. 细胞膜的分子结构　对细胞膜的基本结构至今尚无直接观察的手段。人们根据细胞膜的化学成分、细胞膜内所含类脂分子和蛋白质分子排列的可能情况,以及电子显微镜下所见细胞膜的形态结构,提出了多种假说和模型,其中 1972 年辛格

(Singer)和尼科尔森(Nicolson)提出的液态镶嵌模型(fluid mosaic model)假说,比较广泛地被人们接受和应用。细胞膜液态镶嵌模型(图 2-5)的主要论点如下。

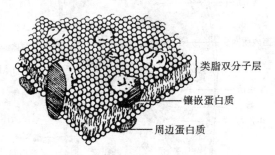

类脂双分子层

镶嵌蛋白质

周边蛋白质

图 2-5　细胞膜液态镶嵌模型模式图

(1) 细胞膜由两层液晶态的类脂分子组成膜的骨架。在类脂双分子层中,每个类脂分子头端为亲水端,尾端为疏水端,所有类脂分子排列整齐,亲水的头部都朝向细胞膜的内、外表面,疏水的尾端都朝向细胞膜的中央,两两相对,既有晶体分子排列的有序性,又有液体的可流动性。

(2) 蛋白质分子以不同的形式与类脂双分子层结合。蛋白质分子有的嵌在类脂双分子层之间,称为镶嵌蛋白质(mosaic protein),有的附在类脂双分子层的内面,称为周边蛋白质(peripheral protein),它们可随类脂双分子层做一定范围的运动。

(3) 糖类附着在细胞膜的外表面,与表层的类脂分子和蛋白质结合,构成糖脂(glycolipid)和糖蛋白。

细胞膜的分子结构具有其特殊性,集中表现在两个方面,即细胞膜的不对称性和细胞膜的流动性,这也是细胞膜液态镶嵌模型的两个基本特性。细胞膜的不对称性是指细胞膜的各种组成成分在细胞膜分布和功能上的高度不对称。例如:所有的细胞膜上的蛋白质和类脂双分子层的结合是不对称的;糖蛋白、糖脂的糖链部分都分布在细胞膜的外侧。细胞膜的组成成分在分布上的不对称,使细胞膜的内、外表面具有不同的功能。由于组成细胞膜的类脂双分子层具有液晶态结构,因而类脂分子和蛋白质分子均能做一定程度的运动,称为细胞膜的流动性。细胞膜的类脂双层骨架并非固态物质,而是可塑、可流动的液态,细胞膜的分子结构不是静止的。细胞膜的这一特性,是细胞膜诸多功能的基础,如细胞运动,细胞膜内、外的物质运输等。

细胞膜外表面的一部分蛋白质分子和类脂分子与细胞自身合成的多糖分子结合成糖蛋白和糖脂,其中糖链端伸向细胞膜的外侧,组成了覆盖在细胞膜外表面的一层黏多糖物质,这层物质称为细胞外被(cell coat)。细胞外被具有连接、黏着、支持、保护和识别等功能。

(二) 细胞质

细胞质(cytoplasm)是指细胞核膜以外、细胞膜以内的整个部分。细胞质包括细胞质基质、细胞器两部分。

1. 细胞质基质(cytoplasmic matrix)的结构　细胞质中除有一定形态结构的细胞器和内含物外,余下的胶状物质,称为细胞质基质。细胞质基质的化学成分除水和无机盐外,还有糖类、蛋白质和多种可溶性酶,所以,细胞质基质的功能除了容纳细胞器、内含物及细胞核外,还成为细胞进行各种生理活动所必需的内环境。

2. 细胞器的结构 细胞器是指细胞质内具有一定的形态结构和化学组成,并表现某些特殊功能的微细结构。细胞器的种类较多,动物细胞中有几种重要的细胞器,如内质网、高尔基复合体、溶酶体、过氧化物酶体、线粒体等。

1) 内质网(endoplasmic reticulum,ER) 内质网只能在电镜下看到。原核细胞没有内质网,到真核细胞才出现内质网这种细胞器。

内质网是由一层单位膜构成的复杂膜性管道系统,即由管状、泡状和扁囊状的膜性结构所组成,它们纵横交织成网状,故称为内质网(图 2-6)。内质网膜较细胞膜薄。内质网普遍地存在于一般的细胞中,但其数量各有不同,脂肪细胞内的内质网很少,原核细胞和人体成熟的红细胞中是没有内质网的。内质网在某些细胞里是分散在整个细胞质基质中的,在某些细胞里围绕着细胞核呈紧密的同心圆状排列,此类内质网较为多见。在靠近细胞核部分的内质网,其内质网膜可以和核膜的外膜相连通,靠近细胞膜部分的内质网膜也可与细胞膜相连通,所以内质网是沟通细胞内、外的片层状的管网结构。内质网的形态结构不是固定不变的,而是常随着细胞生理状态的改变而发生变化。

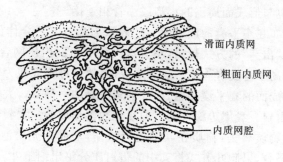

滑面内质网

粗面内质网

内质网腔

图 2-6 内质网结构模式图

内质网的膜系统能够把细胞质基质分隔成若干个不同的区域,使细胞内的一些物质的代谢能在特定的环境下进行,细胞内代谢的区域化,使细胞的功能更加复杂、完善。此外,通过内质网可以在细胞内有限的空间内建立起表面积巨大的管网,而在这些管网中分布有各种酶系统,这就使各种化学反应能够高效率地进行。

内质网可以分为粗面内质网和滑面内质网两种。

粗面内质网(rough endoplasmic reticulum,RER)的表面附着有大量核糖体,故称为粗面内质网。粗面内质网常见于蛋白质合成旺盛的细胞中,其形态特点是大多为扁平囊组成的片层结构,而很少为管泡。粗面内质网膜上所附着的核糖体不是一种固定的结构,而是为合成蛋白质临时附着的,当蛋白质在核糖体上合成后释放至内质网腔道内,核糖体即离开粗面内质网膜回到细胞质中。核糖体附着在粗面内质网膜上的数量也随功能活动的不同而有所变化。

滑面内质网(smooth endoplasmic reticulum,SER)的表面没有核糖体附着,故称为滑面内质网,其形态基本上都是由许多分支的小管组成。小管纵横交叉呈网状,其横切面的形态与粗面内质网有明显的不同。分布在分泌颗粒和线粒体周围的滑面内质网往往呈同心圆状紧密排列。

·医学遗传学基础·

2) 高尔基复合体(Golgi complex，GC)　高尔基复合体又称高尔基体(Golgi body)，比较普遍地存在于真核细胞内，常位于细胞核的一边或周围。在光镜下一般呈网状，在不同的生理状况下，可变为杆状、颗粒状或其他形状。其大小不一，例如在神经细胞和腺细胞里，高尔基复合体较大，在肌细胞内则较小。高尔基复合体在同一类细胞中也随不同的生理状况而有所改变，当细胞代谢旺盛时较大，当细胞衰老时逐渐缩小至消失。在病理条件下，高尔基复合体可解体成碎片，分散在细胞质中。

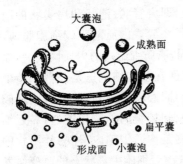

图 2-7　高尔基复合体结构模式图

在电镜下，发现高尔基复合体的构造是比较复杂的。高尔基复合体是由一层单位膜构成的膜性囊泡状结构，可分为 3 个组成部分，即小囊泡(vesicles)、扁平囊(cisternae)和大囊泡(vacuoles)(图 2-7)。扁平囊常为 3~8 个，重叠在一起整齐排列，每一个扁平囊的形状如一个扁圆盘，盘底向着细胞核或内质网一侧凸出，称为形成面；凹面向着细胞质一侧，称为成熟面。形成面的膜较薄，与内质网膜相似；成熟面的膜较厚，与细胞质膜相似。扁平囊上有许多小孔，可与相邻的囊膜相通，也与形成面周围的小泡或小管相连接。

小囊泡主要分布在扁平囊的形成面。一般认为高尔基复合体的小囊泡是由其附近的粗面内质网以"出芽"的方式长出，小囊泡内含有粗面内质网合成的蛋白质，小囊泡断离后逐渐移向高尔基复合体扁平囊的形成面，故又称小囊泡为转移小泡。在电镜下可见小囊泡与形成面的扁平囊相融合，成为扁平囊的一部分。大囊泡在扁平囊的成熟面(分泌面)，是由扁平囊周边膨大突出的囊泡脱落形成的。大囊泡携带着高尔基复合体扁平囊膜内的物质离去，物质在其中进行浓缩，形成了分泌泡，并逐渐移向细胞膜，最终与细胞膜融合，以胞吐方式将其中的蛋白质分泌出细胞外。由此可知，大囊泡在形成的过程中不仅带走了蛋白质，而且也使高尔基复合体的扁平囊膜不断地更新，所以高尔基复合体是一种动态的结构。有资料说明，在 40 min 以内，整个高尔基复合体可以完全更新。

高尔基复合体的主要功能是参与细胞内蛋白质、脂类进一步的加工，即加糖作用，然后进行浓缩和分泌，溶酶体的形成也和高尔基复合体有关，此外，高尔基复合体还具有膜的转移功能。

3) 溶酶体(lysosome)　溶酶体普遍存在于各种细胞中，大小和形态不一。在电镜问世以前，人们都把它与线粒体等混为一谈。直到 20 世纪 50 年代，运用超速离心分离的方法，并综合采用电镜观察，才确认为它是一种重要的细胞器，到 1956 年将其定名为溶酶体。

在电镜下，溶酶体是由一层单位膜所围成的圆形或椭圆形的囊泡状结构。其内含50 多种酸性水解酶，但这些酶并非同时存在于每一个溶酶体内，而且每一个溶酶体也不仅含有一种酶。细胞内所有的成分均能被这些酶所分解，所以溶酶体是细胞内物质"消化"的主要场所。在正常情况下，溶酶体的膜对这些酶没有通透性，可以保护细胞不受更大的损害。

4) 过氧化物酶体(peroxisome)　过氧化物酶体也称为微体(micro body)，是由一层单位膜围成的圆形或卵圆形小体,直径约为 0.5 μm。哺乳动物细胞的过氧化物酶体中央常含有一个由电子密度较高的尿酸氧化酶形成的结晶状结构,此结构称为类核体(nucleoid)。

过氧化物酶体中含有 40 多种酶,迄今为止还没有发现在一种过氧化物酶体中含有全部的 40 多种酶,但其中的过氧化氢酶却存在于所有细胞的过氧化物酶体中,所以,过氧化氢酶可以看成是过氧化物酶体的标志酶。

过氧化物酶体中的各种氧化酶能氧化多种底物。在氧化底物的过程中,氧化酶使氧还原成过氧化氢,而过氧化氢酶又将过氧化氢还原成水。

目前对过氧化物酶体的功能了解不多。在人体的肝、肾细胞中这种氧化反应很重要,因为肝、肾细胞中的过氧化物酶体可氧化分解血液中的有毒成分,担负着解除血液中各种毒素的作用,例如,人们通过饮酒摄入体内的酒精,约有一半是在过氧化物酶体中被氧化分解成乙醛的。另外,过氧化氢对细胞有毒害作用,过氧化物酶体中紧密偶联的氧化酶和过氧化氢酶反应免除了过氧化氢对细胞的毒害作用。

5)线粒体(mitochondrion) 线粒体(图2-8)普遍存在于各种动物细胞中,在光镜下呈短线状或颗粒状,因而得名。在不同的细胞中,线粒体的大小和数目很不一致。在一个细胞内少则几十个,多则几千个。一般在生命活动旺盛时多,衰退时少。正常线粒体的寿命约为 1 周,线粒可以通过分裂来增生。线粒体的化学组成,除蛋白质和类脂外,还有少量的 DNA,因而线粒体具有自我复制的能力。线粒体通常是均匀分散在细胞质中,但在某些细胞内可能聚集在一处,这与细胞的功能有密切关系。

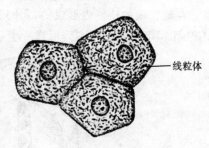

图 2-8 光学显微镜下肝细胞的线粒体

在光镜下,不能看到线粒体的内部构造。在电镜下观察,线粒体(图 2-9)是由双层单位膜组成的囊状结构,外膜光滑而有弹性,内膜比外膜稍薄,外膜与内膜之间有空

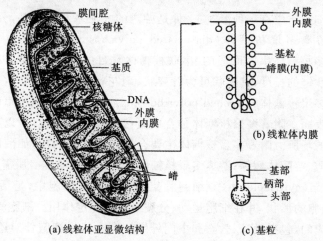

(a)线粒体亚显微结构

(b)线粒体内膜

(c)基粒

图 2-9 线粒体模式图

隙,称为膜间腔。内膜向内折叠形成线粒体的嵴,嵴间的空腔称为嵴间腔,嵴内为嵴内空间。所有嵴内空间与膜间腔相互贯通,构成了线粒体外腔,外腔中含有许多可溶性酶等。内膜所包围的空间则称为内腔,内腔内充满液态基质。内膜(包括嵴)的内表面不光滑,其上附有许多带柄的颗粒,称为基粒。基粒形似棒棒糖,分为头部、柄部和基部。头部为球形,基部嵌入于线粒体内膜,柄部是连接头部和基部的。

线粒体内含多种氧化酶和磷酸化酶,在这些酶的催化下,细胞内部的物质进行彻底氧化和高能磷酸化合物(ATP)的形成。ATP是细胞生命活动的直接供能者,所以线粒体是细胞有氧呼吸的基地,是主要的产生能量的细胞器。生命活动中所必需的总能量中,大约有95%来自线粒体,所以有人把线粒体比喻为细胞内的"动力工厂"。

6) 核糖体(ribosome) 核糖体是只有在电镜下才能观察到的一种椭圆形、呈葫芦状的小颗粒。核糖体的化学成分是核糖体核糖核酸(rRNA)和蛋白质,其中rRNA约占60%,蛋白质约占40%。蛋白质分子分布在外,rRNA被围在中央。

每个核糖体是由大亚基和小亚基两个亚单位所组成的(图2-10)。大亚基和小亚基是在细胞核的核仁内形成的,它们穿过核膜上的核孔,来到细胞质中,在一定浓度的Mg^{2+}作用下,结合在一起,形成一个葫芦状结构的核糖体。

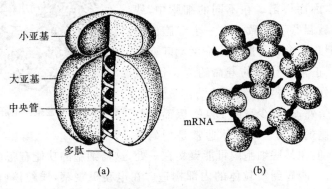

图 2-10 核糖体模式图

核糖体在细胞质中有3种形式:一种是游离的大亚基和小亚基,分散于细胞基质中;另一种是游离多聚核糖体(dissociated polyribosome),它是由信使核糖核酸(mRNA)将许多核糖体串联而成的,串联核糖体数目的多少,主要取决于mRNA的长度和合成多肽链的长度,其形状可为针簇状、菊花状或念珠状,分散在细胞基质中;再一种是附着多聚核糖体(attached polyribosome),它也由mRNA串联而成,并附着在内质网膜的表面。附着多聚核糖体是合成蛋白质的功能单位,所以,核糖体是细胞中合成蛋白质的场所。附着多聚核糖体主要合成外输性蛋白质,如酶原、蛋白质类激素以及膜蛋白质、溶酶体酶等;游离多聚核糖体主要合成细胞本身所需要的蛋白质。

7) 细胞骨架(cytoskeleton) 细胞骨架遍布于真核细胞中,是活细胞的支撑结构,帮助建立细胞的形状,并在细胞运动、分裂中起着一定作用。细胞骨架是由细胞内蛋白质成分构成的,包括微管、微丝和中间纤维。有人认为细胞骨架还包括第四种成分,即微梁网格,但关于活细胞中是否存在这种结构目前还有争议,有学者认为它是由微管、微丝和中间纤维紧密连接、交错形成的,或者是某些磨损的细胞骨架成分。

(1) 微管(microtubule)：微管(图 2-11)存在于各种真核细胞中。电镜下观察到的微管是一种中空纤维状的细胞器。微管壁由微管蛋白组成球形亚单位，一个称为 α 微管蛋白，另一个称为 β 微管蛋白。微管具有一定的强度和弹性，故可弯曲。

微管存在于细胞内的形式有 3 种：①以单管的形式分散于细胞质中，如血管内皮细胞中的微管；②呈平行束状存在，如构成纺锤体和星体的微管和神经细胞突起中的微管；③以融合成二联管或三联管的形式存在，如中心粒、纤毛及鞭毛中的微管。在这些结构中除微管外，往往还有其他蛋白质成分。

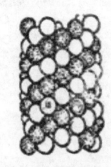

图 2-11 微管结构模式图

微管的功能有以下几个方面：微管构成细胞的网状支架，维持细胞形态的固定与支持细胞器的位置；参与细胞的收缩与细胞的伪足运动，如细胞的吞噬和融合，参与细胞器的位移作用，尤其是染色体的分裂和位移需要在牵引丝(微管)的帮助下才能进行，另外纤毛、鞭毛的摆动也和微管有关；可能参与细胞内物质的运输。

(2) 微丝(microfilament)：微丝和微管一样，普遍存在于各种真核细胞中。微丝为实心纤维状的构造，长度不一，微丝在一般细胞中含量较少，在代谢活动较强的细胞中则含量较多，在同一细胞内，不同部位所分布的微丝含量也不相同，例如，在小肠上皮细胞的细胞中心部含量很少且较为分散，而在其边缘部位含量则较多。微丝在细胞中存在的形式，可以以束状、网状或纤维状的形式分散存在。

组成微丝的成分是肌动蛋白、肌球蛋白及肌动蛋白结合蛋白等。

微丝的功能主要是和微管共同组成细胞的支架，维持细胞的形状，并与细胞质运动、分裂及胞吞、胞吐作用有关。

(3) 中间纤维(intermediate filament)：中间纤维是一类组成不一、形态结构非常相似，长而分支的纤维，由于它的直径介于微管与微丝之间而得名。中间纤维直径约为 10 nm，呈中空管状结构。根据中间纤维的免疫学性质和电泳性质将中间纤维分为 5 种，它们分别分布于不同的细胞中。①角蛋白：存在于上皮细胞或外胚层起源的细胞中。②神经丝蛋白：存在于中枢和外周神经系统的神经细胞中。③结蛋白：存在于成熟肌肉细胞中。④胶质纤维酸性蛋白：存在于中枢神经系统的胶质蛋白中。⑤波形蛋白：存在于间质细胞和中胚层起源的细胞中。

中间纤维的功能是多方面的，主要对细胞核起固定作用，另外，与微管、微丝协同作用，参与细胞内物质的运输、信息传导等。

8) 中心粒、鞭毛和纤毛

(1) 中心粒(centriole)的形态和结构：在电镜下所见到的中心粒，实际上不是球状小体，而是由一对相互成直角排列的呈圆筒状的中心粒所组成的，因此，有人将这一对中心粒合称为双心体。观察其横切面可知，中心粒的基本结构是微管。中心粒的筒壁由 9 束呈风车旋翼状的微管围成(图 2-12)，每束微管又由 A、B、C 三根更小的亚微管所组成。束与束之间及其周围由较致密的纤维连接。

中心粒与细胞的分裂和运动有关。细胞有丝分裂时，中心粒走向两极，决定了纺

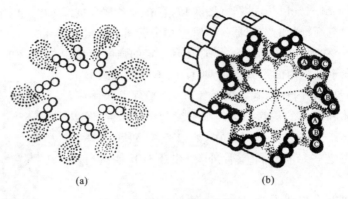

图 2-12　中心粒结构示意图

锤丝的微管形成、排列方向和染色体的移动方向,所以又称中心粒为微管组织中心。

（2）鞭毛（flagella）、纤毛（cilia）的形态和结构:真核细胞的鞭毛和纤毛是伸出细胞表面、能运动的特化结构,通常将少而长的称为鞭毛,短而多的称为纤毛。鞭毛与纤毛结构上也很相似,主要由突出细胞表面之外的细长杆状部和埋在细胞膜下的基体以及两部分之间的过渡区所组成。杆状部外面包有一层细胞膜,中间是由微管和其他相关结构组成的轴丝,横切面上的结构模式即周围排列着 9 组二联管,中心部是两根中央微管。中央微管单独分开,外有中央鞘包围,两根中央微管之间没有架桥相连。相邻二联管之间有管间连接丝,像一个"箍"把 9 组二联管箍在一起。

鞭毛和纤毛主要含有动力蛋白和微管蛋白。动力蛋白具有 ATP 酶的活性,它的作用是将化学能转变为机械能,促进鞭毛和纤毛的运动。如有一种男性不育症就是由于精子失去运动能力所致。患者的精子虽然有鞭毛,但鞭毛的二联管上没有动力蛋白臂,这样的患者中许多人还同时患有遗传性的慢性支气管炎,其支气管纤毛的二联管也没有动力蛋白臂,因纤毛失去运动能力,不能把外界侵入的尘粒排出体外。这些事实说明,动力蛋白臂（主要成分是臂上的动力蛋白）对于纤毛和鞭毛的运动是必不可少的。

鞭毛和纤毛的主要功能是运动,但两者的运动形式不同,鞭毛是均匀波动,纤毛则是双相波动。

（三）细胞核

细胞核（cell nuclear）是细胞的一个最重要的组成部分。细胞核的出现是原核生物进化到真核生物的重要标志。每个真核细胞通常只有一个细胞核,但肝细胞、肾小管细胞和软骨细胞有双细胞核,破骨细胞和骨骼肌细胞的细胞核可多至几百个,而人体成熟的红细胞则无细胞核。细胞核的形状往往与细胞的形态相适应,大多为球形或卵圆形,也有杆状和分叶状。细胞核通常位于细胞的中央,也有的偏于细胞的一端,如腺细胞,甚至有的被细胞内含物挤到细胞的一侧,如脂肪细胞。细胞核的大小不等,大多数细胞核的直径为 5～30 μm。一般细胞核占整个细胞体积的 1/3～1/2,细胞核与细胞质的体积成一定的比例（核质比）,核质比大则细胞核大,如淋巴细胞、胚胎细胞和肿瘤细胞,核质比小则细胞核小,如表皮角质化细胞和衰老细胞,如果细胞核增大而细胞质不增加,核质比不平衡,就会促使细胞进行分裂。细胞核的化学成分主要是核蛋白,其中的核酸多为 DNA,RNA 则较少,其中的蛋白质主要是碱性蛋白质(如组蛋白等),也有酸性和中性蛋白质(包括各种酶类),细胞核内还有水、少量的脂类和无机盐等。细胞核的形态在细胞周期的各阶段变化很大,细胞在两次分裂之间的时期称为间期,处于间期的细胞核称为间期核。

间期核由核膜、核基质、染色质和核仁 4 个部分组成(图 2-13)。

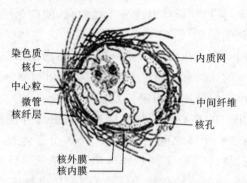

图 2-13 细胞核电子显微镜结构

1. 核膜(nuclear membrane) 核膜是包围细胞核构造的最外围的界膜。在光镜下可见轮廓清晰的核膜,但难以分辨其内部结构。

电镜下可见核膜是由两层单位膜所构成的多孔的双层膜结构。两层单位膜基本是平行的,呈同心形排列,核外膜的外表面附着有核糖体,某些部分可向细胞质方向突起,与细胞质中的粗面内质网相连通,两者在结构上并无差别,故核膜实际上是包围核物质的内质网的一部分。核内膜比核外膜略厚,平整光滑,面向核基质。核外膜和核内膜间的透明层空隙,称为核周间隙(perinuclear space),其中充满液态无定形物质。核膜并非完全连续,相隔一定距离,核外膜和核内膜相互融合而形成一个个的圆孔,称为核孔(nuclear pore)。核孔是细胞核与细胞质之间进行物质交换的孔道,但核孔并非是直接的孔洞,而是一个比较复杂的可变形结构。核膜具有一定的屏障作用,使细胞核和细胞质严格地分开,但也允许细胞核与细胞质有一定的物质交换,这样就可以保证遗传物质的稳定性。

2. 核基质 通常把光镜下细胞核内透明的液态胶状物质称为核基质,又称核液,其化学成分与细胞质基质很相近。核基质中悬浮着染色质和核仁。核基质是细胞核执行各种生理活动所必需的内环境,并参与维持细胞核的形态。

3. 染色质(chromatin) 染色质是间期核内易被碱性染料着色的物质。经过染色处理其在光镜下呈颗粒状、块状或网状,称为染色质网(或核网)。染色质的主要化学成分是 DNA 和组蛋白。染色质实际上是细长的丝状物,称为染色质纤丝,其螺旋卷曲程度不一,卷曲疏松的为常染色质(euchromatin),螺旋紧密的为异染色质(heterochromatin)。

常染色质在电镜下为电子密度较低的浅色部分,它是处于伸展状态的染色质纤丝,即为 DNA 分子具有功能活动的部分,能够活跃地进行 RNA 的合成。常染色质主要分布在细胞核的中间部分,介于异染色质之间,少量可分布在核仁内。

异染色质在电镜下为电子密度较高的深色部分,它是处于局部螺旋状态的染色质纤丝,即为 DNA 分子处于被抑制状态而不能进行功能活动的部分。异染色质大部分紧贴于核内膜边缘形成一圈。有些呈大颗粒状飘散在核基质中,与常染色质相间分布,少量可以黏附在核仁的表面。在光镜下可见的染色质网,即为异染色质。虽然染色质纤丝有两种不同的形态,但常染色质和异染色质之间在结构上是连续的。

在细胞有丝分裂期,染色质纤丝则进一步螺旋化,使染色质纤丝的长度压缩到原长的 1/8 400,而直径逐渐加粗,形成了光镜下可见的染色体(chromosome)。由此可知染色质和染色体是同一物质在间期和分裂期表现不同的形态结构而已。染色质和染色体是怎样相互转变的呢?那必须进一步了解染色质和染色体的基本结构。

组成染色质和染色体的基本结构单位是核小体(图 2-14)。每一个核小体是由 8 个组蛋白分子构成的中央的核心颗粒和围绕在组蛋白球外围的链状 DNA 分子(约 1.75 圈)所组成的。两个核小体之间则由链状 DNA 分子连接起来,称为 DNA 连接部,连接部附着一个组蛋白分子。若干核小体串连成染色质纤丝,经高度螺旋化形成染色体,染色体解旋则又恢复成染色质。已知 DNA 是生物体的主要遗传物质,DNA 分子中储存着遗传信息,故染色质和染色体是生物体遗传信息的载体。

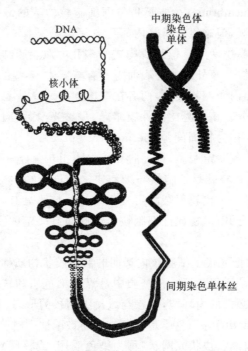

图 2-14 DNA 到染色体的压缩过程示意图

4. 核仁(nucleolus) 在光镜下核仁是细胞核内折光较强的圆球状小体,外面无膜包被,数目为 1 个或数个。在电镜下核仁是具有较高电子密度的一团稀疏而没有外膜包被的海绵状结构。它由纤维状结构(含有 rRNA 分子)和颗粒状结构(含有核糖体的前身物质)所组成。其腔隙内充满着核基质,在核仁内、外都有染色质的分布,伸入核仁内的是常染色质,它是合成 rRNA 的模板,所以核仁的主要功能是合成 rRNA 分子和把 rRNA 分子和蛋白质组装成核糖体的亚单位(大亚基和小亚基)。

知识链接

克隆羊——多莉

克隆即指无性繁殖。1997 年 2 月 7 日英国《自然》杂志报道,英国科学家威尔莫特用羊的体细胞(乳腺上皮细胞)成功克隆出一只小母羊,取名为多莉。消息传出后引起世人的广泛关注。多莉羊的培育过程大致是:选 A、B、C 三只母羊,将 A 羊卵细胞的细胞核吸出,将经过培养的 B 羊乳腺上皮细胞的细胞核注入上述无核的卵细胞中,形成一个含有新的遗传物质的卵细胞。融合后的卵细胞卵裂形成早期胚胎,把这个胚胎移植到 C 羊的子宫中继续发育,经 140 d C 羊产下小母羊多莉——B 羊的复制品。多莉羊在技术上的突破之处在于供核细胞是体细胞,这说明高度分化的动物体细胞的细胞核仍保持有全能性。这种体细胞克隆技术将有力地促进遗传病的机制研究与预防,必将为人类健康带来福音。

第二节 细胞的生长与增殖

细胞的增殖是生命的重要特征之一。细胞的分裂、增殖是生命得以延续的保证。细胞的增殖是指通过细胞分裂获得与母细胞具有相同遗传特性的子细胞,并使细胞数目增加的过程,所以生物体的生长、发育和繁殖后代都离不开细胞的增殖。在胚胎发育过程中,受精卵通过不断分裂、增殖,形成大量细胞。在成长的个体中,有些细胞仍保持了分裂能力,以不断补充老一代的衰老细胞。同样,机体的创伤修复和细胞分化也是以细胞增殖为基础的。肿瘤的生长和扩大,无疑与机体的局部细胞失控而无限增殖有关。因此,研究细胞的分裂和增殖的过程和机制,对认识生长、发育、繁殖、遗传、变异以及机体的病变现象都有重要的意义。

一、细胞增殖周期

(一) 细胞增殖周期的概念

细胞增殖周期简称细胞周期(cell cycle),是指连续分裂的细胞从一次分裂结束开始,到下一次分裂完成所经历的整个连续过程。在此过程中,细胞遗传物质进行复制,各种组分倍增,然后平均分到两个子细胞中去。

现在一般把整个细胞周期分为两个阶段:间期(interphase)和有丝分裂期(mitotic phase)。细胞在一次分裂结束之后就进入间期,这时就是新的细胞周期的开始。间期又可分为 DNA 合成前期(G_1 期)、DNA 合成期(S 期)和 DNA 合成后期(G_2 期)(图 2-15)。在这 3 期中,最关键的是 DNA 复制的 S 期。G_1 期和 G_2 期则分别为 S 期前、后的一段间隙时间。G_2 期结束后即进入有丝分裂期(M 期),M 期又根据其不同形态变化而分为前期、中期、后期和末期。M 期是从细胞分裂开始到形成两个子细胞而告结

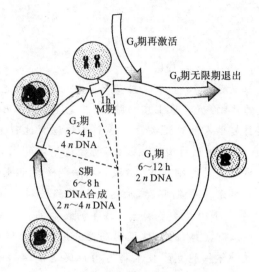

图 2-15　细胞周期模式图

束,新生的子细胞又进入下一个细胞周期的 G_1 期。

（二）细胞增殖周期的分期

1. 间期

（1）DNA 合成前期（G_1 期）：G_1 期是从前一次细胞周期结束后开始的,刚分裂的子细胞体积较原有的细胞小,因而这一时期细胞首先要经过一个生长的过程,使其体积恢复到原有水平,所以 G_1 期为细胞的生长期。其主要特点是细胞生长,表现为物质代谢异常活跃,3 种 RNA 和核糖体以及一些蛋白质或酶的合成在迅速进行,其大小逐渐增加一倍左右。同时,为合成 DNA 做好物质和能量的准备,即合成 4 种脱氧核苷酸,以及 DNA 合成所需的酶和 ATP 等。

细胞周期的主要调节点在 G_1 期。细胞进入 G_1 期后可能出现如下 3 种状况。

① 继续增殖:细胞不断离开 G_1 期,并正常地通过细胞周期中的各期,从而完成细胞分裂,这类细胞称为增殖细胞,如骨髓细胞、皮肤表皮细胞和肠上皮细胞等。

② 不再继续增殖:这些细胞失去增殖能力,终身处于 G_1 期,经过分化、衰老直至死亡,这类细胞称为不增殖细胞,如高度分化的神经细胞、肌肉细胞和成熟的红细胞等。

③ 暂时不增殖:只有当细胞大量死亡或进行器官组织切除手术后,需要增殖补充时,才重新由 G_1 期进入细胞周期而进行增殖,这类细胞称为暂不增殖细胞或休止期（G_0 期）细胞,如肝细胞和肾细胞等。G_0 期细胞与处于细胞周期中其他各期的细胞相比较,G_0 期细胞的代谢较不活跃,对药物反应也相应不敏感。有人认为在肿瘤组织中的暂不增殖的细胞群可能是肿瘤复发的根源。

（2）DNA 合成期（S 期）：从 G_1 期进入 S 期是细胞周期的关键时刻,通常只要 DNA 的合成一开始,细胞增殖活动就会进行下去,直到分成两个子细胞,细胞一般不停留于 S 期、G_2 期或 M 期。S 期的主要特点是遗传物质 DNA 复制成两套,即 DNA 的量增加一倍,表现为细胞核明显增大,染色也加深,故 S 期又称为 DNA 复制期。在

DNA 复制的同时,组蛋白也进行合成。

(3) DNA 合成后期(G₂期):DNA 合成终止,表明细胞已进入 G₂期。G₂期的主要特点是合成构成纺锤丝的原料,如微管蛋白和少量 RNA,并积蓄了足够的分裂期所需的能量。这一时期是为进入 M 期做好一切准备,所以又称为有丝分裂准备期。

2. 有丝分裂期(M 期) M 期是一个连续变化的过程,此期有明显的形态变化,一般为研究和描述的方便,人为地将整个分裂过程划分为前、中、后、末四个时期(图 2-16)。

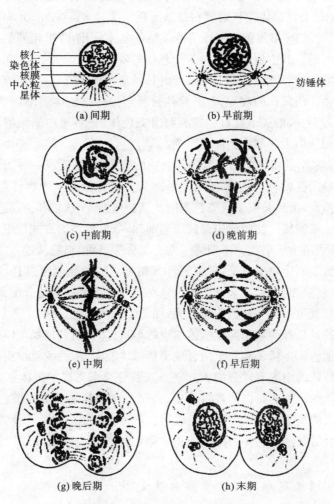

图 2-16 动物细胞有丝分裂模式图

下面以动物细胞的有丝分裂为例来说明细胞有丝分裂各期的主要特点。

(1) 前期 细胞在 G₁期完成了分裂期的准备后进入 M 期。前期是指从细胞分裂的启动到染色体出现的时期。其主要特点是细胞核的体积明显增大。中心粒(或星体)经复制后分成两组,分别向细胞两极移动,中心粒之间出现细丝状的纺锤丝,相互连接,形成纺锤体(spindle)。细胞核内的染色质纤丝经高度螺旋化后,变短、变粗,形成了具有一定形态和数目的染色体。细胞核内的染色质不断凝集而出现染色体是 M 期开始的第一个可见标志。染色体数目随生物种属而异,如人类体细胞有 46 条染色体,狗有 78 条,猫有 38 条,果蝇有 8 条。此期的染色体已复制,每条染色体包含有两条染色单体,靠其共同部分——着丝粒连接在一起。也就是说在前期结束以前,可见染色体已纵裂为二,而着丝粒还没有分裂。在染色体形成的过程中,核膜和核仁逐渐消失,核基质和细胞质基质也就混合在一起。

(2)中期 中期是指已形成的染色体整齐地排列到细胞的赤道部位的时期。其主要特点是两组中心粒分别到达细胞两极,染色体移向细胞中央,全部染色体排列在梭形的纺锤体中央的平面上,与纺锤体的纵轴相垂直,这个平面称为赤道板(equatorial plate)。纺锤体微管附着在每条染色体的着丝粒(centromere)上。

(3)后期 后期是指每条染色体的两条染色单体分开,两组相同的染色体分别移向细胞两极的时期。其主要特点是每条染色体的着丝粒一分为二,两条染色单体就彼此分开了,这样就完成了染色体的分裂,此时每条染色体都有自己的着丝粒,是一条完整的染色体。由于纺锤丝的收缩,牵引着各自所连接的染色体逐渐向两极移动,结果成对的染色体被平分,形成了数目相等的两组染色体,分别集中于细胞两端。与此同时,细胞拉长,细胞中央的细胞膜向内凹陷。

(4)末期 末期是指染色体恢复到间期核的形态,细胞质也一分为二的时期。其主要特点是前期的逆转,集中于细胞两端的两组染色体停止向两极移动,并逐渐恢复成细长的染色质丝,最后又恢复成染色质网。纺锤丝消失,核仁和核膜重新出现,各自形成一个新的子细胞核。细胞膜中部的凹陷加深,即以横缢的方式把细胞质分割成两部分,这样就形成两个子细胞。末期终了则有丝分裂结束,细胞又进入间期。

细胞有丝分裂的生物学意义:母细胞将 S 期复制的两套遗传信息,通过恒定数目的染色体形成、复制和移动,把全部遗传信息在质和量上都准确地分配到子细胞,这样细胞的遗传特性就可一代一代地传递下去,保证了遗传的稳定性。

以上所述的是高等动物和人类的体细胞的增殖方式,但要增加个体的数目则必须由成熟的生殖细胞——精子和卵子结合成受精卵才能实现,而生殖细胞的成熟过程则是通过另一种特殊的细胞有丝分裂方式——减数分裂来完成的。体细胞有丝分裂后形成的每个子体细胞中的染色体数目不变,仍保持原来母细胞中的染色体数目,但经减数分裂后形成的精子和卵子中的染色体数目则比体细胞中的染色体数目减少一半,精子和卵子结合后又恢复到体细胞中的正常染色体数目。减数分裂的过程和意义详见后述。

(三)细胞增殖周期对医学实践的意义

肿瘤是机体内一类恶性生长的细胞组织,肿瘤细胞是从正常细胞转变来的。其产生是在某些理化因素和生物因素作用下,机体对部分细胞正常生长的控制功能发生了障碍,细胞不按机体需要而异常增殖,从而形成了肿瘤。肿瘤细胞生长迅速,且无限制,带有盲目性,不断增殖以致达到某种临界体积,最后导致宿主的死亡。肿瘤细胞生长快的主要原因并非其细胞周期比正常细胞的增殖周期为短,而是其中处于 G_0 期的细胞比较少,这样就有较多的细胞参与细胞周期,细胞倍增的时间就比较短。所以,肿瘤的增长情况取决于其细胞周期中 3 种细胞群的比例,若增殖细胞群的细胞越多,不增殖细胞群和暂不增殖细胞群的细胞越少,则肿瘤细胞生长越快,肿瘤的恶性程度越高。

抗癌药物可分为两大类。一类为细胞周期非特异性药物,这类药物破坏 DNA 的合成,使 DNA 断裂,也影响 RNA 和蛋白质的合成,因此对增殖细胞和非增殖细胞都有相似的杀伤能力,如氮芥、氮化芥和芥丁酸等。另一类为细胞周期特异性药物,这类药物抑制 DNA 的合成,只能杀伤处于增殖状态的细胞(即已进入 S 期的细胞),而对未进入细胞周期的暂不增殖细胞缺乏杀伤能力。后一类又可分为两类:一类为周期特异性药物,对细胞周期中各期增殖细胞都有杀伤能力,如环磷酰胺、放线菌 D、氟尿嘧啶等;另一类为时相特异性药物,它有选择性地作用于细胞周期的某一增殖时期,对未进入这一时期的细胞无影响。如秋水仙素和长春新碱等主要作用于 M 期,破坏纺锤丝,从而起抑制有丝分裂的作用;又如氨甲蝶呤、脱氧核苷和阿糖胞苷等主要作用于 S 期。一般而言,对生长缓慢的肿瘤先选用细胞周期非特异性药物,进行短期大剂量冲击治疗,以破坏和杀灭肿瘤细胞,可使肿瘤缩小,促使未被杀灭的暂不增殖细胞进入增殖周期,随后再用细胞周期特异性药物来杀灭肿瘤细胞。对生长迅速的肿瘤,则先选用细胞周期特异性药物,杀伤处于增殖周期中的肿瘤细胞,并可减少对正常细胞的损害,然后再改用细胞周期非特异性药物杀伤暂不增殖细饱。

总之,细胞增殖周期的研究成果,对肿瘤的化学治疗有着一定的指导意义。在肿瘤治疗中,如能确定肿瘤细胞各期的时间,则选择对各期具有针对性的药物进行治疗即可。

二、减数分裂

(一)减数分裂的概念

减数分裂(meiosis)又称成熟分裂。减数分裂是生物的有性生殖中,成熟的生殖细胞在形成过程中的一种特殊的细胞有丝分裂,也就是由二倍体细胞($2n$)变为单倍体细胞(n)的分裂过程。其主要特点是细胞连续分裂两次,而染色体只复制一次,分裂结果产生四个子细胞,成熟的生殖细胞中的染色体数目比母细胞中的染色体数目减少了一半,即由 $2n$ 变为 n。

(二)减数分裂的过程

减数分裂发生在由初级精母细胞或卵母细胞形成成熟精子或卵子的过程中,包括两次连续发生的有丝分裂,可分为前减数分裂和后减数分裂(图 2-17)。

1. 前减数分裂(减数 I) 该阶段包括前期 I、中期 I、后期 I 和末期 I。

(1)前期 I 前期 I 的时间较长,形态变化较复杂,在此期中有如下主要特点。由减数分裂前的 G_2 期进入前期 I 后,细胞内的细胞核膨大,染色体形成,并逐渐变短、变粗,出现同源染色体(homologous chromosome)(形态、大小、结构相同,一条来自父方,另一条来自母方的一对染色体)的配对现象,称为染色体联会(synapsis)。此后可见配对的染色体各自纵裂为二,但着丝粒尚未分开,每条染色体呈二分体(dyad)形态,有 n 对染色体的细胞形成 n 对二分体染色体,这样每对同源染色体就形成四条紧密并列的染色单体,称为四分体(tetrad)。在四分体阶段,每对同源染色体中的非姐妹染色单体(non-sister chromatid)之间可以发生交叉现象,可导致相互交换一个片段,这

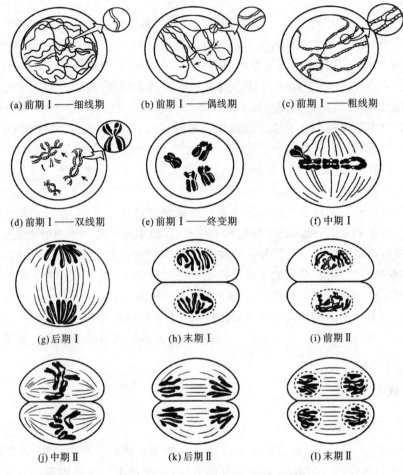

| (a) 前期Ⅰ——细线期 | (b) 前期Ⅰ——偶线期 | (c) 前期Ⅰ——粗线期 |

| (d) 前期Ⅰ——双线期 | (e) 前期Ⅰ——终变期 | (f) 中期Ⅰ |

| (g) 后期Ⅰ | (h) 末期Ⅰ | (i) 前期Ⅱ |

| (j) 中期Ⅱ | (k) 后期Ⅱ | (l) 末期Ⅱ |

图 2-17　减数分裂图解

就造成父源和母源染色体之间交换一部分遗传物质,又称互换。核膜和核仁逐渐消失。

(2) 中期Ⅰ　n 对四分体染色体整齐地排列在纺锤体中央的平面上,形成赤道板。

(3) 后期Ⅰ　在纺锤丝的牵引下,四分体中的两条二分体染色体分离,分别移向细胞两端。每一端只能获得每对同源染色体中的一条,至于是母源染色体还是父源染色体则完全随机。

(4) 末期Ⅰ　到达细胞两端的染色体各为 n 条,染色体数目已减半,且都为二分体染色体,核膜和核仁重新形成,细胞质分裂,形成两个子细胞。每个子细胞中各含有 n 条二分体的染色体。

2. 后减数分裂(减数Ⅱ)　该阶段包括前期Ⅱ、中期Ⅱ、后期Ⅱ和末期Ⅱ。

减数Ⅰ结束后,经过短暂的间期(有的物种可完全没有间期),染色体不再进行复制,便进入第二次减数分裂,减数Ⅱ各期的情况与一般细胞的有丝分裂过程基本相似,只是染色体数目有差异。每条二分体染色体的着丝粒分裂,两条姐妹染色单体分离成两条独立的单分体染色体,分别进入两个子细胞,两条姐妹染色单体中哪一条进入哪个子细胞也完全是随机的。减数Ⅱ的结果,即形成四个子细胞,但每个子细胞中各含有 n 条单分体染色体,即为每对同源染色体中的一条,比体细胞中的染色体数目减少了一半。

由此可知,减数Ⅰ是 n 对同源染色体中两条二分体染色体即父源染色体与母源染色体的分离和 n 对非同源染色体中的任何一条二分体染色体的随机组合。减数Ⅱ是 n 条二分体染色体中的两条姐妹染色单体的分离和 n 对非姐妹染色单体中任何一条单分体染色体的随机组合。例如:假设某种生物只有 A 和 B、C 和 D 两对同源染色体,减数分裂时,A 和 B 要分离,C 和 D 要分离,在不发生交换的情况下,非同源染色体的随机组合类型为 2^n(n 为单倍体数),如 $2^2=4$,即可能有 AC、AD、BC 和 BD 四种组合类型。在不发生交换的情况下,非姐妹染色单体的随机组合类型基本上是上述四种组合类型。如果发生交换的话,则配子的染色体组合类型将会更多。所以,减数分裂的实质是同源染色体的分离和非同源染色体的随机组合,从而造成了亲代配子的多样性。

(三) 减数分裂的意义

1. 保持物种染色体的数目恒定 经减数分裂后形成的成熟生殖细胞中的染色体减少一半,由 $2n$ 变为 n,精子和卵子结合成受精卵,又恢复到 $2n$,保证了各种不同物种的染色体数目相对恒定,也就保证了遗传性状始终如一地保持相对稳定,这是减数分裂最主要的生物学意义。

2. 产生种内的多样性 如上述减数分裂造成了亲代配子极大的多样性。例如:人类的染色体,如 $2n=46$,$n=23$,通过减数分裂,在不发生交换的情况下,就可能产生 $2^{23}=8\ 388\ 608$ 种不同染色体组合类型的配子,如果发生交换,则组合类型将更多。这样具有极大多样性的精子和卵子的随机组合,即使不发生交换,也可产生 941 亿种不同组合的受精卵,可以说除同卵双生之外,几乎不可能有两个人完全相同,由此不难理解同一生物的多样性,正是由于极大多样性的配子为子代遗传性的变异提供了丰富的源泉。

3. 为遗传定律提供了细胞学基础 在减数分裂过程中,同源染色体的联会、交叉、分离和非同源染色体的随机组合是遗传基本定律的细胞学基础。

4. 减数分裂是导致染色体病的重要原因之一 减数分裂中因染色体的行为异常,如染色体不分离或丢失等,可产生异常的生殖细胞,受精后会形成异常染色体数目的个体。

知识链接

音乐指挥家——舟舟

舟舟是近年来家喻户晓的音乐指挥家,但你可知道舟舟的智商(IQ)只有 30 分,从理论和医生的经验上看他属于重度智力低下者,又称"弱智儿"。正常人体细胞有 46 条染色体,可舟舟的体细胞有 47 条染色体。父母染色体正常,但父母之一在形成生殖细胞(精子或卵子)的过程中,出现了分配差错,同源染色体或姐妹染色单体不分离,正常情况下双亲只能每人给舟舟 1 条 21 号染色体,而这时双亲之一却给了 2 条 21 号染色体,就导致了医学上不可逆的"先天愚型"——唐氏综合征。

第三节　配子的发生

一、精子的发生

精子(sperm)的发生一般要经过增殖期、生长期、成熟期和变形期 4 个时期(图 2-18)。在男性生殖腺——睾丸中的曲细精管的上皮内的精原细胞(spermatogonium)($2n=46$),在增殖期中以一般细胞有丝分裂方式进行增殖后,即进入较短而不明显的生长期,体积略有增大而成为初级精母细胞(primary spermatocyte)($2n$)。一个初级精母细胞在成熟期中通过减数Ⅰ,形成 2 个次级精母细胞(secondary spermatocyte)(n),次级精母细胞经减数Ⅱ形成精细胞(spermatid),最后经变形期,形成 4 个等大而具有受精能力的成熟精子(n)。男性的精原细胞在胎儿期已存在于曲细精管内,但一直要等到青春期才开始进入精子的发生,并可不断进行增殖,因此,经减数分裂可形成大量的精子。

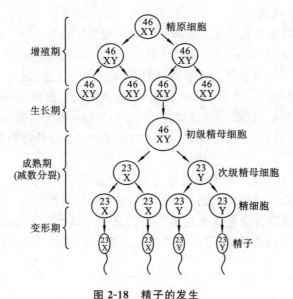

图 2-18　精子的发生

二、卵子的发生

卵子(ootid)的发生只经过增殖期、生长期、成熟期 3 个时期,而无变形期(图 2-19)。在女性生殖腺——卵巢中的生发上皮的卵原细胞(oogonium)($2n$),在增殖期也以一般细胞有丝分裂的方式进行增殖。其生长期因需积聚较多的营养物质,以供胚胎发育,则时间较长,体积显著增大而形成初级卵母细胞(primary oocyte)。在成熟期中,初级卵母细胞(2n)的两次减数分裂中细胞质的分裂极不平均。一个初级卵母细胞经减数 I 后,形成两个细胞,一个为体积较大的次级卵母细胞(secondary oocyte)(n),另一个为体积较小的细胞,称为第一极体(n)。次级卵母细胞经减数 II 后,也形成大小不同的两个细胞,大的为成熟的卵细胞(n),小的为第二极体(n)。第一极体也可进行第二次分裂而形成两个第二极体(n),极体以后因不能发育而消失。这样一个初级精母细胞经减数分裂只形成一个大的成熟而有效的卵子和三个小的而无效的第二极体(polar body)。

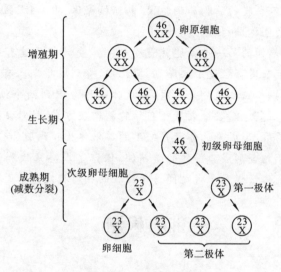

图 2-19 卵子的发生

在早期的女性胎儿卵巢内,卵原细胞已分化成初级卵母细胞,在妊娠第 4 个半月到第 5 个半月期间的女性胎儿卵巢里的卵原细胞和初级卵母细胞已增殖到很大限度,约有 700 万个,以后逐渐退化,到出生时,只剩下约 200 万个,并继续退化,其中只有 400~500 个初级卵母细胞最后能得到发育,它们在胎儿期即已进入减数 I,并停留在前期 I。待性成熟后,一般是每月排出一个初级卵母细胞,在排卵之前完成减数 I,形成次级卵母细胞和第一极体,排出卵巢的次级卵母细胞在输卵管内进行减数 II,到中期 II 停止,此时如果受精,才能继续完成减数分裂,形成一个成熟的卵子,并排出第二极体。卵子受精(fertilization)后,卵核(n)和精核(n)结合,形成受精卵的细胞核(2n),开始新一代的个体发育。

三、人类的性别决定

男性和女性的体细胞中的性染色体组成分别为 XY(异型)和 XX(同型)。根据减数分裂的原理,X 和 Y、X 和 X 都要彼此分离而进入精子和卵子中,所以,男性的精子可有 23,X 和 23,Y 两种类型,而女性的卵子只有 23,X 一种类型。如果 Y 类型的精子和卵子结合,则该受精卵中的染色体的组合为 XY,其核型为 46,XY,决定该个体发育为男性。如果 X 类型的精子和卵子结合,则该受精卵中性染色体的组合为 XX,其核型为 46,XX,决定该个体发育为女性。

小　结

　　细胞是除病毒外一切生物体的结构和功能单位,在光镜下细胞有细胞膜、细胞质、细胞核三部分组成,在电子显微镜下分为膜性结构和非膜性结构两部分。膜性结构是指细胞所有含膜的结构和细胞器,包括细胞膜(质膜)、线粒体、内质网、高尔基复合体、溶酶体和核膜。尽管这些结构(除线粒体外)在功能及位置分布上均有所不同,但从形态结构和相互联系的情况以及发生的来源各方面看,它们之间的关系极为密切。非膜性结构是指细胞内不含膜的结构和细胞器,包括核糖体、中心粒、微管、微丝、细胞质基质、核仁、染色质(染色体)和核基质。

　　人类生命活动起源的第一个细胞就是受精卵。受精卵通过有丝分裂产生大量的体细胞,使机体的生长发育经过了胚胎期、婴儿期,直到成年期。有丝分裂经历一个细胞周期,染色体复制一次,细胞分裂一次,染色体平均分配到两个细胞,保证了机体体细胞染色体数目的恒定。减数分裂是生殖细胞的增殖方式,性母细胞的染色体复制一次,细胞连续分裂两次,形成染色体数目减半的单倍体生殖细胞(精子和卵子),通过受精作用,精子和卵子结合形成二倍体的受精卵,保证了人类亲代和子代之间染色体数目的稳定,维持了个体亲代和子代之间遗传性状的相对稳定。

能力检测

一、选择题

1. 构成细胞膜的主要骨架是(　　)。
A. 细胞膜　　　B. 生物膜　　　C. 单位膜　　　D. 磷脂双分子层

2. 在电镜下可见核外膜向细胞质突起,与下列哪一种细胞器相连?(　　)
A. 粗面内质网　B. 核膜　　　　C. 细胞膜　　　D. 滑面内质网

3. 由两层单位膜所构成的多孔双层膜结构是(　　)。
A. 粗面内质网　B. 核膜　　　　C. 细胞膜　　　D. 滑面内质网

4. 真核细胞的间期核中易被碱性染料着色的部分是(　　)。
A. 粗面内质网　B. 核膜　　　　C. 染色质　　　D. 滑面内质网

5. 内质网膜的外表面有许多颗粒附着,构成粗面内质网,这些颗粒是(　　)。
A. 基粒　　　　B. 核糖体　　　C. 中心粒　　　D. 滑面内质网

6. 电镜下的中心粒是(　　)。
A. 一对球状小体　　　　B. 一个筒状小体
C. 二个互相平行的短筒　D. 二个互相垂直的短筒

7. 组成染色质的基本单位是(　　)。
A. 粗面内质网　B. 核小体　　　C. 细胞膜　　　D. 滑面内质网

8. 核糖体的主要成分是蛋白质和(　　)。
A. mRNA　　　B. tRNA　　　C. DNA　　　D. rRNA

9. 溶酶体内含有(　　)。

A. 多糖 　　　　B. 脂蛋白 　　　C. 酸性水解酶 　D. 碱性水解酶

10. 细胞分裂中最普遍的分裂方式是( )。

A. 无丝分裂 　　B. 二分裂 　　　C. 有丝分裂 　　D. 减数分裂

11. 细胞在增殖周期中,各分期的先后顺序为( )。

A. M 期→G_2 期→S 期→G_1 期 　　　　　　B. M 期→G_1 期→G_2 期→S 期

C. G_1 期→G_2 期→S 期→M 期 　　　　　　D. G_1 期→S 期→G_2 期→M 期

12. DNA 复制发生在( )。

A. G_1 期 　　　B. S 期 　　　　C. M 期 　　　　D. G_2 期

13. 细胞在有丝分裂中,染色体的形态和数目最易看清的时期是( )。

A. 间期 　　　　B. 前期 　　　　C. 中期 　　　　D. 后期

14. 细胞分裂时纺锤体的排列方向和染色体的移动与下列什么结构有关?
( )

A. 微粒 　　　　B. 核糖体 　　　C. 微管 　　　　D. 中心粒

15. 体细胞经过一次有丝分裂后产生( )。

A. 多个相同的子细胞 　　　　　　　　B. 多个不同的子细胞

C. 两个相同的子细胞 　　　　　　　　D. 两个不同的子细胞

16. 体细胞有丝分裂产生的子细胞中的染色体数目与母细胞中的染色体数目相比较,( )。

A. 为母细胞的 1/4 　　　　　　　　　B. 为母细胞的 1/2

C. 与母细胞的一样 　　　　　　　　　D. 比母细胞的多 1 倍

17. 人体正常细胞 $2n$ 为 46 条染色体,有丝分裂后期细胞中可见( )条染色体。

A. 46 　　　　　B. 23 　　　　　C. 92 　　　　　D. 69

18. 细胞增殖周期的正确定义是( )。

A. 细胞从上次分裂开始到下次分裂结束为止

B. 细胞从上次分裂开始到下次分裂开始

C. 细胞从上次分裂结束到下次分裂开始

D. 从上次分裂结束开始到下次分裂结束

二、名词解释

1. 细胞周期

2. 减数分裂

3. 同源染色体

4. 联会

三、简答题

1. 细胞膜包括哪些化学成分? 液态镶嵌模型的主要论点是什么?

2. 简述精子发生的过程。

3. 简述卵子发生的过程。

4. 简述减数分裂的生物学意义。

(杨　芸)

第三章 遗传的分子学基础

 学习目标

掌握：1. 掌握基因的概念、基因的两大基本功能。

　　　2. 掌握基因表达的概念、基因表达的过程。

熟悉：1. 掌握遗传物质DNA分子的化学组成及其结构特点。

　　　2. 熟悉遗传物质DNA与RNA的主要区别。

了解：1. 了解人类基因组计划的相关内容。

　　　2. 了解基因突变的含义和特征、基因突变的类型、基因突变的原因及后果。

　　人类的遗传物质的载体——染色体（chromosome），是由核酸（nucleic acid）和蛋白质（protein）组成的。1868年瑞士青年医生米歇尔从外科绷带上的脓细胞核中分离提取出一种富含磷的有机物，因为这种酸性物质来源于细胞核，故称为核酸。1928年格里费斯的肺炎双球菌的转化实验和1944年艾弗里的细菌转化实验均证实遗传物质是脱氧核糖核酸（deoxyribonucleic acid，DNA），而不是蛋白质或其他物质（极少数生物遗传物质是RNA）。1953年美国生物学家沃森和英国物理学家克里克（图3-1）提出的DNA分子结构模型，揭示了遗传物质的结构，为合理解释遗传物质的多种功能奠定了基础。生命的遗传信息就储存在DNA分子的核苷酸序列中，通过DNA的表达，指导细胞中蛋白质（酶）的合成，从而控制细胞的代谢、生长、增殖和分化。

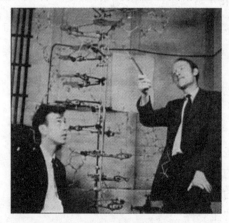

图3-1　沃森和克里克

综上所述,在含有 DNA 的生物中,DNA 是遗传物质,在不含 DNA 而只含有 RNA 的病毒中,RNA 是遗传物质。

第一节 遗传物质的结构和功能

一、DNA 的化学组成和分子结构

(一) DNA 的化学组成

核酸的结构单位是核苷酸,每一分子的核苷酸是由 1 分子五碳糖、1 分子磷酸、1 分子含氮碱基组成的,根据组成核苷酸的五碳糖和含氮碱基的不同,核酸分为两种:脱氧核糖核酸(DNA)和核糖核酸(RNA)。DNA 分子的结构单位是脱氧核糖核苷酸(nucleotide),组成脱氧核糖核苷酸的戊糖是脱氧核糖,含氮碱基分为嘌呤和嘧啶,它们分别是腺嘌呤(adenine,A)、鸟嘌呤(guanine,G)、胸腺嘧啶(thymine,T)、胞嘧啶(cytosine,C)。其中含氮碱基与戊糖(脱氧核糖)的 1′碳位由糖苷键相连,形成脱氧核糖核苷,磷酸与戊糖(脱氧核糖)的 5′碳位的羟基发生酯化反应形成酯键(C^5 酯键),而相连形成脱氧核糖核苷酸。

(二) DNA 的分子结构

多个脱氧核糖核苷酸在酶的催化作用下相互连接成链状结构,形成多聚脱氧核糖核苷酸链。连接的方式为:前一个脱氧核糖核苷酸的戊糖(脱氧核糖)的 3′碳位的羟基与后一个脱氧核糖核苷酸的戊糖(脱氧核糖)的 5′碳位的磷酸发生酯化反应,脱水形成酯键(C^3 酯键),这样使多聚脱氧核糖核苷酸链由磷酸与戊糖(脱氧核糖)相间排列,并由 3′,5′-磷酸二酯键相连,见图 3-2(a)。

1953 年沃森和克里克提出 DNA 分子的双螺旋结构模型。该模型认为:DNA 分子是由两条反向平行的多聚脱氧核糖核苷酸链组成的,其中一条链方向是 5′-3′,另一条链方向是 3′-5′;链的基本结构全部是由磷酸与戊糖(脱氧核糖)相间排列,并由 3′,5′-磷酸二酯键相连;两条多聚脱氧核糖核苷酸链上排列的碱基相互配对,由氢键相连,碱基配对严格遵循"碱基互补"原则,即一条链上的胸腺嘧啶(T)与另一条链上的腺嘌呤(A)配对,一条链上的胞嘧啶(C)与另一条链上的鸟嘌呤(G)配对,碱基相互配对只能是 A═T、C≡G,这种结合称为碱基对(base pair,bp),见图 3-2(b);由于 T 必定与 A 配对,C 必定与 G 配对,所以两条反向平行的多聚脱氧核糖核苷酸链是彼此互补的,即如果一条链的碱基顺序为 5′TATGGCCGTAGCATGTCAATGGCTT 3′,那么另一条与它互补的链的碱基顺序为 3′ATACCGGCATCGTACAGTTACCGAA5′。

DNA 分子就是这样的两条链按右手螺旋组成的双螺旋结构,见图 3-2(c)。每缠绕一圈,共用去 10 个碱基对(bp),螺距为 3.4 nm,每个碱基对之间的距离为 0.34 nm。

虽然 DNA 的碱基只有 4 种(A、T、C、G),碱基对只有 2 种(A═T、C≡G),但由于 DNA 分子很大($4\,000 \sim 4 \times 10^9$ 个核苷酸),所以其分子结构具有多样性,这是碱基对的种类、数目、排列顺序千变万化的结果。如果一个 DNA 分子有 100 个碱基对,那么它可能的排列方式就有 4^{100} 种。DNA 分子中 4 种碱基 A、T、G、C 千变万化的排

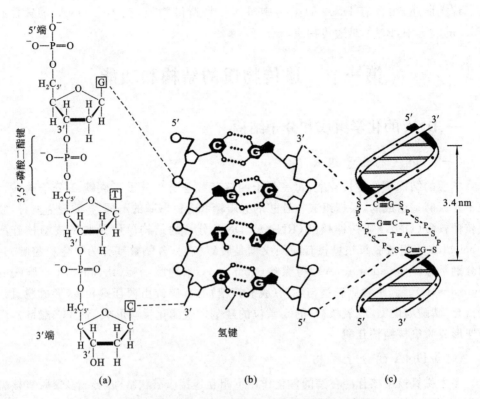

图 3-2　DNA 的分子组成及双螺旋结构模型示意图

注:(a) 脱氧核苷酸的 $3'$,$5'$-磷酸二酯键连接;

(b) DNA 两条链之间的碱基互补配对关系;(c) DNA 双螺旋结构模型。

列顺序体现了 DNA 的多样性,同时也决定了 DNA 分子能够蕴藏生物界全部的生命信息,这是生物遗传性和多样性的基础。

二、DNA 的功能

1. DNA 储存遗传信息　遗传信息是指 DNA 中特定的碱基排列顺序。DNA 中千变万化的碱基排列顺序体现了 DNA 的多样性,特定的碱基排列顺序决定了 DNA 的特异性。

2. DNA 复制遗传信息　DNA 分子的双链互补结构保证了 DNA 分子能够复制遗传信息,从而使亲代的遗传信息能够准确地传给子代。

3. DNA 表达遗传信息　DNA 表达遗传信息,使生物体的生命现象得以体现。

三、RNA 的结构和功能

存在于生物体内的遗传物质除了 DNA 之外,还有 RNA 分子,RNA 一般都是单链结构,但有时单链自身可折叠形成局部双链。存在于生物体内的 RNA 主要有:信使 RNA(messenger RNA,mRNA)、转运 RNA(transfer RNA,tRNA)、核糖体 RNA(ribosomal RNA,rRNA)等。RNA 的结构单位是核糖核苷酸,每分子核糖核苷酸是由 1 分子磷酸、1 分子戊糖(核糖)、1 分子含氮碱基组成的,含氮碱基分为嘌呤和嘧啶。

它们分别是腺嘌呤(adenine,A)、鸟嘌呤(guanine,G)、胞嘧啶(cytosine,C)、尿嘧啶(uridine,U)。核糖核苷酸的结构和脱氧核糖核苷酸的相近,多个核糖核苷酸在酶的催化作用下,由 3′,5′-磷酸二酯键相连接形成链状结构,即多聚核糖核苷酸链,简称 RNA。

（一）信使 RNA(mRNA)

mRNA 是在遗传物质表达生命现象过程中传递生命信息的,是以 DNA 的一条链的特定部位为模板合成的一条互补的单链,真核生物 mRNA 是单链线形的结构,mRNA 的转录是在细胞核中进行的,需要 RNA 聚合酶Ⅱ的催化。mRNA 的初始转录产物称为核内异质 RNA(heterogeneous nuclear,hnRNA),它是 mRNA 的前体(mRNA precursor),比成熟的 mRNA 大 4～5 倍,hnRNA 须经过剪接,去掉一些片段,余下的片段被重新连接在一起成为成熟的 mRNA,作为蛋白质合成过程中的模板。mRNA 上相邻的 3 个碱基构成一个三联体,每个三联体编码一种氨基酸。这个三联体称为遗传密码,简称密码子。

（二）转运 RNA(tRNA)

tRNA 在单链折叠过程中,一些碱基之间互补配对形成假双链结构,为三叶草结构,如图 3-3 所示。

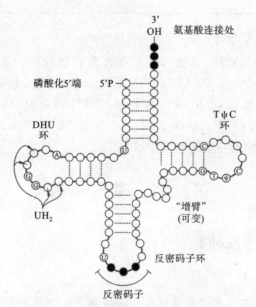

图 3-3　tRNA 分子的三叶草结构示意图

tRNA 在蛋白质合成过程中起运送氨基酸的作用,在 tRNA 的结构中有结合氨基酸的位点以及它对面的反密码子环,反密码子环上 3 个相邻的碱基称为反密码子,通过反密码子与 mRNA 上的密码子碱基互补配对,从而保证 tRNA 准确地运送氨基酸。

（三）核糖体 RNA(rRNA)

rRNA 是细胞内含量最多的 RNA,占 RNA 总量的 80% 以上,rRNA 是蛋白质合成场所——核糖体的组成成分。真核生物 rRNA 的转录大部分是在细胞核内的核仁中进行的,需要 RNA 聚合酶 I 的催化。转录形成的 rRNA 经加工后与蛋白质组成核糖体。原核细胞和真核细胞的核糖体均由大亚基和小亚基组成。这 3 种 RNA 的主要区别见表 3-1。

表 3-1　3 种 RNA 的主要区别

项　目	mRNA	tRNA	rRNA
含量	5%～10%	5%～10%	80%～90%
结构特征	基本呈线形,部分节段可能绕成环形,上有编码氨基酸的密码子	呈三叶草形,柄部和基部可呈双螺旋形,柄部末端有 CCA 3 个碱基,能特异性结合活化的氨基酸,柄部相对的一端末的反密码环上有 3 个碱基,为反密码子	呈线形,某些节段可能为双螺旋结构
存在场所	细胞核	细胞质	核仁、细胞质
功能	转录 DNA 中的遗传信息,作为蛋白质合成的指令	转运活化的氨基酸到核糖体上的特定部位进行蛋白质合成	与核蛋白共同构成核糖体,成为蛋白质合成的场所

（四）其他 RNA 分子

除了上述三种 RNA 外,细胞内还存在许多其他种类的小分子 RNA,这些小 RNA 统称为非 mRNA 小 RNA(snmRNAs)。snmRNAs 主要包括核内小 RNA(snRNA)、核仁小 RNA(snoRNA)、细胞质小 RNA(scRNA)、小片段干扰 RNA(siRNA)、催化性小 RNA 等。这些小 RNA 在 hnRNA 和 rRNA 的转录后加工、转运及基因表达的控制方面有重要的生理作用。

第二节　基　因

一、基因的概念及种类

（一）基因的概念

1865 年遗传学奠基人孟德尔通过 8 年豌豆杂交试验提出生物的各种性状是由细胞内的遗传因子决定的。1909 年遗传学家约翰森首次用"gene"(基因)这个名词来表示遗传因子,并沿用至今。而后经过 100 多年的发展,特别是 20 世纪 90 年代以来,随着分子生物学和分子遗传学的迅猛发展,人类对基因结构和功能的认识日新月异。目前普遍认为基因是具有特定遗传效应的 DNA 片段,是遗传功能的基本单位,即基因是能够表达基因产物的完整 DNA 片段。

（二）基因的种类

根据人类体细胞基因组 DNA 的碱基排列顺序重复程度的不同,可把基因组

DNA 分为单一序列、重复序列、多基因家族和拟基因。

1. 单一序列 单一序列(unique sequence)是指单拷贝的 DNA 序列,在一个基因组中只出现一次或几次。10 kb 以下的单一序列较多,而大于 25 kb 的单一序列较少。它们主要是构成细胞内编码蛋白质或酶的基因,称为结构基因(structure gene)。人类体细胞基因组中含有 2.5 万~3.5 万个结构基因,其中一部分是分散存在的,一部分是形成多拷贝的基因家族存在的,它们常常被多拷贝的重复序列的 DNA 片段所隔开。单一序列占人类基因组中 DNA 总量的 60%~65%。

2. 重复序列 重复序列(repetitive sequence)是指这种 DNA 序列在基因组中拷贝几十份、几百份或几十万份,占人类基因组中 DNA 总量的 30%~35%。它们大多没有编码功能,它们可维持染色体的结构和稳定、参与细胞分裂或具有调控作用。其详细的生物功能有待进一步的研究。根据 DNA 片段长度和拷贝数,可分为高度重复序列和中度重复序列。

(1) 高度重复序列:在人类基因组中高度重复序列(highly repetitive sequence)的碱基序列通常较短,长度小于 200 bp,碱基重复次数为 10^6~10^8,约占人类基因组中 DNA 总量的 10%。

(2) 中度重复序列:中度重复序列(moderately repetitive sequence)的碱基序列较长,长度大于 200 bp,重复次数为 10^2~10^5,在人类基因组中是分散存在或成簇存在的,占人类基因组中 DNA 总量的 20%~30%。

3. 多基因家族 多基因家族(multigene family)是指由一个祖先基因经过重复和变异所形成的一组基因,它们在基因组中拷贝数有微小差异,功能相同或相关,分为两类:一类是一个基因多次拷贝,序列几乎相同,成簇存在于一条染色体上,它们同时表达或在不同时间表达,表达的基因产物相同,功能相同;另一类是一个多基因家族中不同成员成簇分布于几条不同的染色体上,这些基因序列虽有不同,基因表达产物也不同,但功能相关。例如:编码红细胞上血红蛋白-珠蛋白的基因就是一个多基因家族,它由 α 珠蛋白基因簇和 β 珠蛋白基因簇组成;α 珠蛋白基因簇成簇存在于 16 号染色体短臂上,β 珠蛋白基因簇成簇存在于 11 号染色体短臂上;两种珠蛋白基因簇序列高度一致,来自同一祖先珠蛋白基因,属于一个多基因家族。

4. 拟基因 拟基因(pseudogene)又称为假基因,是指在多基因家族中,有些基因和有功能的基因结构相同或相近,但不能表达基因产物的基因,如组蛋白、干扰素、α 珠蛋白、β 珠蛋白、肌动蛋白质以及人的 tRNA 和 rRNA 的多基因家族中均有拟基因存在。拟基因可能是有功能的基因由于缺失、倒位、点突变等原因而失活,变成了无功能的基因。拟基因通常是由有功能的基因通过几次突变生成的,大多数的多基因家族中都有拟基因,但是在基因组中所占比例很小。

二、基因的结构

生物基因的 DNA 序列包括编码序列(编码区)和侧翼序列两部分。原核生物的基因是一个连续编码的 DNA 分子片段,即编码区全部具有编码功能。真核生物包括人类基因,其编码区是不连续编码的,一些具有编码功能的 DNA 序列被一些非编码 DNA 序列隔开,形成镶嵌排列的断裂形式,称为断裂基因,如图 3-4 所示。

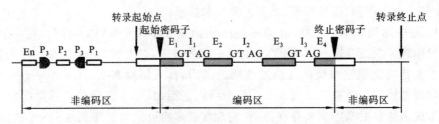

图 3-4　真核生物结构基因的结构示意图

注:En 为增强子,P 为启动子(P₁ 为 TATA 框,P₂ 为 CAAT 框,P₃ 为 GC 框),E 为外显子,I 为内含子。

(一)内含子和外显子

在真核生物的断裂基因中,编码序列被非编码序列所分隔。其中具有编码功能的 DNA 序列,称为外显子(exon,E)。它是基因中可表达为多肽的部分。两个外显子之间的非编码 DNA 序列,称为内含子(intron,I)或插入序列(insertion sequence,IVS)。内含子的大小和数目是不相同的,如人的假肥大性进行性肌营养不良(DMD)基因有75 个外显子和 74 个内含子,全长 2 300 kb,编码 3 685 个氨基酸。真核生物断裂基因中的内含子在转录后被切除,然后把外显子连接在一起,再经过一系列的加工,才能成为有生物活性的成熟的 mRNA,经细胞核的核孔复合体被运送到细胞质中,在核糖体上翻译出特定的基因产物。真核生物断裂基因的外显子和内含子的接头区是高度保守的一致序列,称为外显子-内含子接头,即在每个内含子的 5′端开始的两个核苷酸为GT,3′端末尾的两个核苷酸为 AG,这种接头方式称为"GT-AG 法则"。这两组碱基是真核细胞基因中普遍存在的,这种特殊的碱基序列是 hnRNA 剪切加工成为成熟的mRNA 的信号,正因为有这种特殊的碱基序列,真核生物遗传物质表达的初始产物hnRNA 中没有编码功能的内含子才能在酶的催化作用下被准确地切除。

在人类基因组中,也有少数的结构基因无内含子的序列,如位于 Y 染色体上的SRY 基因等,其编码序列呈连续状态,无内含子。同时真核生物断裂基因中的内含子和外显子的关系并不是固定不变的,有时同一条 DNA 链上的某一段 DNA 序列,当它作为编码一条多肽链的基因时是内含子,而作为编码另一条多肽链的基因时是外显子,结果是同一基因的 DNA 序列可以转录为两种或两种以上的 mRNA。

(二)侧翼序列

真核生物基因结构中的第一个外显子和最后一个外显子的外侧存在的非编码区,称为侧翼序列(flanking sequence)。在侧翼序列中有一些对基因表达具有调控作用的 DNA 序列,称为调控序列(regulator sequence)。调控序列不被转录,但对基因的有效转录具有调控作用,又称为顺式作用元件,它包括启动子、增强子和终止子等。

1. 启动子　启动子(promoter,P)是指与转录启动有关的特定序列,是位于基因转录起始点上游的 100~200 bp 范围内的一段特异的核苷酸序列,是 RNA 聚合酶的结合部位,能促进转录过程。它包括以下三种结构序列。

(1) TATA 框:位于转录起始点上游 -27～-19 bp 处,是高度保守的一段 DNA序列,其序列由 TATA$_T^A$T$_T^A$ 7 个碱基组成,为富含 GC 的 DNA 序列。TATA 框通过与转录因子 TFⅡ结合,再与 RNA 聚合酶结合形成复合物,能够精确识别转录起始点,并控制转录的水平。

（2）CAAT框:位于基因转录起始点上游－80～－70 bp范围内的一段特异的核苷酸序列,其序列由GG^T_CCAATCT 9个碱基组成,该序列只有一个碱基可以变化。CAAT框通过与转录因子CTF结合,控制转录的启动和频率。

（3）GC框:位于CAAT框的两侧,有两个拷贝,其序列为GGCGGG,GC框通过与转录因子Sp1结合,起增强转录效率的作用。

并非所有真核生物的启动子都同时含有上述三种结构框序列。

2. 增强子 增强子(enhancer)是指一段能增强启动子转录效率的特定序列,通常为存在于启动子上游或下游3 kb处或更远处的一段核苷酸序列,本身不具有启动子活性,但它可以增强启动子的转录能力,提高基因的转录效率。不同基因的增强子碱基序列差异较大,但有一个核心序列为GGTGTGG$^A_T$$^A_T$$^A_T$G,该序列有三个碱基可以变化。增强子发挥作用无明显方向性,可以是5′-3′方向,也可以是3′-5′方向。这是由于DNA可以折成环状使增强子与启动子结合,或使增强子与RNA聚合酶结合形成复合物。例如,人类的β珠蛋白基因的增强子是由两个相同序列的长度为72 bp的核苷酸序列串联重复组成的,存在于转录起始点上游约－1 400 bp处,或存在于转录起始点下游约－3 300 bp处,可以使转录效率提高200倍。

3. 终止子 终止子(terminator)是一段具有终止功能的特定DNA序列,是位于基因3′非编码区下游的一段反向重复的碱基序列,是一段由5′AATAAA3′组成的回文序列,为转录终止信号。AATAAA是多聚腺苷酸(polyA)的附加信号,也是RNA聚合酶停止加工的信号,该序列转录后可以形成发卡式结构,可以阻止RNA聚合酶的移动。由于该发卡式结构末尾的一串U与DNA模板中的A结合不稳定,从而使转录产物RNA从模板上脱落下来,使转录终止。因此终止子的终止作用不在于自身DNA序列上,而在于它的转录产物RNA。

三、基因的功能

遗传物质的主要功能是复制遗传信息,从而使亲代的遗传信息准确地传给子代,表达遗传信息,从而使生物体的生命现象得以体现,这就是基因的复制与表达。

（一）遗传信息的储存

遗传信息是以DNA链上4种碱基(A、G、C、T)的不同组合形式而储存的,特定的碱基序列包含了特定的遗传信息。这种遗传信息可通过转录传递到mRNA分子上,作为蛋白质合成的指令,指导蛋白质的生物合成。

（二）基因的复制

基因的复制(replication)是指以亲代DNA分子的每一条链为模板,利用游离的三磷酸脱氧核苷酸(dNTP)为原料,在酶的催化作用下,在碱基互补配对原则的指导下合成子代DNA分子的过程。基因的复制是以DNA的复制为基础的,通过复制和细胞分裂,使亲代的遗传信息准确地传给子代,所以DNA复制在保持物种延续、遗传的稳定性方面发挥着重要作用。

1. 自我复制 在原核生物的双链闭合环状裸露DNA分子中,DNA的复制往往只有一个复制起始点,从复制起始点开始双向复制,在复制中形成一个 Q 形的分子后,两个复制叉交于一点而形成两个双链闭合环状裸露 DNA 子代分子。高等真核生物的双链线形 DNA 分子的复制起始点有多个,从每个复制起始点开始双向复制,当DNA 分子上的复制起始点全部连通后,DNA 分子的复制就完成了,如图 3-5 所示。含有一个复制起始点的复制单位称为复制子(replicon)。复制子仅有起点而无终点。每个复制子大小为 30～300 bp,人类的一个基因组大约含有 10^5 个复制子。真核生物种类不同,复制子大小也不同,同一生物在不同生理条件下,复制子的大小也不同,个体生长快时复制子小。

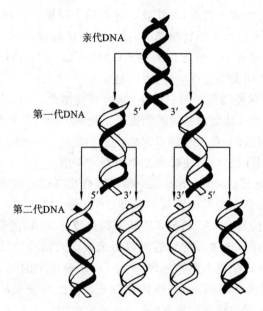

图 3-5　DNA 分子自我复制

由于 DNA 分子特殊的双链互补结构使得复制形成的两个子代 DNA 分子和亲代DNA 分子的结构和组成完全相同,而且新合成的子代 DNA 分子都保留了一条作为模板的母链(亲代 DNA),因此 DNA 分子的自我复制又称为半保留复制(semi-conservative replication)。DNA 分子的半保留复制保证了生物体前、后代之间遗传性状的相对稳定。

2. 半不连续复制　DNA 分子的复制是双向复制,每一条亲代 DNA 分子链都可以作为模板,但是由于 DNA 聚合酶只能使脱氧核苷酸连在多聚脱氧核苷酸链游离的3′端碳位的羟基上,所以新合成的 DNA 子链只能沿 5′-3′方向进行。以 3′-5′方向的DNA 母链为模板,互补合成的 5′-3′的子链符合 DNA 聚合酶的特性,先合成一段RNA 作为引物(primer),以提供游离脱氧核苷酸连接所需的 3′碳位的羟基,然后游离脱氧核苷酸一个一个连接上去,使复制形成的 DNA 子链以 5′-3′方向延伸,复制是连续的,复制速度较快,所用时间短,称为前导链(leading strand)。而以 5′-3′方向的DNA 母链为模板,互补合成的 5′-3′的子链不符合 DNA 聚合酶的特性,复制是不连续的,其 DNA 分子的复制是当作为模板的 DNA 分子解旋到一定位置时先合成一段RNA 作为引物,以提供游离脱氧核苷酸连接所需的 3′碳位的羟基,然后游离脱氧核苷酸一个一个连接上去,使复制形成的 DNA 子链是带有引物 RNA 的以 5′-3′方向延伸的 DNA 片段。我们把这段带有引物 RNA 的 DNA 片段称为冈崎片段(Okazaki fragment)。由于以 5′-3′方向的 DNA 母链为模板,互补合成的 DNA 子链不符合 DNA 聚合酶的特性,复制是不连续的,必须先合成一段一段带有引物 RNA 的 DNA 片段,然后把引物 RNA 切去,把缺口补起来,再把 DNA 片段连起来,所以复制速度较慢,所用时间长,称为后随链(lagging strand)。由此看来 DNA 分子的复制是半不连续复制(semi-discontinuous replication),如图 3-6 所示。

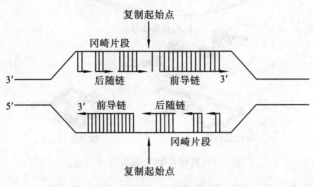

图 3-6　基因的半不连续复制

3. DNA 分子的复制需要 RNA 引物　由前所述的 DNA 分子的复制过程可以看出,DNA 聚合酶只能使脱氧核苷酸连在多聚核苷酸链游离的 3′端碳位的羟基上,它不能在复制时直接起始 DNA 新链或冈崎片段的合成,因此,在 DNA 复制时,必须首先在 RNA 聚合酶的作用下,以亲代 DNA 为模板,先合成一段 RNA 作为引物,这段 RNA 称为引物 RNA。

4. DNA 分子复制的方向是 5′-3′方向　新合成的子代 DNA 链是由 5′端向 3′端方向延伸的,这是由 DNA 聚合酶的特性决定的。

（三）基因的表达

基因的表达(expression)是指基因的 DNA 分子所储存的遗传信息转化为蛋白质分子的氨基酸的种类、数目和排列顺序的过程。它包括转录和翻译两个过程。基因控制蛋白质合成的过程是:以 DNA 为模板,合成 RNA,然后以 mRNA 为模板合成蛋白质,如图 3-7 所示。原核生物没有被核膜包裹的成形的细胞核,故而转录和翻译是在同时间和同地点同步进行的,而且转录形成的 mRNA 直接与核糖体结合指导蛋白质的合成。真核生物有被核膜包裹的成形的细胞核,转录是在细胞核内进行的,而翻译是在细胞质中进行的。

1. 转录　转录(transcription)是指以基因 DNA 分子的一条特定链为模板,利用游离的三磷酸核苷酸(NTP)为原料,在酶的催化作用下,在碱基互补配对原则的指导下合成 RNA 分子的过程。

（1）转录过程　在基因 DNA 分子的两条脱氧核苷酸链中,只有一条链是储存遗传信息的,这条脱氧核苷酸链称为编码链,而另一条与它互补的链称为反编码链,转录是以基因 DNA 分子的反编码链为模板,经过转录形成的 RNA 分子的碱基排列顺序

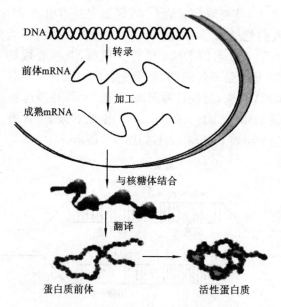

图 3-7　真核生物的基因表达过程

和编码链的碱基排列顺序一致,只是 DNA 分子中的碱基"T"在 RNA 分子中被碱基"U"所取代了。这样经过转录把 DNA 分子所储存的遗传信息转化为 RNA 分子的碱基排列顺序,将来通过 RNA 带到细胞质中的核糖体上指导蛋白质的合成,从而使基因的 DNA 分子所储存的遗传信息转化成为蛋白质分子的氨基酸的种类、数目和排列顺序。RNA 的合成方向为 $5'$-$3'$方向,如图 3-8 所示。

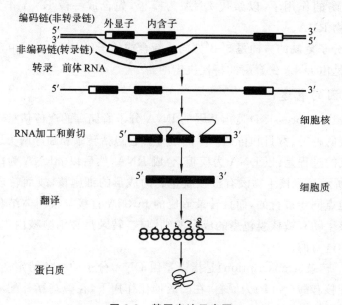

图 3-8　基因表达示意图

DNA 的转录需要 RNA 聚合酶的催化作用,RNA 聚合酶有三种,分别为 RNA 聚合酶Ⅰ、RNA 聚合酶Ⅱ和 RNA 聚合酶Ⅲ。酶不同产物也不一样,转录产物分别是

tRNA、mRNA 和 rRNA。

（2）转录产物的加工和修饰 原核生物基因的编码区是连续的,都具有编码功能,转录形成的 mRNA 可以直接指导蛋白质的合成。而真核生物的断裂基因的编码区是不连续的,由外显子和内含子组成,在转录时把外显子、内含子和部分的侧翼序列都包含了,转录形成 hnRNA。hnRNA 要经过进一步加工才能成为成熟的有生物活性的 mRNA,指导蛋白质的合成。hnRNA 的加工一般包括剪接、戴帽和添尾等过程。

① 剪接:剪接(splicing)是指在酶的催化作用下,将 hnRNA 中的内含子切去,然后把相邻外显子按顺序准确拼接成为连续编码的 mRNA 的过程。剪接过程严格遵循"GU-AG"原则,即剪接点是由基因的内含子与外显子交接处的剪接信号($5'$GT-AG$3'$)决定的,在 RNA 其剪接信号就是 $5'$GU-AG$3'$。

在 hnRNA 的剪接过程中细胞核内的小 RNA(small nuclear RNA,snRNA)起着很重要的作用。snRNA 是存在于真核生物中的一段高度保守的富含尿嘧啶(U)的 RNA,长约 250 bp,又称为 U 族 RNA,现已发现的有 U_1、U_2、U_3、U_4、U_5、U_6等。这些 snRNA 与一些蛋白质结合形成 snRNP(small nuclear ribonucleoprotein)。snRNP 通过 RNA-RNA 互补,可以识别内含子中的 RNA 特定序列,并与内含子序列结合形成 snRNP-内含子复合物,使内含子的 $5'$GU 和 $3'$AG 聚合在一起,内含子形成一个套状结构。通过两次转酯反应,相邻的外显子由酯键相连,使内含子的 $5'$GU 和 $3'$AG 结合并由酯键相连,snRNP-内含子复合物从 hnRNA 分子上脱落下来,此时 snRNP 与内含子分离,再去识别内含子中的 RNA 特定序列。在整个 hnRNA 的剪接过程中,各种 snRNP 形成剪接体,协助 hnRNA 的剪接。

② 戴帽:戴帽(capping)是指在 hnRNA 加工成为成熟的有生物活性的 mRNA 的过程中,在 RNA 的 $5'$端的第一个核苷酸连接一个甲基化的帽,即 7-甲基鸟苷酸帽($m7'$G)。戴帽的作用可以有效封闭 mRNA 的 $5'$末端使其不再加核苷酸,同时也可以保护 $5'$末端,使其不受磷酸酶和核酸酶的水解作用,以达到增强 mRNA 稳定性的作用。此外,戴帽也可以促使 mRNA 到达细胞质中与核糖体的小亚基识别并结合,促进翻译的进行。

③ 添尾:添尾(tailing)是指在 hnRNA 加工成为成熟的有生物活性的 mRNA 的过程中,在 RNA 的 $5'$端戴帽的同时,在其 $3'$端连接 100～200 个腺苷酸,形成多聚腺苷酸(polyA)尾。这一过程需要腺苷酸聚合酶的催化作用,称为多聚腺苷酸化反应。

添尾的作用目前尚不完全清楚,其作用可能是稳定 mRNA 的 $3'$端,使其免受酶的催化作用,同时可以促使 mRNA 由细胞核运送到细胞质中。

经以上加工形成的有生物活性的 mRNA,进入细胞质中的核糖体上作为模板,指导蛋白质合成的过程就是翻译。

2. 翻译 翻译(translation)是指转录形成的 mRNA 的碱基排列顺序所储存的遗传信息在细胞质中的核糖体上"解读"成为蛋白质分子中的氨基酸的种类、数目和排列顺序的过程,其实质是以 mRNA 为模板指导合成蛋白质多肽链的过程。

翻译是在细胞质中的核糖体上进行的,有许多 RNA 参与蛋白质的合成过程,其中 mRNA 是蛋白质合成的模板,tRNA 在蛋白质合成过程中作为转运器,它能特异性地与活化的氨基酸结合并形成氨酰基 tRNA,从而不断地把氨基酸运送到细胞质中的核糖体上,参与蛋白质的合成。每一种氨基酸只能由一种或几种特定结构的 tRNA 来负责转运。rRNA 是蛋白质合成场所——核糖体的组成成分。

(1) 遗传密码 遗传密码(genetic code)是指转录形成的成熟的 mRNA 的碱基排列顺序所储存的遗传信息,将来 mRNA 到达细胞质中的核糖体上指导蛋白质合成时它要决定氨基酸到底放到什么位置。经研究发现 mRNA 核苷酸链上相邻的三个核苷酸序列对应一个氨基酸,称为三联体密码或密码子(codon),密码子是遗传密码的单位。对于组成 mRNA 的四种碱基 A、U、G、C,如果每三个碱基对应一个氨基酸,将有 $4^3=64$,即有 64 种组合形式,也就是有 64 个密码子。在 64 个密码子中,有三个密码子,即 UAA、UAG、UGA 不编码任何氨基酸,是多肽链合成的终止信号,称为终止密码子,剩余 61 个密码子具有编码氨基酸的功能,遗传密码表见表 3-2。

表 3-2　遗传密码表

第一碱基 (5′端)	第 二 碱 基				第三碱基 (3′端)
	U	C	A	G	
U	UUU 苯丙氨酸	UCU 丝氨酸	UAU 酪氨酸	UGU 半胱氨酸	U
	UUC 苯丙氨酸	UCC 丝氨酸	UAC 酪氨酸	UGC 半胱氨酸	C
	UUA 亮氨酸	UCA 丝氨酸	UAA 终止密码子	UGA 终止密码子	A
	UUG 亮氨酸	UCG 丝氨酸	UAG 终止密码子	UGG 色氨酸	G
C	CUU 亮氨酸	CCU 脯氨酸	CAU 组氨酸	CGU 精氨酸	U
	CUC 亮氨酸	CCC 脯氨酸	CAC 组氨酸	CGC 精氨酸	C
	CUA 亮氨酸	CCA 脯氨酸	CAA 谷氨酰胺	CGA 精氨酸	A
	CUG 亮氨酸	CCG 脯氨酸	CAG 谷氨酰胺	CGG 精氨酸	G
A	AUU 异亮氨酸	ACU 苏氨酸	AAU 门冬酰胺	AGU 丝氨酸	U
	AUC 异亮氨酸	ACC 苏氨酸	AAC 门冬酰胺	AGC 丝氨酸	C
	AUA 异亮氨酸	ACA 苏氨酸	AAA 赖氨酸	AGA 精氨酸	A
	AUG 甲硫氨酸*	ACG 苏氨酸	AAG 赖氨酸	AGG 精氨酸	G
G	GUU 缬氨酸	GCU 丙氨酸	GAU 门冬酰胺	GGU 甘氨酸	U
	GUC 缬氨酸	GCC 丙氨酸	GAC 门冬酰胺	GGC 甘氨酸	C
	GUA 缬氨酸	GCA 丙氨酸	GAA 谷氨酸	GGA 甘氨酸	A
	GUG 缬氨酸	GCG 丙氨酸	GAG 谷氨酸	GGG 甘氨酸	G

* AUG 在原核生物中为甲酰甲硫氨酸,在真核生物 mRNA 分子 5′端起始部位是起始密码子,同时编码甲硫氨酸,在其他部位编码甲硫氨酸。

遗传密码具有以下一些特性。

① 通用性:遗传密码在生物界是从病毒、细菌、真菌到高等生物和人类都通用的,称为遗传密码的通用性,但是也有少数例外,如 AUG 在真核生物细胞是编码甲硫氨酸(蛋氨酸),而在原核生物中则是编码甲酰甲硫氨酸,此外,在线粒体中,UGA 是编码色氨酸的,而不是终止密码子,CUA 是编码苏氨酸的,而不是编码亮氨酸的,AUA 是编码甲硫氨酸的,而不是编码异亮氨酸的。

② 兼并性:组成蛋白质分子的氨基酸有 20 种,而密码子有 61 种,这就决定一种氨基酸的密码子不一定是一种,大多数氨基酸都有两种以上的密码子。我们把多个密码子对应同一种氨基酸的现象称为遗传密码的兼并性,如 ACU、ACC、ACA、ACG 共同编码苏氨酸。

③ 方向性:遗传密码是从 mRNA 的 5′端开始向 3′端一个一个阅读,不重叠,无标点。

④ 摇摆性:tRNA 在运送氨基酸时,是靠 tRNA 的反密码环上 3 个相邻的碱基-反密码子与 mRNA 上的密码子碱基互补配对,从而保证 tRNA 准确地运送氨基酸,但是由于遗传密码具有兼并性,同一 tRNA 运输同一氨基酸到达具有兼并性的不同密码子时,密码子与反密码子的碱基互补配对的第一位、第二位的碱基是严格遵循碱基互补配对原则的,而第三位的碱基就比较灵活了,可以不配对,这称为遗传密码的摇摆性。

此外,在遗传密码表中,AUG 如果位于 mRNA 的 5′端的起始处时,它就是起始密码子,是蛋白质合成的起始信号,在其他位置时则是编码甲硫氨酸(蛋氨酸)或甲酰甲硫氨酸的密码子。

(2) 翻译过程 ① 起始:翻译开始时,在起始因子(initiation factor,IF)的作用下,核糖体的 30 S 小亚基结合到 mRNA 分子的起始密码子 AUG 部位,形成"30S-mRNA-IF"复合体;然后,甲酰蛋氨酰-tRNA 进入复合体,tRNA 分子上的反密码子与 mRNA 分子上的起始密码子 AUG 互补结合;最后,核糖体的 50 S 大亚基与 30 S 小亚基结合形成 70 S 起始复合体,起始因子释放。② 延长:核糖体上有两个氨酰-tRNA 的结合位点,即供体部位(P 位)和受体部位(A 位),在 70 S 起始复合体中,甲酰蛋氨酰-tRNA 结合在 P 位,第二个氨酰-tRNA 结合在 A 位,在转肽酶催化下,P 位上的氨酰-tRNA 所携带的氨酰基移至 A 位,与 A 位上的氨基酰脱水缩合形成二肽,空载的tRNA 离开 P 位,在移位酶和 GTP 供能的情况下,核糖体沿 mRNA 的 5′-3′方向移动1 个密码子,即 A 位上的氨酰-tRNA 移位到 P 位,空载的 A 位又可接受 1 个新的氨酰-tRNA,不断重复此过程,肽链不断增长,所合成的多肽链中,氨基酸的种类、数目及排列顺序完全由 mRNA 上的密码子决定。③ 终止:当 mRNA 分子上出现终止密码子(UAA、UAG、UGA)时,核糖体停止移动,肽链停止延长,在释放因子的参与下,多肽链从核糖体上释放,同时,核糖体的大亚基和小亚基分离,mRNA 与核糖体分离,如图 3-9 所示。

蛋白质合成速度很快,大肠杆菌合成 1 个含 300~400 个氨基酸的蛋白质仅需要10~20 s。通常 1 个 mRNA 分子可以同时结合多个核糖体,即同一 mRNA 可依次翻译出多条相同的多肽链。在整个翻译过程中一个 mRNA 分子通常与多个核糖体结合,最多可达 60 多个,形成多聚核糖体(polyribosome)。这样多个核糖体以同一mRNA 分子作模板,同时进行翻译,按不同进度形成多条相同的多肽链,从而大大提高了翻译的进程。

(3) 遗传信息表达的中心法则 遗传物质所储存的遗传信息通过复制而使亲代的遗传信息准确地传给子代,通过转录和翻译的表达过程从而使遗传信息在生物体的生命现象中得以体现。复制、转录、翻译便构成了遗传信息的流向,称为信息流

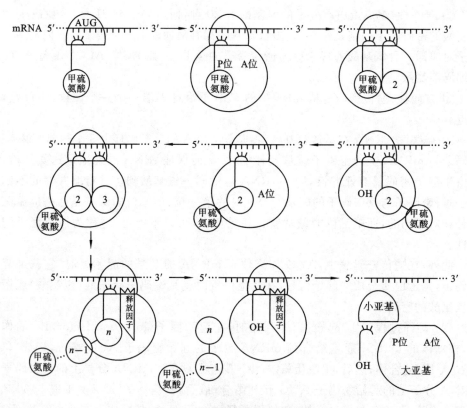

图 3-9　蛋白质合成过程示意图

(information flow)。

　　1958 年克里克提出,信息流的方向只能为 DNA→RNA→蛋白质,是单向不可逆传递的,遗传信息不可能由蛋白质传给蛋白质,也不可能由蛋白质传给 DNA 或 RNA。克里克把这种信息传递的原则称为中心法则(central dogma)。1970 年巴尔的摩和特明等发现了 RNA 病毒的逆转录现象,以及一些单链 RNA 病毒的自我复制和翻译,对中心法则进行了补充和完善,如图 3-10 所示。

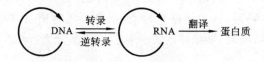

图 3-10　中心法则图解

（四）基因表达的调控

　　1. 原核生物的基因表达调控　原核生物基因表达的调控主要在转录水平上,多以操纵子为单位进行,操纵子既是基因转录单位,也是基因的调控单位。20 世纪 60 年代初,法国分子生物学家雅各布和莫若最早在大肠杆菌中发现大肠杆菌对于乳糖代谢的调节是由乳糖操纵子(lactose operon)控制的。乳糖操纵子只在环境中有乳糖存在时才开始合成相关酶系,乳糖分解完之后,酶的合成也就停止了,从而调节和控制细胞的发育。

2. 真核生物的基因表达调控　真核生物的每个体细胞中有两个基因组。每个基因组在一定时期内、在一定条件下只有部分特定的基因在表达,这表明存在着有效的基因调控系统。由于真核生物的细胞结构比较复杂,遗传物质主要在被完整核膜包被的细胞核内转录,而翻译发生在细胞质内,因此遗传信息在细胞内有一个转移过程,所有过程都需在适当的调节下进行,才能使遗传物质得以表达,使生物体出现一定的表型,所以真核生物的基因调控比原核生物要复杂得多,它包括转录前、转录中、转录后、翻译、翻译后五个水平的调控。因此,真核生物基因表达的调控比原核生物的要复杂得多,它是在不同层次、不同水平上进行的。

第三节　基　因　突　变

一、基因突变的概念

基因突变(gene mutation)是指基因在结构上发生的碱基对组成或排列顺序上的改变。基因突变导致遗传信息改变,造成基因的表达产物——蛋白质的氨基酸种类、数目和排列顺序变化,从而引起表型的改变。基因突变是新基因产生的方式。基因突变后在原有位置上出现的新基因,称为突变基因(mutant gene)。基因突变在自然界中普遍存在。

当基因(DNA 链)的某一个位点的碱基发生改变时,称为点突变(point mutation)。基因突变有时是单个碱基的变化,有时是多个碱基突变,如缺失、重复、插入等。突变可以发生在基因的编码区,也可发生其他区域。细胞核内基因组 DNA 可发生基因突变,线粒体 DNA 也可发生基因突变,这些突变均可引起相应的遗传信息的改变或遗传病的发生。

基因突变可以发生在生殖细胞、体细胞中。发生在生殖细胞中的突变基因可通过有性生殖遗传给后代,并存在于子代的每个细胞里,从而使后代的遗传性状发生相应改变。基因突变发生在体细胞中则称为体细胞突变(somatic mutation)。在有性生殖的个体中,体细胞突变不会传递给子代,它是细胞癌变的基础。

二、基因突变的诱变因素

根据基因突变发生的原因,将突变分为自发突变和诱发突变。自发突变(spontaneous mutation)也称自然突变,即在自然条件下,细胞在正常生活过程中产生或受环境随机作用而发生的,自然突变率很低。诱发突变(induced mutation)是指由人工处理而产生的突变。所有能诱发基因突变的因子,称为诱变剂(mutagen)。由于癌变的发生同基因突变密切相关,因此诱变剂往往同时也具有致癌作用,也是一种致癌物。物理因素、化学因素和生物因素都可以诱发基因突变。根据诱变剂性质的不同,基因突变的诱因主要有以下几方面。

（一）物理因素

物理因素包括电离辐射、紫外线、激光、超声波等因素。电离辐射带有较强的能量,作用于生物机体,可直接使受照射的物质发生电离而产生自由基,后者与细胞内的 DNA 分子发生激烈的化学反应,引起 DNA 主链甚至染色体断裂。紫外线的能量较低,对 DNA 的损伤主要是使 DNA 链上相邻的嘧啶碱基之间通过共价结合而形成嘧啶二聚体(T-T、C-C、C-T),甚至可致 DNA 链断裂。嘧啶二聚体使 DNA 双链间的氢键减弱,导致 DNA 的结构局部变形,影响 DNA 的复制和转录。

(二)化学因素

能够诱发基因突变的化学因素很多,如工业原料中的甲醛,药物中的氮介、环磷酰胺,食品工业中常用的防腐剂、添加剂,汽车排放的尾气,农药等。目前已经检测出来的致基因突变化合物有 6 万多种。又如烟草中的多环苯蒽在芳烃羟化酶的作用下可转变为多环芳烃,后者可致基因突变,进而引发肺癌、喉癌及口腔癌等。

(三)生物因素

在生物因素中,诱发基因突变的主要是病毒,如风疹病毒、麻疹病毒、带状疱疹病毒等。早期胚胎的体细胞对病毒感染最为敏感,故妊娠早期病毒感染常常引起基因突变而导致胎儿流产、畸形或死胎。除病毒外,还有一些真菌和细菌产生的毒素或代谢产物也能诱发基因突变,如花生、玉米等发霉后,黄曲霉菌产生的黄曲霉素具有致基因突变作用,也具有致癌作用。

三、基因突变的特性

(一)可逆性

基因突变的方向是可逆的。例如,显性基因 A 可以突变为隐性基因 a,称为正向突变;此隐性基因 a 又可突变为显性基因 A 而恢复原来的状态,称为回复突变。当正向突变和回复突变的频率相等时,群体基因频率不发生变化,但正向突变和回复突变的频率一般不同,往往是正向突变的频率高于回复突变的频率,因此,群体基因频率将发生变化。

(二)多向性

从理论上看,DNA 中的任何一个碱基对都能发生改变,形成各种基因突变。例如,基因 A 可能突变为等位基因 A_1、A_2、A_3……A_n 等,从而构成复等位基因。人类 ABO 血型系统就是由 I^A、I^B、i 三种基因决定的,这是由一个基因突变形成的复等位基因。又如,控制果蝇眼睛颜色的一组复等位基因多达 14 个。

(三)有害性

基因突变会导致人类许多疾病的发生,生殖细胞或受精卵的基因突变是绝大多数遗传病的发生基础,人类肿瘤的发生也与体细胞的基因突变有关。例如,人类的遗传性疾病大多数是由于基因突变引起的,但有少数基因突变是无害的,在一定条件下甚至是有利的。

(四)稀有性

基因突变是极为稀有的,其频率很低。某一基因在自然状态下发生的频率称为该基因在此群体中的自发突变率。人类基因每个生殖细胞的自发突变率为 $10^{-14}\sim$

10^{-6},即在每代 1 万～100 万个生殖细胞中可能只有一个基因发生突变。

（五）重复性

基因突变在一个群体中可多次重复发生,即同种生物中相同基因的突变可以在不同个体中重复出现。例如,人类的多指(趾)基因突变可以在不同个体中重复出现。

（六）随机性

不同个体、不同细胞或者不同基因,其突变的发生都是随机的,即具有相等的突变机会,符合正态分布的特点。

四、基因突变的机制

（一）碱基替换

DNA 分子中的一个核苷酸被另一个核苷酸所替代,称为碱基替换(base substitution),又称点突变(point mutation)。碱基替换包括转换和颠换两种方式。转换(transition)是指 DNA 分子中的一种嘌呤被另一种嘌呤或一种嘧啶被另一种嘧啶替换;颠换(transversion)是指 DNA 分子中一种嘧啶被另一种嘌呤或一种嘌呤被另一种嘧啶取代。自然界中的碱基替换,转换多于颠换。碱基替换必然导致相应 mRNA 密码子的改变,根据密码子改变引起的效应不同,点突变又分为以下几种,如图 3-11 所示。

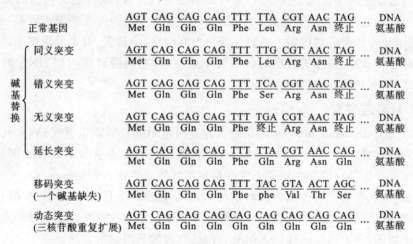

图 3-11 基因突变类型

1. 同义突变 同义突变是指碱基替换之后,一个密码子变成另一个密码子,改变后和改变前的密码子所决定的氨基酸相同,这是由于遗传密码的兼并性所造成的。例如,密码子 CGC、CGA、CGG 和 CGU 均编码精氨酸,第 3 碱基发生突变并不改变所编码的精氨酸。

2. 错义突变 错义突变是指碱基替换后使 mRNA 的密码子变成编码另一个氨基酸的密码子,改变了多肽链氨基酸的种类和顺序,产生异常的蛋白质分子,影响蛋白质的功能。这种突变常发生在密码子的第 1、2 碱基。例如,GAA 编码谷氨酸,当第一个碱基 G 被 A 替换后,则变成 AAA,后者是编码赖氨酸的密码子。错义突变的结果通常能使多肽链丧失原有功能,许多蛋白质的功能异常就是错义突变引起的,如人血红蛋白分子的功能异常就是如此。

3. 无义突变 无义突变是指碱基替换后,使一个编码氨基酸的密码子变为不编码任何氨基酸的终止密码子 UAG、UAA、UGA 中的一种,致使肽链的合成提前终止,肽链缩短,形成一条不完整的多肽链。这条多肽链或由其组装成的蛋白质分子就会失去正常功能,从而影响它们的某些代谢过程,严重者可引起致死性效应。例如,ATG 是编码酪氨酸的密码子,当最后一个碱基 G 被 T 替换后,按 ATT 转录的 mRNA 便成为 UAA,变为终止信号。

4. 延长突变 当基因中的一个终止密码子发生碱基置换后,成为给某一氨基酸编码的密码子时,多肽链的合成将继续进行下去,直至遇到下一个终止密码子时方可停止,这种突变称为延长突变。例如,当终止密码子 UAA 中的第 3 碱基 A 被置换为 U 时,原来的 UAA 变为 UAU,终止密码子就变成了编码酪氨酸的密码子,结果,合成的肽链比原肽链长,由此形成的蛋白质将失去或部分失去其生物活性。

（二）移码突变

DNA 序列的碱基组成中插入或缺失一个或几个碱基对,造成在插入或缺失点下游的 DNA 编码产物全部发生改变,称为移码突变(frame shift mutation)。移码突变的结果是导致突变部位及其以下的多肽链氨基酸的种类和序列发生改变。碱基的插入和缺失可以是一个或几个碱基对,也可以是很大的片段,这种更大片段的插入或缺失所导致的肽链改变将更为复杂。因此,移码突变产生基因突变的遗传后果一般比较严重,甚至导致严重的遗传病。移码突变可由吖啶橙、原黄素、黄素等诱变剂诱发。这些物质分子形状扁平,分子大小与碱基大小差不多,它们可以插入到 DNA 的两个相邻碱基之间,起到诱变的作用。

（三）动态突变

动态突变(dynamic mutation)是指人类基因组中的短串联重复序列,尤其是基因编码序列或侧翼序列的三核苷酸重复,在一代代传递过程中重复次数发生明显增加,从而导致某些遗传病的发生。动态突变揭示了导致人类遗传病的一种新的突变机制。

目前,发现有近二十种遗传病和脆性位点与动态突变有关,如脆性 X 综合征、先天性强直性肌营养不良、糖尿病等。这种新的突变机制的发现明确了早现和不完全外显的分子机制,为上述疾病提供了简便、有效、直接的基因诊断方法。

五、基因突变与遗传病

由基因到表型是一个较为复杂的过程,基因突变所引起的表型效应也是复杂的。有时,虽然 DNA 碱基突变改变了 DNA 分子的碱基序列,但是对基因和蛋白质的功能并不产生影响。例如,前述在结构基因内发生的同义突变,这类突变不影响表型性状的变异,属于中性突变。但是大量的碱基突变会引起基因所编码的蛋白质发生相应的变化,从而导致严重的遗传性疾病。人类血红蛋白病、血浆蛋白缺乏症、免疫球蛋白缺乏症、受体缺乏及转运蛋白异常等疾病均是基因突变所导致的结构蛋白异常,这类由于非酶蛋白质分子结构异常所致的疾病称为分子病。此外,基因突变还可能引起酶的异常,导致代谢过程的异常或紊乱,而产生相应的疾病,称为先天性代谢缺陷(inborn errors of metabolism)或遗传性酶病,如苯丙酮尿症、尿黑酸尿症及白化病等。

第四节 人类基因组

一个正常人的体细胞中有两个染色体组,在生殖细胞发生过程中,要进行减数分裂,结果每个生殖细胞中染色体数目是母细胞的一半,这样二倍体生物的生殖细胞中含有一个染色体组。一个染色体组中的全部基因称为一个基因组。人体细胞中的 DNA 主要发布在细胞核中,细胞质中的线粒体里也有少量的 DNA,所以,人类基因组应该包括细胞核基因组和线粒体基因组。

一、细胞核基因组

一个体细胞细胞核中所含有的 DNA,构成两个基因组(genome),细胞核基因组是指储存在本物种生殖细胞中的全套的遗传物质。每个基因组的 DNA 含有约 3.0×10^9 个碱基对。目前估计人类结构基因的总数不超过 4 万个,比过去预计的 5 万～10 万个基因要少得多。这些 DNA 在结构和功能上是不相同的。它们分布在 23 对染色体(22 对常染色体和性染色体——X 染色体和 Y 染色体)上。

二、人类基因组计划

人类基因组计划(human genome project,HGP)是 1986 年美国科学家杜尔贝科在《自然》杂志上发表短文提出的,包括癌症在内的人类疾病的发生都直接或间接地与基因有关,他呼吁全球科学家联合起来,用征服宇宙的勇气和魄力来开展对人类基因组的全序列分析。1990 年 10 月美国国会正式批准了人类基因组计划。这一研究项目由美国、英国、法国、日本、德国和中国 6 个国家加盟,被誉为是"生物学的阿波罗登月计划"。计划耗资 30 亿美元,用 15 年的时间(到 2005 年 10 月结束),目标是破译人类自身的遗传信息之谜,揭示人类基因组 DNA 核苷酸的序列,弄清所有基因并阐明其在染色体上的位置,以便从基因的"根部"找到遗传病的预防与根治措施,从而推动整个生命科学和医学领域的发展。人类基因组计划在多国合作下,于 2003 年 4 月 14 日美国联邦国家人类基因组研究项目负责人弗朗西斯·柯林斯博士在华盛顿宣布,美国、英国、法国、日本、德国和中国科学家经过 13 年努力,共同绘制并完成了人类基因组序列图。人类基因组计划预期的所有目标全部实现。

（一）人类基因组计划的研究内容

人类基因组计划的主要任务是对人类的 DNA 进行测序,完成人类基因组的结构图,即遗传图谱、物理图谱、转录图谱和序列图谱,这 4 张图谱被誉为"基因解剖图"。

1. 遗传图谱 遗传图谱又称基因连锁图谱,它是以具有遗传多态性的遗传标记为"路标",以遗传学距离为图距的基因组图。遗传图谱的建立为基因识别和完成基因定位创造了条件。

2. 物理图谱 物理图谱是以一段已知的 DNA 序列的标志部位为"位标",以碱基对为图距的基因组图。物理图谱的成功构建为大规模测序奠定了基础。

3. 转录图谱 转录图谱又称基因图谱,就是在人类基因组中鉴别出全部结构基因的位置、结构与功能。

4. 序列图谱 随着遗传图谱和物理图谱的完成,测序就成为重中之重的工作。DNA 序列分析技术是一个包括制备 DNA 片段化及碱基分析、DNA 信息翻译的多阶段的过程。通过测序得到基因组的序列图谱。人类基因组的 DNA 序列长约 1 m,分布在 22 对常染色体和 X、Y 两条性染色体中,由 30 多亿个核苷酸组成。

(二) 人类基因组计划的现状

人类基因组计划研究内容包括两方面:一方面是以全基因组测序为目标的结构基因组学(structural genomics);另一方面是以基因功能鉴定为目标的功能基因组学(functional genomics)。代表基因组分析的早期阶段的结构基因组学的目标是建立遗传图谱、物理图谱、转录图谱和序列图谱 4 张图,这一任务已于 2003 年 4 月 14 日全部完成。现在人类基因组计划的研究已经进入后基因组学时代,即功能基因组学时代。它主要是研究基因的表达、调控和功能。后基因组学时代主要研究人类基因组多样性计划、比较基因组学、环境基因组学、工业基因组学、疾病基因组学、药物基因组学和蛋白质组学。其中蛋白质组学研究细胞或组织中基因组在不同生命时期、正常或有疾病时、给药前后所表达的全部蛋白质的变化,它是一个动态的过程。其研究的进展将极大地促进医学的发展,为人类疾病的发病机制和诊治提供新的依据。

我国人类基因组计划是 1992 年提出的,到 1997 年底已经初步建立起较配套的基因组研究工作体系,建立起一批样品收集保存基地和研究中心,具备了开展基因组多样性研究、自行定位、克隆人类疾病基因和功能基因、大规模 DNA 测序等的能力。1999 年 9 月我国加入国际人类基因组测序协作组,承担了人类 3 号染色体短臂 3pterD3S3610 区域约 30 Mb 的测序任务,约占人类整个基因组工作量的 1%,并于 2000 年 5 月 30 日完成所承担的测序任务。

(三) 人类基因组计划对人类的重要意义

1. 人类基因组计划对人类疾病基因研究的贡献 对于单基因遗传病,采用"定位克隆"和"定位候选克隆"的全新思路,导致了亨丁顿舞蹈症、遗传性结肠癌和乳腺癌等一大批单基因遗传病致病基因的发现,为这些疾病的基因诊断和基因治疗奠定了基础。对于心血管疾病、肿瘤、糖尿病、老年性痴呆、精神分裂症、自身免疫性疾病等多基因疾病的研究是目前疾病基因研究的重点。健康相关研究是人类基因组计划的重要组成部分。1997 年相继又提出了"肿瘤基因组解剖计划"和"环境基因组学计划"。

2. 人类基因组计划对医学的贡献 人类基因组计划对于基因诊断、基因治疗和基于基因组知识的治疗、基于基因组信息的疾病预防、疾病易感基因的识别及环境因子的干预等具有重要意义。

3. 人类基因组计划在其他方面的贡献 其他方面包括:①基因工程药物;②诊断和研究试剂产业,基因和抗体试剂盒,诊断和研究用生物芯片,治疗疾病和筛药模型;③胚胎和成年期干细胞,克隆技术和器官再造;④筛选药物的靶点;⑤生物产业转基因食品,转基因药物(如减肥药、增高药);⑥对生物进化研究的影响。

小 结

DNA是控制生物性状遗传的分子基础,基因是DNA分子上具有特定遗传效应的核酸片段,它决定细胞内RNA和蛋白质(包括酶)的合成,从而决定生物的遗传性状。

DNA是主要的遗传物质,它通过特定的碱基排列顺序储存大量的遗传信息,编码着指导细胞生长、分裂、分化特定结构和功能的所有指令,并通过基因行使其功能。基因是具有特定遗传效应的DNA片段,是遗传物质突变、重组和形成特定遗传功能的基本单位。基因的复制与表达构成了基因的主要功能。基因的复制就是DNA的复制,基因表达包括转录和翻译两个步骤,真核生物基因表达调控是通过多水平实现的,即转录前、转录中、转录后、翻译和翻译后五个水平。

基因突变是指基因组DNA分子某些碱基对组成或排列顺序的改变。基因突变分为自发突变和诱发突变两类,诱发基因突变的因素包括物理因素、化学因素及生物因素等;基因突变具有可逆性、多向性、稀有性、有害性等特性;基因突变的机制包括碱基替换、移码突变、动态突变等,其中碱基替换又包括同义突变、错义突变、无义突变和延长突变等几种形式。不同的基因突变对机体产生的影响不同,大多数基因突变可影响个体的生长发育,产生遗传病,有些基因突变对机体不产生有害效应,少数基因突变反而有利于个体的生存。

人类基因组包括细胞核基因组和线粒体基因组,每个细胞核基因组的DNA含有约3.0×10^9个碱基对。人类基因组中编码蛋白质和酶的结构基因数量为2.5万～3万个,占人类基因组的2‰～3‰,95%以上为非编码序列。人类基因组计划的顺利完成,大大地促进了人类对生命本质及其规律的进一步探讨,更重要的是它为人类对疾病的控制、预防、诊断、治疗提供了新的技术手段和思路,从而推动了整个生命科学的发展。

能力检测

一、选择题

1. 在DNA分子的双螺旋结构中,每旋转一圈包含的碱基对有(　　)。

A. 5.4个　　　B. 3.6个　　　C. 5个　　　D. 10个

2. 在多核苷酸链中,核苷酸间的连接方式是(　　)。

A. 糖苷键　　　B. 磷酸键　　　C. 氢键　　　D. 磷酸二酯键

3. DNA的二级结构是(　　)。

A. α-螺旋　　　B. 双螺旋结构　C. 三叶草结构　D. β-片层结构

4. 在DNA双螺旋结构中,G与C配对碱基可形成几个氢键?(　　)

A. 2个　　　B. 1个　　　C. 3个　　　D. 4个

5. 下列有关核酸的叙述,不正确的是(　　)。

A. RNA中含有d-2-脱氧核糖

B. 1953 年沃森和克里克提出 DNA 双螺旋结构模型

C. DNA 中含有胸腺嘧啶

D. DNA 为半保留复制

6. 遗传密码表中的遗传密码通常以哪种核酸分子的核苷酸三联体表示？（　　）

A. DNA　　　　B. RNA　　　　C. tRNA　　　　D. mRNA

7. 断裂基因转录的正确过程是（　　）。

A. 基因→mRNA

B. 基因→hnRNA→剪接→mRNA

C. 基因→hnRNA→戴帽和添尾→mRNA

D. 基因→hnRNA→剪接、戴帽和添尾→mRNA

8. mRNA 的成熟过程应剪切掉（　　）。

A. 侧翼序列　　　　　　　　　　　　B. 内含子对应序列

C. 外显子对应序列　　　　　　　　　D. 前导序列

9. 在蛋白质合成中，mRNA 的主要功能是（　　）。

A. 激活核糖体　　　　　　　　　　　B. 激活 tRNA

C. 合成模板　　　　　　　　　　　　D. 识别氨基酸

10. 真核细胞的基因调控涉及 DNA 调节序列与有关调节蛋白质的相互作用以及后者间的相互作用，这种调控属于（　　）。

A. 转录前调控　　　　　　　　　　　B. 转录水平调控

C. 转录后调控　　　　　　　　　　　D. 翻译水平调控

二、名词解释

1. DNA 复制

2. 断裂基因

3. 外显子

4. 启动子

5. 逆转录

三、简答题

1. 简述 DNA 双螺旋结构的特点。

2. 简述人类结构基因的特点。

3. 基因有哪些生物学功能？

4. 简述真核生物结构基因的分子结构。

5. 简述真核生物 DNA 复制的过程和特点。

6. 试述基因表达的过程。

7. 什么是基因突变？简述基因突变的类型及基因突变发生的分子机制。

8. 简述基因突变后可能产生的几种后果。

（高江原）

第四章　人类染色体与染色体病

　学习目标

掌握：1. 人类染色体的数目、类型和形态结构。
　　　2. 染色体畸变的概念与分类、各类染色体畸变形成的机制。
熟悉：常见或典型染色体病的核型表达、主要临床症状及发病机制。
了解：1. 性染色质的特征和染色体的显带技术。
　　　2. 人类在性别分化和发育的过程中由于遗传因素或环境因素的影响而产生的性发育异常所造成的后果。

第一节　人类染色体

染色体（chromosome）是遗传物质（基因）的载体，人类染色体的形态结构和数目是恒定的，如染色体发生数目异常或结构畸变，将引发先天畸形、先天性智力低下和发育迟缓，甚至出现流产、死产、死胎或新生儿死亡等。

一、人类染色体的形态结构和类型

（一）人类染色体的形态结构

在细胞增殖周期的不同时期，染色体的形态是不断地发生变化的。有丝分裂中期的染色体的形态是最典型的。在细胞分裂中期每条染色体由两条染色单体构成，各含有一个 DNA 分子，互称为姐妹染色单体（sister chromosome），姐妹染色单体仅在着丝粒处相连。着丝粒区解旋、内缢，染色时着色较浅的部位称为主缢痕（primary constriction）。有些染色体在非着丝粒区也有浅染内缢的部位，称为副缢痕（secondary constriction）。着丝粒在细胞分裂过程中与染色体运动有关，是纺锤丝的附着点。着丝粒横向将染色体分为两个臂，较长的称为长臂，用 q 表示；较短的称为短臂，用 p 表示（图 4-1）。两臂最末端各有一个特殊部位，称为端粒（telomere）（图 4-2），为高度重复的 DNA 序列，端粒是染色体稳定的必要条件。每一条染色体均需有一个着丝粒和两个端粒，这样才能稳定存在，若端粒缺失，则染色体末端将失去其稳定性，发生染色体之间的非正常连接，形成畸变染色体；若着丝粒缺失，则在细胞分裂时，染色体不能和纺锤丝相连而导致染色体丢失。

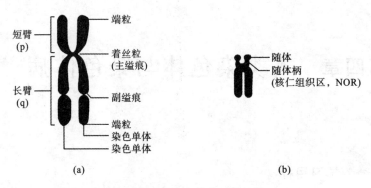

图 4-1　中期染色体的形态结构

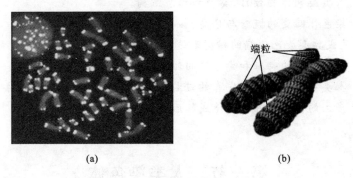

图 4-2　端粒

(二) 人类染色体的类型

染色体上着丝粒的位置是相对固定的,将染色体沿纵轴分为八等分,根据着丝粒的位置不同,人类染色体主要分为以下几种(图 4-3)。

分类	着丝粒位置	模式图
近中着丝粒染色体	1/2~5/8	
亚中着丝粒染色体	5/8~7/8	
近端着丝粒染色体	7/8至末端	
端着丝粒染色体	末端	

图 4-3　染色体的类型图解

1. 近中着丝粒染色体　着丝粒位于或靠近染色体中央(1/2～5/8),将染色体分成长短相近的两个臂。

2. 亚中着丝粒染色体　着丝粒略偏向一端(5/8～7/8),将染色体分成长短明显不同的两个臂。

3. 近端着丝粒染色体　着丝粒靠近一端(7/8 至末端)。近端着丝粒染色体短臂远端常有以细丝样结构相连的球状染色体节,称为随体(satellite),每一个近端着丝粒染色体的随体大小各不相同。随体与短臂间的细丝样结构称为随体柄(图4-1),实际上它也属于副缢痕,此处是核糖体RNA(rRNA)基因所在的部位,其表达产物与构成核仁及维持核仁的结构和形态有关,又称为核仁组织区(NOR)。在群体中存在着副缢痕的长短、随体大小和数目的多态性,且按孟德尔方式遗传。此外,还有端着丝粒染色体,其着丝粒位于末端。

(三)人类染色体的数目

不同物种具有不同数目的染色体,每一物种的染色体数目是恒定的。人类体细胞中有46条染色体,分别由两组构成,每组23条,称为一个染色体组,两个染色体组分别来自父亲和母亲性细胞的全部染色体。其中22对为男女所共有,称为常染色体(autosome),另一对与性别有关,称为性染色体(sex chromosome)。女性的两条性染色体为XX;男性的则一条为X染色体,另一条为Y染色体。

二、人类染色体的核型

核型(karyotype)是指将一个体细胞中的全套染色体按照大小、形态特征和着丝粒的位置进行分组排列所构成的图像,主要包括非显带核型和显带核型。

(一)人类染色体非显带核型

20世纪70年代以前,科学家Gustav Giemsa采用吉姆萨染料染色,染色体着色比较均匀,称为非显带技术。非显带技术可以显现染色体整体结构的大概轮廓,但不能观察到其细微结构。只能根据大小和着丝粒特征分组,无法准确识别每一个染色体。

1960年在美国丹佛、1963年在英国伦敦、1966年在美国芝加哥,召开过三次国际会议,制定了人类有丝分裂染色体的识别、编号、分组以及核型描述(包括染色体数目和结构异常的核型描述)等统一的标准命名系统。根据这一命名系统将人类23对染色体分为A、B、C、D、E、F和G共七个组(图4-4),A组的形态最大,G组的形态最小。X染色体和Y染色体分别列入C组和G组,各组特征见表4-1。

表4-1 人类染色体分组与各组形态特征

组别	染色体编号	大小	着丝粒位置	副缢痕	随体	鉴别程度
A	1～3	最大	1、3号中央;2号亚中	1号常见	无	可鉴别
B	4～5	大	亚中	无	无	不易鉴别
C	6～12;X	中等	亚中	9号常见	无	难鉴别
D	13～15	中等	近端	无	有	难鉴别
E	16～18	较小	16号中央;17、18号亚中	16号常见	无	可鉴别
F	19～20	小	中央	无	无	不易鉴别
G	21～22;Y	最小	近端	无	有	可鉴别

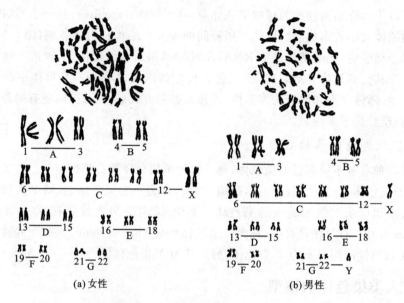

图 4-4　正常人类染色体非显带核型

（二）人类染色体显带核型

在非显带染色体标本上，不能将染色体的形态特征完全显示出来，因而组内各染色体一般难以区分。如果染色体发生了微小的变化，如缺失、易位等结构畸变均不能检出。1968 年瑞典细胞化学家 Caspersson 首先用荧光染料喹吖因氮芥处理中期染色体，染色体在荧光显微镜下可观察到宽窄不一、亮度不同的带纹（图 4-5，图 4-6）。

显带技术主要有 Q 带分析、G 带分析、R 带分析、C 带分析、T 带分析、N 带分析和高分辨染色体显带技术。

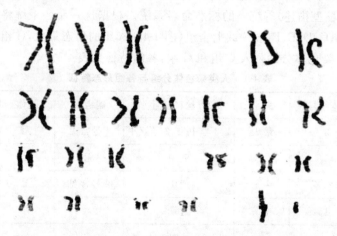

图 4-5　正常人类染色体显带技术模式图

1. 人类染色体显带技术

（1）Q 带分析：染色体标本经喹吖因氮芥（QM）等荧光染料处理后显示的带，称为 Q 带。Q 带明显，显带效果稳定，但荧光持续时间短，标本不能长期保存，必须立即观

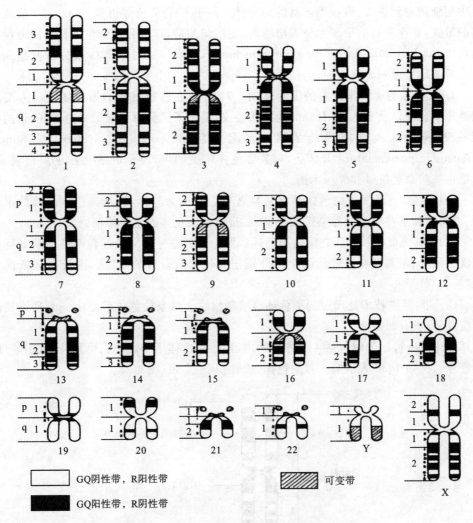

图 4-6 正常人类染色体 G 带分析显带核型

察并用显微摄影。

（2）G 带分析：将染色体标本经胰蛋白酶、NaOH、柠檬酸盐或尿素等试剂处理后，再经吉姆萨染料染色，显示的深浅交替的横纹便是 G 带。这是目前使用最广泛的一种带型，操作简单，带纹清晰，标本可长期保存，重复性好。

（3）R 带分析：染色体标本经热磷酸盐（80～90 ℃）处理后，用吉姆萨染料染色显示的带纹称为 R 带。R 带的带纹与 G 带的相反，即 G 带的深染部分，在 R 带为浅染部分。

（4）C 带分析：染色体标本经热碱（Ba(OH)$_2$ 或 NaOH）处理后，用吉姆萨染料染色，每一条染色体的着丝粒区呈特异性着色，由于 C 带显示的主要是邻近着丝粒的结构异染色质区，所以也称为着丝粒显带。C 带分析通常用以检测着丝粒区、副缢痕区及 Y 染色体结构上的变化。

（5）高分辨染色体显带技术：人中期染色体的带纹数较少，一套单倍体染色体带纹数仅有 320 条带。20 世纪 70 年代后期，由于技术的改进，可以从早中期、前中期、晚中期细胞得到更长、带纹更丰富的染色体。一套单倍染色体可显 550~850 条或更多的带纹,即在原有的带纹上分裂出更多、更细长的带,这种分带染色体称为高分辨显染色体(high resolution banding chromosome,HRBC),如高分辨 G 带分析就是在 G 带分析基础上进一步完善的。

2. 人类细胞遗传学命名的国际体制 1971 年在巴黎召开的第四届国际人类细胞遗传学会议以及 1972 年召开的爱丁堡会议,提出了区分每个显带染色体区、带的标准系统,称为人类细胞遗传学国际命名体制(international system for human cytogenetic nomenclature,ISCN),对常染色体核型、异常核型的表达作了严格规定,提出了一些命名符号和缩写术语。

(1)界标:每条显带染色体都以其显著形态特征为界标,包括染色体两臂的末端区、着丝粒和某些明显的深染带或浅染带,是识别染色体的重要特征。

(2)区:两个相邻界标之间的染色体区段。区的序号是从着丝粒部位向两臂远端依次编号的;距着丝粒最近的两个区分别记为长臂或短臂的"1"区,由近向远依次为"2"区、"3"区等。

(3)带:显带技术处理过的染色体显示的横纹。每条染色体都是由一系列连贯的带组成的,没有非带区。

描述某一特定带时包括 4 个方面的内容:①染色体序号;②长、短臂符号;③区号;④带号。例如 1q32 表示第 1 号染色体、长臂、3 区、2 带(图 4-7)。

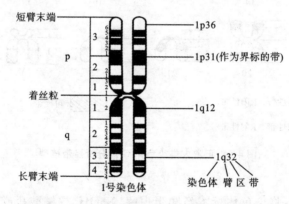

图 4-7 显带染色体的界标、区、带命名示意图

高分辨显带染色体的命名方法是在带之后加小数点,并在小数点之后加新的数字,称为亚带。

三、性染色质

性染色质(sex chromatin)是性染色体在间期核中的表现形式,人类性染色质有 X 染色质和 Y 染色质两种。早在 1949 年 Barr 和 Bertram 发现在雌猫的神经细胞间期核中有一个染色很深的染色质小体,而雄猫中没有。后来在大部分正常女性的表皮、口腔颊膜、羊水等许多组织的间期核中也找到一个特征性的、浓缩的染色质小体,而男性无。由于这种染色质小体与性别及 X 染色体数目有关,所以称为性染色质,又称巴氏小体(Barr body)或 X 染色质。

（一）X 染色质

男性和女性的体细胞中,都有 22 对常染色体,而性染色体的组成有所不同,女性有两条 X 染色体,男性只有一条 X 染色体,而 Y 染色体又过于短小,那么,一些位于 X 染色体上的 X 连锁基因及其产物,在男性和女性体细胞中是否会存在着数量上的差异呢? 为此,1961 年,英国学者 Lyon 提出了失活 X 染色质假说,即 Lyon 假说,其要点如下。

（1）正常女性的两条 X 染色体中,只有一条有转录活性,另一条 X 染色体无转录活性,这条失活的 X 染色体在间期细胞核中螺旋化呈异固缩状态,形成一个直径约 $1\mu m$ 贴近核膜内缘的浓染小体(图 4-8)。这样男性和女性体细胞中 X 染色体上连锁的基因产物在数量上就平衡了,这种现象的遗传机制称为剂量补偿效应。如果一个细胞中有 n 条 X 染色体,也只有一条有转录活性,其余的均失活形成 $n-1$ 个 X 染色质。因此,一个体细胞中所含有的 X 染色体数=X 染色质数+1。

（2）X 染色体失活是随机的,失活的 X 染色体可以是来自父亲的,也可以是来自母亲的。

（3）人类 X 染色体失活最早发生在胚胎发育的早期(第 16 天),此后,分裂所产生的细胞都保持同样的失活特点。即如果一个细胞中失活的 X 染色体是来自父亲的,那么由它分裂的细胞都是这条父源染色体失活。

20 世纪 90 年代以来,人们对 X 染色体失活有了一些新的认识,认为并非整条 X 染色体上的所有基因均失活,在 X 染色体的短臂远端部分的基因与 Y 染色体配对的区域内或处于附近的基因是可以逃避失活的,所以 X 染色体数目异常的个体在表现型上与正常个体有较大差异,如 47,XXY 和 47,XXX 个体均出现了明显的临床症状。

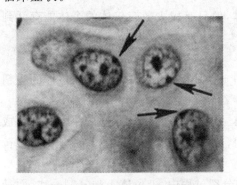

图 4-8 X 染色质(浓染小体)

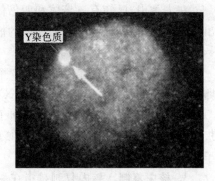

图 4-9 Y 染色质

（二）Y 染色质

正常男性个体的间期细胞,用荧光染料染色后,在间期核中,可以观察到一个直径为 $0.3\ \mu m$ 的荧光小体,它代表 Y 染色体的一部分,称为 Y 染色质(图 4-9)。在正常男性口腔黏膜上皮细胞中,Y 染色质的阳性率约为 70%,在一个正常男性体细胞中,含有一个 Y 染色质,即:体细胞中所含有的 Y 染色质数=Y 染色体数。

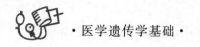

第二节 染色体畸变

生物界中各物种都有特定的染色体数目和形态结构,这是保证个体遗传性状相对稳定的基础。在某些因素影响下,染色体的形态结构或数目发生了异常的变化,称为染色体畸变(chromosome aberration)。染色体畸变可能是自发的,也可通过化学物质或放射线处理而诱发。染色体畸变分为染色体数目畸变(aberration of chromosome number)和染色体结构畸变(aberration of chromosome structure)。染色体数目畸变分为两类,一类是整倍体畸体,另一类是非整倍体畸变。染色体结构畸变主要有四种类型:缺失、倒位、重复和易位。

一、染色体数目畸变

在人类等二倍体生物中,一个正常配子中的全部染色体称为一个染色体组。正常人的体细胞中含有 2 个染色体组,称为二倍体($2n$)。生殖细胞中含有一个染色体组,称为单倍体(n)。以正常二倍体的染色体数为标准,染色体数目的增加或减少称为染色体数目畸变。其中整组染色体的增减称为整倍性畸变(euploid abnormality),个别染色体数目的增加或减少称为非整倍性畸变(aneuploid abnormality)。

(一)整倍体畸变

整倍体畸变是指体细胞中染色体数目以 n 为基数成倍增加或减少,形成单倍体或多倍体。正常人体细胞是二倍体(diploidy)。少于二倍体的整倍体是单倍体(haploidy)。增加 1 个染色体组成为三倍体($3n$),增加 2 个染色体组成为四倍体($4n$),多于二倍体的整倍体称为多倍体(polyploidy)。

在人类中,已知有三倍体和四倍体的个体,但只有极少数三倍体的个体能存活到出生,存活者都是二倍体与三倍体的嵌合体。

多倍体的形成机制如下。

1. 双雄受精 双雄受精是指 2 个精子和 1 个成熟卵子受精,形成三倍体的受精卵。核型为 69,XXX;69,XXY;69,XYY。

2. 双雌受精 双雌受精是指卵子发生第二次减数分裂时,由于某种原因未形成极体,应分给极体的一组染色体留在了卵子内,形成了二倍体卵子,这种卵子与正常精子受精,就形成三倍体的受精卵。

3. 核内复制 核内复制是指在一次细胞分裂过程中,染色体不是复制一次,而是复制两次,而细胞只分裂了一次,这样形成的两个子细胞都是四倍体。

4. 核内有丝分裂 在细胞分裂时,染色体正常复制一次,但至分裂中期,核膜没有破裂、消失,也无纺锤体形成,也无后期、末期及细胞质分裂,结果细胞内含有 4 个染色体组,形成了四倍体。

三倍体的形成原因可为双雄受精或双雌受精,四倍体形成的原因是核内复制或核内有丝分裂。

（二）非整倍体畸变

一个体细胞的染色体数目增加或减少一条或数条，称为非整倍体畸变，这是一类临床上最常见的染色体异常。发生非整倍体畸变的细胞或个体称为非整倍体（aneuploidy），包括亚二倍体（hypodiploidy）和超二倍体（hyperdiploidy）。亚二倍体是指染色体数比正常二倍体少 1 条或几条的个体，常见的是单体型；超二倍体是指染色体数比正常二倍体多 1 条或几条的个体，包括三体型和多体型。

1. 非整倍体畸变的类型

（1）单体型（monosomy）：某对染色体减少了一条（$2n-1$），细胞内染色体总数为 45。单体型个体的细胞中，因缺少 1 条染色体而造成基因组严重失衡，可分为常染色体单体和性染色体单体。常染色体单体中，即使缺少了最小的第 21、22 号单体个体也难以存活。性染色体中，核型为 45，X 的个体为性腺发育不全，是人类性染色体病中最典型的例子。对人类来说，体内必须有一个 X 染色体的存在，45，Y 是致死的。

（2）三体型（trisomy）：某对染色体增加了一条（$2n+1$），细胞中染色体总数为 47 条，这是人类中最常见的染色体畸变类型，可分为常染色体三体和性染色体三体。常染色体三体以第 13、18、21 号染色体三体最常见。性染色体三体有：47，XXX；47，XXY；47，XYY 等。

（3）多体型（polysomy）：细胞中染色体数目为 48 条或 48 条以上，某号染色体增加了 2 条或 2 条以上，仅见于性染色体，如 48，XXXX；49，XXXXX 等。不论男性或女性，随着其性染色体的增多，对表型的影响程度也随之递增。

（4）嵌合体（mosaic）：一个个体内同时存在两种或两种以上核型的细胞系，如 46，XX/47，XXY；45，X/46，XX 等。嵌合体可以是数目异常之间、结构异常之间以及数目和结构异常之间的嵌合。

2. 非整倍体畸变的机制 非整倍体的产生主要与细胞分裂时染色体不分离及染色体丢失有关。

（1）染色体不分离（non-disjunction）：在细胞分裂进入中、后期时，如果某一对同源染色体或两个姐妹染色单体未分别移向两极，却同时进入一个子细胞核中，结果细胞分裂后形成的两个子细胞中，一个染色体成为 $n+1$（或 $2n+1$），另一个染色体则成为 $n-1$（或 $2n-1$），这一过程即称为染色体不分离。染色体不分离可发生在细胞的有丝分裂过程中，也可发生在配子形成时的减数分裂过程中。①有丝分裂染色体不分离发生在受精卵的卵裂早期或在体细胞的有丝分裂过程中，卵裂早期某一染色体的姐妹染色单体不分离，可产生由两种细胞系或三种细胞系组成的嵌合体（图 4-10）。染色体不分离发生在第一次卵裂，则形成具有两个细胞系的嵌合体，一个为超二倍体细胞系，另一个为亚二倍体细胞系。染色体不分离发生在第二次卵裂以后，即形成具有三个或三个以上细胞系的嵌合体（46/47/45）。染色体不分离发生的越晚，正常二倍体细胞系的比例越大，临床症状也相对较轻。②减数分裂时发生染色体不分离（图4-11）。染色体不分离发生在减数第一次分裂，即一对同源染色体联会后未分离，这样形成的成熟配子中，1/2 的配子为 $n+1$，1/2 的配子为 $n-1$。这两种类型的异常配子与正常配子受精后，就会产生超二倍体或亚二倍体。若染色体不分离发生在配子形成时的减数第二次分裂过程中,即一对姐妹染色单体间未分离,则所形成的成熟配子中,1/2 的配子正常,1/4 的配子为 $n+1$,1/4 的配子为 $n-1$。后两种异常配子与正常配子受精后,就会形成超二倍体、亚二倍体。实验证明,染色体不分离多发生于减数第一次分裂过程中。

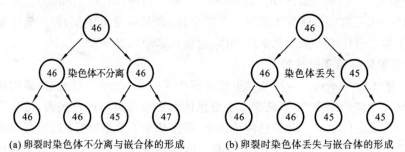

(a) 卵裂时染色体不分离与嵌合体的形成　　　　(b) 卵裂时染色体丢失与嵌合体的形成

图 4-10　嵌合体形成示意图

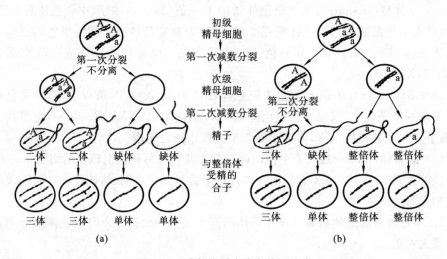

(a)　　　　　　　　　　　　　(b)

图 4-11　减数分裂中染色体不分离

(2) 染色体丢失(chromosome loss)染色体丢失是指在有丝分裂的中期、后期,某一染色体由于偶然的行动迟缓,遗留在细胞质中,逐渐消失,而未能进入任何一个子细胞核,使子细胞核的着丝粒未与纺锤丝相连,不能移向一极参与新细胞核的形成;或者某一染色单体向一极移动时,由于某种原因行动迟缓,发生后期迟滞,不能和其他染色体一起进入子细胞的细胞核区域参与新细胞核的形成,而遗留在细胞质中,逐渐消失,结果可形成由单体和正常二倍体组成的嵌合体(图 4-10)。

二、染色体结构畸变

(一) 染色体结构畸变发生的原因

染色体结构畸变的发生受多种因素(如物理因素、化学因素、生物因素和遗传因素等)的影响。在这些因素的作用下,首先是染色体发生断裂,然后是断裂片段的重接。断裂片段如果在原来的位置上重新接合,称为愈合或重合,即染色体恢复正常。如果染色体发生断裂后,未发生原位重接,就会形成结构畸变染色体。

对于染色体结构畸变核型的描述,人类细胞遗传学国际命名体制(ISCN)制定了有关人类染色体、染色体畸变及畸变核型的统一命名方法,其中较常见的符号见表4-2。

表 4-2 人类染色体及染色体畸变描述中的常见符号

符 号	意 义	符 号	意 义
A～G	染色体组的名称	mos	嵌合体
1～22	染色体序号	/	嵌合体中用于分开不同细胞系
ace	无着丝粒片段	p	染色体短臂
cen	着丝粒	Ph	费城染色体
cs	染色体	q	染色体长臂
ct	染色体大单体	qr	四射体
del	缺失	r	环状染色体
der	衍生染色体	rcp	相互易位
dic	双着丝粒染色体	rea	重排
dup	重复	rob	罗伯逊易位
e	互换	s	随体
end	核内复制	SCE	姐妹染色体互换
f	断片	t	易位
fra	脆性部位	tan	串联易位
h	副缢痕	ter	末端
i	等臂染色体	tr	三联体
ins	插入	+	获得
inv	倒位	→	从……到……
mar	标记染色体	::	断裂后重接
:	断裂	()	其内为结构畸变染色体
—	缺失	;	重排中用于分开染色体

(二)染色体结构畸变的类型

临床上较常见的染色体结构畸变主要有缺失、倒位、重复、易位等。ISCN 规定了染色体结构畸变核型的统一命名方法,可用简式和详式两种方法进行描述。对于简式,染色体的结构改变只需要用断裂点表示即可,描述内容如下:①染色体总数;②性染色体组成;③畸变的类型符号;④受累染色体的序号;⑤断裂点的区带号。详式则应再加上重排染色体的组成。

1. 缺失 当染色体臂发生断裂,断片未发生重接而丢失,称为缺失(deletion,del)。按断裂和丢失的部位不同分为末端缺失和中间缺失。

(1)末端缺失:一条染色体的臂发生断裂后未发生重接,而形成一条末端缺失的染色体和一个无着丝粒的片段,后者因不与纺锤丝相连而在分裂后期不能向两极移动而滞留在细胞质中,因而经过一次分裂后造成有着丝粒的节段丢失了部分遗传物质,这种情况称为末端缺失(图4-12)。简式描述为:46,XX(XY),del(1)(q21)。详式描述为:46,XX(XY),del(1)(pter→q21)。

(2)中间缺失:一条染色体的同一臂发生两次断裂后,两个断裂点之间的片段丢失,近侧断端与远侧断端重接,形成中间缺失的染色体(图4-12)。

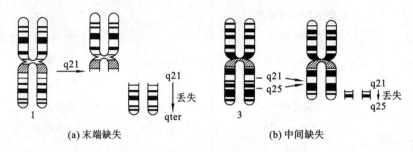

(a)末端缺失   (b)中间缺失

图4-12　染色体末端缺失和中间缺失

缺失引起的表型效应与染色体丢失片段的大小及丢失片段上所具有的基因性质有关。一般说来,丢失的片段越大,缺失的基因越多,表型效应越明显。但有时丢失的片段虽不大,可是带有重要基因,也可造成非常严重的遗传效应。简式描述为:46,XX(XY),del(3)(q21q25)。详式描述为:46,XX(XY),del(3)(pter→q21::q25→qter)。

2. 倒位　当一条染色体发生两处断裂,其中间的断片倒转180°后又重新连接起来,称为倒位(inversion,inv)。倒位按发生部位的不同分为臂内倒位和臂间倒位。

(1)臂内倒位(图4-13):倒位的片段在染色体的长臂或短臂内,不涉及着丝粒。某一染色体臂内发生两次断裂后,所形成的中间片段旋转180°后重接。此两带之间的片段旋转180°后重接,尽管没有带的增加或减少,但带的顺序发生了改变。简式描述为:46,XX(XY),inv(1)(p22p34)。详式描述为:46,XX(XY),inv(1)(pter→p34::p22→p34::p22→qter)。

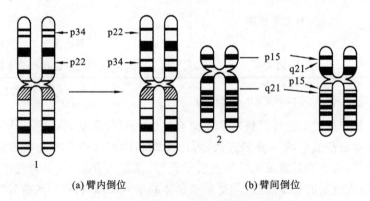

(a)臂内倒位   (b)臂间倒位

图4-13　染色体的臂内倒位和臂间倒位

(2)臂间倒位(图4-13):一条染色体的长臂和短臂各发生一处断裂后,断裂点之间的片段旋转180°后重接,倒位的片段含有着丝粒。简式描述为:46,XX(XY),inv(2)(p15;q21)。详式描述为:46,XX(XY),inv(2)(pter→p15::q21→p15::q21→qter)。

3. 重复　重复(duplication,dup)是指在一条染色体上某一片段出现 2 份或 2 份以上的结构异象,可分为正位重复和倒位重复。正位重复即重复节段与原方向一致;倒位重复即重复节段与原方向相反。重复引起的表型效应比缺失稍缓和,若重复片断较大,也会影响个体出现异常表型,严重时可造成死亡。

4. 易位　从某条染色体上断裂下来的断片连接到了另一条非同源染色体上,称为易位(translocation,t)。根据所涉及的染色体和易位片段及连接方式的不同,易位可分为多种类型。

(1) 相互易位:2 条非同源染色体各发生一处断裂,其断片相互交换后重接而形成 2 条结构重排的染色体,称为相互易位(图 4-14)。这是一类较多见的染色体结构畸变。相互易位在临床上较常见,当相互易位仅涉及位置的改变而不造成染色体片段的增减时,则称为平衡易位。相反,如果出现片段的丢失或增加,则称为非平衡易位。可以通过比较染色体的断裂点和重接点是否一致而确定是否为平衡易位。简述描述为:46,XX(XY),t(2;5)(q21;q31)。详式描述为:46,XX(XY),t(2;5)(2pter→2q21∷5q31→5qter;5pter→5q31∷2q21→2qter)。

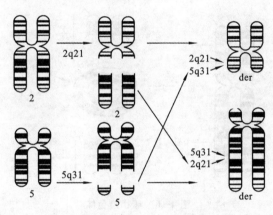

图 4-14　相互易位

(2) 罗伯逊易位(图 4-15):发生于 DG 组近端着丝粒染色体之间的一种易位形式。2 条近端着丝粒染色体在着丝粒处发生断裂,断裂后 2 条染色体的长臂在着丝粒处相接,形成一条大的亚中(或中央)着丝粒染色体,它含有原来 2 条染色体的大部分遗传物质,而 2 个短臂可融合成一个有着丝粒的小染色体,或不发生融合而散布于细胞中,随后由于不稳定而逐渐丢失。发生罗伯逊易位的 2 条近端着丝粒染色体,因其断裂点常发生在着丝粒处,重接点也在着丝粒处,故罗伯逊易位又称着丝粒融合。

罗伯逊易位保留了 2 条染色体的整个长臂,缺少 2 条短臂,但因近端着丝粒染色体短臂上的基因在细胞内为中度重复序列,丢失一部分这样的基因并不影响表型,因此,携带上述易位的个体表型正常,也称为平衡易位携带者。核型为:45,XX(XY),—14,—21,+t(14;21)(q11;p11)。

5. 环状染色体　染色体的长臂和短臂同时各发生一次断裂,含有着丝粒节段的长臂和短臂的断端相接,则形成了环状染色体(ring chromosome)(图 4-16)。无着丝粒的断片丢失,带有着丝粒的染色体的两个断端相接。在细胞分裂中,着丝粒环很不

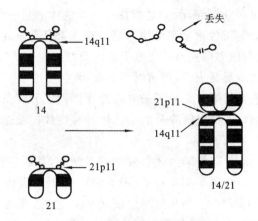

图 4-15　罗伯逊易位

稳定,通过姐妹染色单体之间的互换,可以形成双着丝粒环、无着丝粒环或各种倍性环,故环状染色体也是一种非稳定性的染色体畸变。

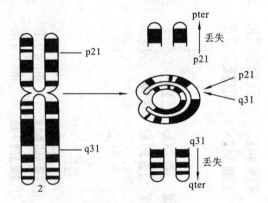

图 4-16　环状染色体

6. 等臂染色体　一条染色体的两臂在形态上和遗传上完全相同,称为等臂染色体(isochromosome)(图 4-17)。在正常的细胞有丝分裂中期时,连接两姐妹染色单体的着丝粒进行纵裂,形成 2 条各具有长臂和短臂的染色体。如果着丝粒发生横裂,横裂后的 2 个短臂或 2 个长臂再复制就形成了两条等臂染色体。

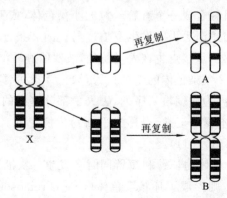

图 4-17　等臂染色体

7. 双着丝粒染色体 双着丝粒染色体(dicentric chromosome)(图 4-18)是指带有 2 个具有主缢痕功能的着丝粒的染色体。双着丝粒染色体是由 2 条染色体发生断裂后,保留有着丝粒的部分重接在一起所形成的。在减数分裂中当两个中心粒向两极运动时被拉断。

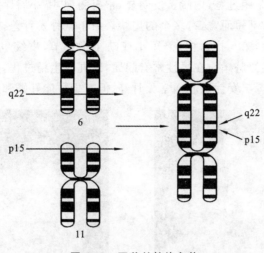

q22

p15

6

11

q22

p15

图 4-18 双着丝粒染色体

▍第三节 染色体病▍

染色体病(chromosome disease)是指因为人的染色体数目异常或结构异常所导致的疾病。其中常染色体异常导致的疾病称为常染色体病,性染色体异常导致的疾病称为性染色体病。由于染色体畸变时所涉及的基因较多,所以机体的异常情况可能会涉及许多的器官或系统,临床表现也是多种多样的,因而染色体病多表现为具有多种症状的综合征,故又称其为染色体畸变综合征。归纳起来常有以下主要临床表现:生长发育迟缓、多发畸形、智力障碍和皮肤纹理改变等。

一、常染色体病

(一) 21 三体综合征

21 三体综合征也称 Down 综合征或先天愚型,临床上以明显的智力障碍和生长发育迟缓、特殊面容及多发畸形为特征,是人群中常见的染色体疾病。1866 年,该病由英国医生 Langdon Down 首先描述,故称为 Down 综合征(Down syndrome)。1959 年,法国细胞遗传学家 Lejeune 证实此病的病因是多了一个小的 G 组染色体(后来确定为 21 号染色体),故此病又称为 21 三体综合征。

1. 发病率 新生儿中 21 三体综合征的发病率为 1/800～1/600,男性患儿多于女性患儿。母亲年龄是影响发病率的重要因素。根据资料显示,如果一般人出生时母亲的平均年龄为 28.2 岁,而本病患儿出生时母亲的平均年龄为 34.4 岁,也就是说,21 三体综合征的发生率随母亲年龄的增大而增高,特别是 40 岁以上生育的高龄产妇,风险较高。

2. 临床表现　本病患者的体征多种多样,许多器官、组织都有异常。精神发育迟滞或智力低下是本病最突出、最严重的表现。患儿出生时体重和身长偏低,肌张力低下,突出的是颅面部畸形(图4-19):头颅小而圆,枕部扁平,脸圆而扁平,鼻扁平,眼裂细且向上外侧倾斜,眼距过宽,内眦赘皮明显,常有斜视,嘴小唇厚,舌大外伸,耳小,耳位低,耳郭畸形,颈背部短而宽,有多余的皮肤。由于软骨发育差,患者四肢较短,手宽而肥,为通贯掌,指短,第5指常内弯、短小或缺小指中节,皮纹也有一定的特点,1/2以上的患者有先天性心脏病。在男性常有隐睾,睾丸有生精过程,但精子常减少,性欲下降,尚未见有生育者。女性患者通常无月经,但有少数能妊娠和生育。

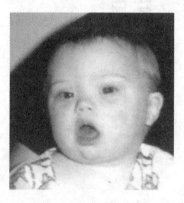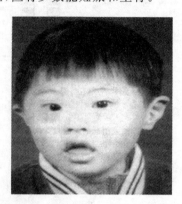

图4-19　21三体综合征患儿面像

3. 核型　21三体综合征患者的核型可分为以下三型,各型的比例如下。

(1) 21三体型:核型为47,XX(XY),+21,占95%(图4-20)。患者比正常人多了一条完整的21号染色体。

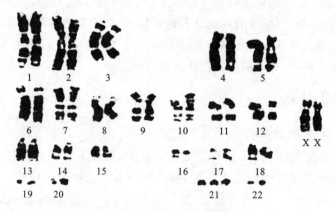

图4-20　21三体型患儿核型

该核型的形成绝大部分与父母核型无关,它是生殖细胞在形成过程中,在减数分裂时21号染色体发生了不分离。

(2) 嵌合型:核型为46,XX(XY)/47,XX(XY),+21,占1%～2%。嵌合型患者有两个或两个以上的细胞系。它们是受精卵(zygote)在卵裂期有丝分裂不分离的结果。如果第一次卵裂时发生不分离,就会产生47,+21和45,-21两个细胞系。而后一种细胞是很难存活的,可见嵌合体的发生多半是在以后的某次有丝分裂中染色体发生了不分离的结果,因此,所有嵌合体内都有正常的细胞系。

(3) 易位型:核型为46,XX(XY),−D(G),+t(Dq/Gq,21q),占3%～4%。易位型21三体综合征一般常见于30岁以下的年轻母亲所生的子女。此类型的21三体综合征,多余的第21号染色体并不是独立存在的,而是经罗伯逊易位转移至D组或G组染色体上,使整个核型染色体总数仍然是46条。例如,易位型中较常见的是14/21易位(图4-21),其核型为46,XX(XY)−14,+t(14q;21q),这表明患儿体细胞中染色体总数仍为46条,但是少了一条第14号染色体,多了一条由第14号长臂和第21号长臂所形成的易位染色体,患儿具有全部21三体综合征的临床表现。易位型的核型有多种,最常见的是Dq21q,占全部易位型的54.2%,其次是21qGq,占40.9%,其他易位型约占5%。一般说来,易位型的临床症状较轻。各种易位的遗传后果不同。Dq21q平衡易位的携带者通过减数分裂可以形成6种配子,而受精后除不能发育者外,可以产生正常胎儿、易位型患儿和染色体平衡易位携带者三种胎儿。因此,检出染色体平衡易位携带者的双亲具有重要意义。

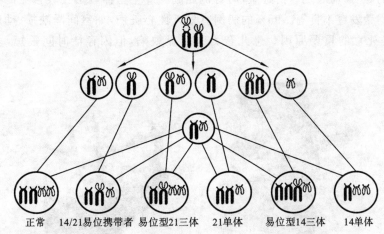

图4-21 14/21易位携带者形成的配子类型及子女核型分布

正常　14/21易位携带者　易位型21三体　21单体　易位型14三体　14单体

4. 发生原因　21三体综合征的患儿几乎都是新发生的突变,与父母的核型无关,经常是减数分裂时21号染色体不分离的结果。不分离常发生在母方的生殖细胞,约占病例数的95%,另约5%的见于父方,而且主要发生在第一次减数分裂。由于21号染色体发生不分离,产生了含有两条21号染色体的卵子,该卵子与正常精子结合后就形成了21三体综合征。这种不分离的发生率随母亲生育年龄的增高而增高。生育过这样患儿的父母,再生同类患儿的风险为1%～2%。

5. 预后　本病预后较差,心脏畸形、呼吸道感染是主要的死亡原因。患者的平均寿命只有16.2岁。50%的患儿在5岁以前死亡,只有8%的患者生存时间超过40岁,2.6%的患者生存时间超过50岁。

综上所述,如果双亲之一为染色体平衡易位携带者,则发病可有家族史,及时检出携带者,进行婚姻生育指导,将会有效地降低21三体综合征的发病率。

（二）18 三体综合征

1960 年该病由 Edward 等首先描述,故 18 三体综合征又称为 Edward 综合征（Edward syndrome）,18 三体综合征可导致严重畸形,患儿在出生后不久死亡。

1. 发病率 新生儿的发病率约为 1/4 500,男女性别比例为 1∶3。在某些地区或季节发病率可明显增高,高达 1/800～1/450,男女性别比例为 1∶4,这可能与男性胚胎不易发育至出生有关。患儿子宫内生长迟缓,为小胎盘及单一脐动脉,胎动少,羊水过多,95％的胎儿流产;一般为过期流产,平均妊娠 42 周;出生后 1/3 的患儿在 1 个月内死亡,50％的患儿在 2 个月内死亡,90％以上的患儿在 1 岁内死亡,只有极个别患者活到儿童期。

2. 临床表现 患儿出生时体重低,平均为 2 243 g,发育状况如早产儿,吸吮能力差,反应弱,头面部和手足有严重畸形(图 4-22):头长而枕部凸出,面圆,眼距宽,有内眦赘皮,眼裂狭小,耳畸形而呈低位;手的畸形非常典型,紧握拳,拇指横盖于其他手指上,其他手指互相叠盖,指甲发育不全,手指弓形纹过多,约 1/3 的患者为通贯掌。下肢最突出的是"摇椅底足",拇趾短,向背侧屈起。外生殖器畸形比较常见的有隐睾或大阴唇和阴蒂发育不良等。95％的病例有先天性心脏病,如室间隔缺损、动脉导管未闭等,这是死亡的重要原因。患儿智力有明显缺陷,但因存活时间很短,多数难以测量。

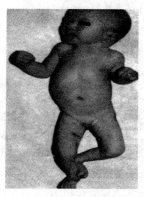
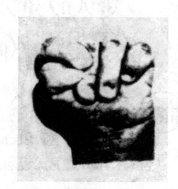

(a) 患儿外形　　　　　　　　　　(b) 特殊握拳姿势

图 4-22　18 三体综合征患儿

3. 核型 80％的患者的核型为 47,XY(XX),＋18;10％的患者为嵌合体,即为 46,XY(XX)/47,XY(XX),＋18;其余为各种易位,主要是第 18 号与 D 组染色体的易位。由于双亲是染色体平衡易位携带者而导致 18 三体综合征者很少。

4. 发病原因 18 三体综合征的发生,一般是由于患者母亲的卵细胞在减数分裂时第 18 号染色体发生了不分离,产生了含有两条第 18 号染色体的卵子,该卵子与正常精子结合后而导致发生该病。

5. 预后 本病预后不佳,患儿大多在 2～3 个月内死亡,平均存活 71 d,只有极个别的患儿超过儿童期。嵌合型患儿的存活期比较长。

（三）13 三体综合征

1960 年 13 三体综合征由 Patau 首先描述本病,故本病又称为 Patau 综合征。

1. 发病率 这种病较为少见,新生儿中的发病率约为 1/25 000,女性患者明显多于男性患者。该病的发生与母亲年龄增大有关。患者的畸形比上述两种综合征严重。99% 的 13 三体综合征胚胎流产;出生患儿有 45% 的患儿在一个月内死亡,90% 的患儿在 6 个月内死亡,有不到 5% 的患儿活到 3 岁。

2. 临床表现 13 三体综合征患儿的畸形和临床表现要比 21 三体综合征患儿严重得多(图 4-23):颅面的畸形包括小头,前额、前脑发育缺陷,眼球小,常有虹膜缺损,鼻宽而扁平,2/3 的患儿有上唇裂,并常有腭裂,耳位低,耳郭畸形,颌小,其他常见多指(趾),手指相盖叠,足跟向后突出及足掌中凸,形成所谓的"摇椅底足"。男性常有阴囊畸形和隐睾,女性则有阴蒂肥大、双阴道、双角子宫等。88% 的患儿有先天性心脏病,具右位心,室间隔缺损和未闭动脉导管最常见。智力发育障碍见于所有的患者,而且程度严重,存活较久的患儿还有癫痫样发作、肌张力低下等。

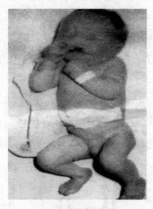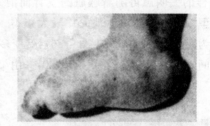

(a)患儿外形　　　　　　　　　　(b)摇椅底足

图 4-23　13 三体综合征患儿

3. 核型 80% 的患者的核型为 46,XX(XY),＋13,其余的则为嵌合型或易位型(图 4-24)。嵌合型一般症状较轻,易位型通常以第 13 号和第 14 号罗伯逊易位居多,患者有一条 t(13q14q)易位染色体,核型为 46,XX(XY),－14,＋t(13q14q),其结果是多了一条第 13 号长臂,当双亲之一是染色体平衡易位携带者时,因为绝大多数异常胎儿均流产死亡,产出患儿的风险不超过 5% 或 1%。如果双亲之一为 13q13q 染色体易位携带者,由于只能产生三体或单体的受精卵,流产率达 100%。

4. 病因及预后 母亲高龄可能是原因之一,患儿母亲的平均年龄为 31.6 岁,父亲的平均年龄为 34.6 岁。45% 的患儿在出生后 1 个月内死亡,90% 的患儿在出生后 6 个月内死亡,存活至 3 岁者少于 5%,平均寿命为 130 d。

（四）猫叫综合征

1963 年,猫叫综合征由 Lejeune 等首先报道,因患儿具有特有的猫叫样哭声而命名。1964 年,本病被证实为第 5 号染色体短臂的部分缺失所致,故本病又称为 5p 综合征。猫叫综合征为最常见的染色体缺失综合征。

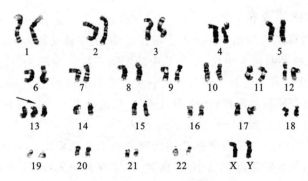

图 4-24　13 三体综合征患儿的核型

1. 发病率　这种病很少见,只占初生儿的 1/50 000,女性患者多于男性患者。本病是染色体结构畸变综合征中发病率较高的一种类型。

2. 临床表现　患儿的哭叫声非常似小猫的叫声,故得此名。患儿面部表情似很机灵,但实则智力低下非常严重(智商常低于 20),发育迟滞也很明显。常见的临床表现还有小头、满月脸、眼裂过宽、内眦赘皮、下颌小且后缩(图 4-25)。约 20% 的患儿有先天性心脏病,主要是室间隔缺损和动脉导管未闭等。能够存活下来的患儿通常都是与正常细胞系嵌合的个体。少数能活到成年期的患者也表现出严重的智力低下、语言障碍,小猫样的哭叫声可随着喉肌的发育而消失。

3. 核型　患者的染色体缺失片段大小不一。症状主要由 5p15 染色体片段的缺失引起,核型为 46,XX(XY),5p⁻(图 4-26),畸变多数是新发生的。由染色体片段的单纯缺失(包括中间缺失)引起患病的病例占 80%,由染色体不平衡易位引起的占 10%。

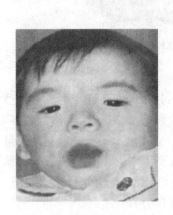

图 4-25　猫叫综合征患儿

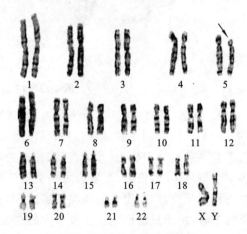

图 4-26　猫叫综合征患儿的核型

4. 发生原因　患者的父母之一在形成生殖细胞的过程中,第 5 号染色体之一的短臂有断裂现象,产生带有第 5 号染色体短臂缺失的生殖细胞,此细胞受精后引起异常发育而形成猫叫综合征。

二、性染色体病

　　X 染色体或 Y 染色体在数目或结构上发生异常可导致性染色体病的发生。虽然性染色体在核型中所占比例很低,但性染色体病的数量却占染色体病的 1/3。这类疾病的主要特征是性发育不全或两性畸形,有时也伴有智力低下、各种畸形和行为异常等。

人类的性别取决于性染色体,但与 X 染色体数目的多少无关,而是与 Y 染色体有关。真正决定性别的仅仅是 Y 染色体短臂上很小的一个片段。其中一个 SRY(Y 染色体性别决定区,sex-determining region of Y)基因在决定性腺的组成上起决定性作用。与 X 染色体相比,Y 染色体不但长度短很多,而且在 Y 染色体上主要是一些缺乏功能的高度重复序列构成的异染色质片段。

(一)性染色体的数目异常

1. Klinefelter 综合征(Klinefelter syndrome) 本病又称为先天性睾丸发育不全综合征或原发性小睾丸症。Klinefelter 综合征患者(图 4-27)的性染色体为 XXY,即比正常男性多了一条 X 染色体(图 4-28),因此本病也常称为 XXY 综合征。

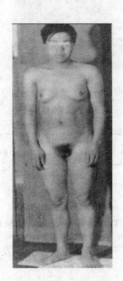

图 4-27　Klinefelter 综合征患者

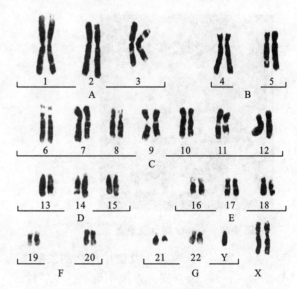

图 4-28　Klinefelter 综合征患者的核型

(1)发病率　Klinefelter 综合征的发病率相当高,在男性新生儿中达到 1/750。根据国外在白种人中的统计,身高 180 cm 以上男性的患病率约为 1/260,在精神病患者或刑事收容机构中患病率约为 1/100,在因不育而就诊者中患病率约为 1/20。

(2)临床表现　患者表型为男性,儿童期一般正常,青春期开始出现症状。患者体型高大,睾丸小而质硬,曲细精管萎缩,呈玻璃样变。由于无精子产生,故约 97% 的患者不育。患者的男性第二性征发育差,有女性化表现,如无胡须、体毛少、无喉结、音调较高、皮下脂肪发达、皮肤细腻、易肥胖、阴毛分布如女性、阴茎和龟头小等,约 25% 的患者有乳房发育。一部分患者(约 1/4)有智力低下,一些患者还有精神异常及患精神分裂症倾向。

(3)核型　绝大多数患者的核型为 47,XXY(图 4-28)。大约有 15% 的患者为两个或更多细胞系的嵌合体,其中常见的为:46,XY/47,XXY;46,XY/48,XXXY。一般来讲,其核型中 X 染色体数量越多,表现的症状越严重,例如,49,XXXXY 的个体除了上述症状更明显外,还有智力极度低下,并具有小头、蹼颈、腭裂、肘外翻、膝外翻、脊柱畸形等异常,而嵌合型患者的症状相对较轻且不典型。

(4)发生原因　额外的 X 染色体是由于亲代减数分裂时 X 染色体不分离的结果。

(5)预后　用睾酮治疗可以收到一定的效果,它可促使第二性征发育并消除患者的心理障碍。

2. Turner 综合征　1938 年 Turner 首先描述了该综合征,故将此病称为 Turner 综合征。随后发现患者体内有条索状卵巢,无卵泡发生,因此本病又称为性腺发育不全。1954 年发现多数患者的 X 染色质呈阴性(图 4-29)。1959 年 Ford 等证实患者的核型为 45,X(图 4-30),故本病又称为 45,X 或 45,XO 综合征。

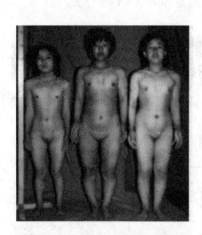

图 4-29　Turner 综合征患者

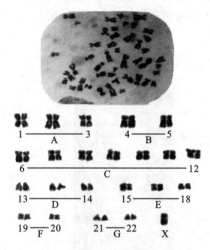

图 4-30　Turner 综合征患者的核型

(1)发病率　在新生女婴中本病的发病率为 1/10 000～4/10 000,但在自发流产胚胎中 Turner 综合征的发生率可高达 7.5%。

(2)临床表现　患者表型为女性,身材矮小,智力一般正常,但常低于其同胞,面部呈三角形,颈部的发际很低,可一直伸延到肩部,约 50%的患者有蹼颈。肘外翻在本病中十分典型。第二性征发育差,表现为成年外阴幼稚、阴毛稀少、乳房发育不良、子宫发育不良、卵巢无卵泡、原发性闭经,因而不能生育。此外,大约有 1/2 的患者有主动脉狭窄和马蹄肾等畸形。少部分患者智力发育迟缓,一些个体的空间感知能力差。

(3)核型　Turner 综合征患者的核型除典型的 45,X(约占 55%)外,还有各种嵌合型和结构异常的核型,最常见的是嵌合型:46,XX/45,X 和 46,X,i(Xq)。一般说来,嵌合型的临床表现较轻。

(4)发生原因　Turner 综合征的发病机制是双亲在配子的形成过程中发生了不分离,其中约 75%的染色体丢失发生在父方,约 10%的染色体丢失发生在受精后的早期卵裂期。

(5)预后　除少数患者由于严重畸形在新生儿期死亡之外,一般均能存活,只是在青春期才被检出。其智力发育障碍也较轻,应用激素在 14 岁以前开始治疗可以促进第二性征和生殖器官的发育、月经来潮、心理状态改变,但不能促进长高,个别患者可生育。

3. XYY 综合征 在男婴中 XYY 综合征的发生率为 1/900,在监狱中或精神病院的男性中本病的发病率约为 3%,但不同的报道差异较大。多数个体有正常的寿命和生活。性征和生育能力一般正常,大多数男性可以生育,少数患者有性腺发育不全、隐睾、尿道下裂和不育。患者的体态特点是身材高大,常超过 180 cm。XYY 个体易于兴奋,易感到欲望不满足,厌学,自我克制力差,易产生攻击性行为,因而在高身材人群中的发生率明显增加。例如,在身高 2 m 以上的男性个体中本病的发生率可达 10%。患者常有肌肉发育不良,四肢关节病,有些患者有轻度智力低下。患有这一疾病的患者常被媒体过分渲染为有杀人或暴力倾向,实际上尽管这些个体有社会适应不良和人格异常,存在反社会行为,但其犯罪常常是非暴力的。

47,XYY 的核型中额外的 Y 染色体来源于父亲 Y 染色体减数分裂不分离,但也有来自 47,XYY 父亲的生殖细胞发生的次级不分离。此外,少数个体还有 48,XXYY;49,XYYYY;48,XYYY;46,XY/47,XYY;45,X/49,XYYYY 等特殊核型。此时 Y 染色体的检查会出现相应数量的 Y 荧光小体。一般来讲,核型中 Y 染色体越多,这些类型的患者出现智力发育障碍和各种畸形的情况就越严重。

4. XXX 综合征 1959 年本病由 Jacob 首次报道,XXX 综合征也称为超雌,这是一种女性常见的性染色体异常。本病的发病率在女性中约为 1/1 000,多数个体表现正常,具有生育能力。少数患者表现异常,主要表现为间歇性闭经、乳房发育不良及卵巢功能障碍。部分患者有轻度智障。X 染色质有两个,Y 染色质呈阴性,核型为 47,XXX。研究表明 X 染色体不分离主要发生在母方。

(二)性染色体的结构异常

最常见的性染色体的结构异常是脆性 X 染色体综合征(fragile X syndrome),这是 1969 年由 Lubs 在一个家族性 X 连锁智力障碍家庭中首次观察到的,后被确定其与智力低下有关。如果一条 X 染色体在 Xq27.3 处呈细丝样结构,且所连接的长臂末端形似随体,那么,这条 X 染色体就被称为脆性 X 染色体,这一部位被称为脆性部位。由脆性 X 染色体所导致的智力低下等一系列病症称为脆性 X 染色体综合征。一般认为该病是在缺乏叶酸或低叶酸等特定条件下形成的。

1. 发病率 本病在男性中发病率较高,为 1/10 000～1/1 500,仅次于 21 三体综合征。在智力低下的男性患者中有 10%～20% 的为本病所引起。近年来通过对发病的分子机制的研究,已在 Xq27.3 处克隆到了脆性 X 染色体综合征的致病基因 *FMR-1*(脆性 X 染色体智力低下基因)。

2. 临床表现 患者主要表现为中度到重度的智力低下,行为异常,伴有特殊面容(图 4-31):长脸、前额突出、面中部发育不全、下颌大而前突、大耳、高腭弓、唇厚、下唇突出。另一个重要的表现是青春期后男性患者可见大于正常人的睾丸。一些患者还有多动症、攻击性行为或孤僻症。20% 的患者有癫痫发作。

3. 核型 脆性 X 染色体综合征患者的核型可表示为 46,fraX(q27)Y。

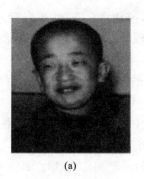
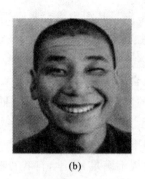

(a)   (b)

图 4-31　脆性 X 染色体综合征患者的面容

4. 分子机制　1991 年，Verker 等在染色体 Xq27.3 处克隆到脆性 X 染色体综合征的基因，并命名为 *FMR-1*。该基因位于染色体 Xq27.3 处，全长 37 kb，有 17 个外显子，主要在脑中表达。分子遗传学研究表明，脆性 X 染色体综合征是由该基因 5′端非翻译区三核苷酸重复序列过度增加和异常甲基化所造成的。*FMR-1* 基因 5′端的非翻译区有一个遗传不稳定的三核苷酸（CGG）串联重复序列多态性结构区，正常人 *FMR-1* 基因中的 CGG 重复序列拷贝数介于 6～46 次之间，携带者的 CGG 重复序列拷贝数为 52～200 次，称为前突变（premutation），而该病患者的 CGG 重复序列拷贝数大于 230 次，并伴有异常甲基化，称为全突变（full mutation），且有相邻的 CpG 核苷酸对的异常甲基化。因 CpG 岛的甲基化可抑制 *FMR-1* 基因的正常表达，从而出现临床症状。

本病的发生是一个多阶段过程，如果携带者的 CGG 重复序列拷贝数超过 52 次，在减数分裂过程中此区域就会呈不稳定状态，在向后代传递过程中还常会发生 CGG 重复序列拷贝数的增多，最终从前突变转变为全突变，可见脆性 X 染色体突变与经典的突变是不同的。基因在传递中仍会发生变化，因此，这样一种基因突变的形式称为动态突变。这种突变机制使本病的遗传不完全遵循孟德尔遗传规律：在一个家系中不同性别的成员间传递结果不一样，前突变男性携带者将基因传给女儿时，重复序列片段重复次数不变或减少；而前突变女性携带者将基因传递给下一代时，重复序列片段重复次数会明显增加，而形成全突变，因此会生出脆性 X 染色体综合征男性患者或女性携带者；从理论上讲，由于女性有两条 X 染色体，X 染色体随机失活与脆性 X 染色体在众多体细胞中保持活性有关；该病在连续遗传中有早现现象，即发病年龄有一代一代提前并呈加重的倾向。

由于本病的分子基础已经基本清楚，所以在临床诊断中分子诊断较细胞遗传学分析更为有效和可靠。对产前或出生后个体的血液或组织样品提取 DNA，用两种限制性内切酶处理，其中一种酶不能切割甲基化的 DNA，这样就可对 DNA 进行甲基化分析并估计 CGG 重复序列的长短，另一种方法是运用 PCR 技术判断 CGG 重复序列的拷贝数。

三、两性畸形

人类在性别分化和发育的过程中由于遗传因素或环境因素的影响使性激素的分

泌或代谢发生紊乱,或者由于胚胎发育过程中受到异常激素的影响(如母亲在怀孕早期过多使用雄激素,可以引起女性胚胎的发育趋向男性化),导致性发育异常,产生两性畸形,但这些个体的染色体核型往往正常,不包括在性染色体异常的范畴内。

两性畸形是指某一个体在内、外生殖系统中或第二性征等方面兼具两性的特征,可分为真两性畸形和假两性畸形。若患者体内既有男性性腺,又有女性性腺,则被称为真两性人;若患者体内仅有一种性腺,而外生殖器具有两性特征,则称为假两性人。

1. 真两性畸形 在真两性畸形患者体内常兼有两种性腺,但一般两者都发育不良。有下列几种情况:约40%的患者性腺一侧有卵巢,另一侧有睾丸;约40%的患者一侧有卵巢或睾丸,另一侧有卵睾;约20%的患者两侧有卵睾。内、外生殖器均有两性特征,第二性征可分为男性或女性。患者常有以下几种核型。

(1)46,XX/46,XY 嵌合型:X 染色质呈阳性,Y 染色质呈阳性,两型细胞在不同患者中可能各占优势,患者外观可为男性或女性,体内一侧有睾丸,一侧有卵巢,或一侧有睾丸,一侧有卵巢与睾丸相互融合的卵巢睾,输精管、输卵管均可发育良好。根据不同核型细胞的比例不同,患者外阴部可有不同程度的分化。若外阴为阴道,则阴唇皮下有包快,若外阴为阴茎,则有尿道下裂。这类患者确诊后,手术矫正的原则一般是治疗后不具有男性性功能的,向女性矫正。

(2)46,XX/47,XXY 嵌合型:X 染色质呈阳性,Y 染色质呈阳性,两型细胞的比例可各为50%,但大部分以 46,XX 型细胞占优势。患者一侧有发育较好的卵巢、输卵管和子宫,可有成熟的卵泡并排卵,另一侧有发育不好的小睾丸和输精管,没有精子产生。外阴多为阴茎伴尿道下裂,阴囊中空,阴毛呈女性分布,第二性征为女性。治疗时一般向女性矫正。

(3)46,XX 型:此型占真两性畸形患者的 50%以上。患者外观可为女性,也可为男性。患者体内均具有男性和女性的性腺,一侧有卵巢、输卵管和发育良好的子宫,另一侧有卵巢睾,但输精管发育不良。外生殖器为阴茎,而无阴囊,伴有尿道下裂。一般进行激素治疗及手术治疗。

(4)46,XY 型:患者外观为男性,但第二性征似女性,体内一侧有睾丸,一侧有卵巢睾,有发育不良的输精管、输卵管和子宫,外生殖器为阴茎,阴囊中空。一般进行激素治疗及手术治疗。

(5)46,XY/45,X 嵌合型:X 染色质呈阴性,Y 染色质呈阳性,两型细胞中以 46,XY 型细胞占优势,患者一侧有发育良好的睾丸和输精管,另一侧有发育不好的卵巢。外生殖器多为阴茎,并伴有尿道下裂和隐睾,对隐睾患者应在适当的时候摘除睾丸,以防恶变。

2. 假两性畸形 患者体内仅有一种性腺,外表和第二性征极为模糊,难以断定性别,外生殖器有不同程度畸形。

(1)男性假两性畸形:又称男性女性化,核型为 46,XY,表型为女性,有乳房发育,外生殖器女性化,有阴唇和阴道,但阴道短,止于盲端。患者体内无子宫和输卵管。

(2)女性假两性畸形:又称女性男性化,核型为 46,XX,患者有卵巢,外阴可呈男性特征,有尿道下裂,或呈女性特征,而阴蒂肥大,阴毛多呈女性分布,多有输卵管和子宫,但均发育不良。有原发性闭经,第二性征似男性。一般进行手术治疗,并配合激素治疗。

小 结

每条染色体上有上千个基因,各基因之间有严格的排列顺序,基因间的毗邻关系也是较恒定的。染色体发生任何数目异常,甚至是微小的结构畸变,都必将导致许多或某些基因的增加或缺少,受累个体将可能出现先天性多发畸形、智力低下、身体发育迟缓,以及流产或死胎等,表现为具有多种畸形的综合征。

染色体数目畸变包括整倍体畸变和非整倍体畸变两种形式,超过二倍体的整倍体称为多倍体。整倍体畸变的机制主要有双雌受精、双雄受精、核内复制和核内有丝分裂等。临床上最常见的染色体畸变类型是非整倍体畸变,非整倍体分为亚二倍体和超二倍体。某对染色体减少了一条(2n−1),即构成单体型,某对染色体多了一条(2n+1),即构成三体型,三体型以上的统称为多体型。多数非整倍体的产生原因是在性细胞成熟过程或受精卵早期卵裂中,发生了染色体不分离或染色体丢失。

导致染色体结构畸变的基础是染色体发生断裂及断裂后的异常重接。临床上常见的染色体结构畸变有缺失、重复、易位、倒位等,染色体结构畸变只有在显带标本上才能被准确识别。缺失使位于染色体丢失片段的基因也随之发生丢失,按染色体断点的数量和位置可分为末端缺失和中间缺失两类。重复使一个染色体上某一片段的基因多了一份或几份,重复引起的表型效应比缺失的稍缓和,但如果重复片段较大,也会影响个体的生活力,甚至造成死亡。倒位造成染色体上基因顺序的重排,分别称为臂内倒位和臂间倒位。常见的易位方式有相互易位和罗伯逊易位等。罗伯逊易位的结果是形成一条由长臂构成的衍生染色体,衍生染色体上几乎包含了两条染色体的全部基因。罗伯逊易位携带者的表型一般正常,只在形成配子的时候会出现异常,造成胚胎死亡而流产或生出先天性畸形的患儿。

嵌合体可以是染色体数目异常之间、结构异常之间以及数目和结构异常之间的嵌合,含有二倍体细胞系的个体在出生后的生存机会较大,因此,由三倍体和二倍体两个细胞系组成的嵌合体较多见。

染色体病是指由于人的染色体数目或结构发生畸变引起的疾病。由于它涉及数十、数百甚至上千个基因的增减,故常表现有严重多发的先天性异常或畸形。具有相同的染色体及相似的临床表现构成一个综合征。染色体病可分为常染色体病和性染色体病两大类。

常染色体病是指由于常染色体数目或结构异常所引起的疾病。常染色体病中最常见的为三体型综合征,单体型综合征比较罕见,这表明生命更不能承受遗传物质的减少。三体型主要以21三体型、18三体型和13三体型常见,其他染色体异常主要以结构畸变所致的部分三体型或部分单体型的形式表现,如猫叫综合征为第5号染色体短臂的部分缺失所致。常染色体病的一般临床特征:患者一般均具有先天性多发畸形、智力发育和生长发育迟缓,有的还有特异的皮纹改变。具有染色体异常的胚胎,大部分将流产或死产。

性染色体病是指由于X染色体或Y染色体在数目或结构上发生异常所导致的疾

病。性染色体病的数量占染色体病的 1/3。性染色体病的主要特征是性发育不全或两性畸形,有时也伴有智力低下、各种畸形和行为异常等。大多数性染色体病的患者在婴儿期或儿童期没有明显的临床表现,发病的程度也大多没有常染色体病的严重。常见的性染色体病有:Klinefelter 综合征(先天性睾丸发育不全综合征)、Turner 综合征、XYY 综合征、XXX 综合征及脆性 X 染色体综合征等。

两性畸形是指个体的性腺或内、外生殖器及第二性征具有不同程度的两性特征。患者体内同时存在睾丸和卵巢组织时称为真两性畸形;只存在一种性腺组织,但外生殖器或第二性征具有程度不同的异常称为假两性畸形。两性畸形形成的原因很复杂。

能力检测

一、选择题

1. 21 号染色体属于下列哪组中的染色体?(　　)

A. B 组　　　B. C 组　　　C. D 组　　　D. E 组　　　E. G 组

2. 核型为 47,XXX 的个体的染色体畸变类型属于(　　)。

A. 三倍体　　B. 三体型　　C. 嵌合体　　D. 多体型　　E. 单体型

3. 染色体结构畸变的基础是(　　)。

A. 染色体丢失　　　　　　　　B. 姐妹染色单体交换

C. 染色体核内复制　　　　　　D. 染色体断裂

E. 染色体不分离

4. 四倍体的形成可能是(　　)。

A. 双雄受精　　　　　B. 双雌受精　　　　　C. 核内复制

D. 不等交换　　　　　E. 以上都不是

5. 若某一个体的核型为 46,XX/47,XX,+21,则表明该个体为(　　)。

A. 常染色体结构异常的嵌合体　　B. 常染色体数目异常的嵌合体

C. 性染色体结构异常的嵌合体　　D. 性染色体数目异常的嵌合体

E. 以上都不是

6. 染色体数目异常形成的可能原因是(　　)。

A. 染色体断裂和倒位　　　　　B. 染色体倒位和不分离

C. 染色体复制和着丝粒不分裂　　D. 染色体不分离和丢失

E. 染色体断裂和丢失

7. 需用核型分析方法诊断的疾病是(　　)。

A. 红绿色盲　　　　　　　　　B. 家族性多发性结肠息肉

C. 先天性聋哑　　　　　　　　D. 白化病

E. 先天性卵巢发育不全症

8. 近端着丝粒染色体之间通过着丝粒融合而形成的易位称为(　　)。

A. 单方易位　　　　　B. 串联易位　　　　　C. 罗伯逊易位

D. 复杂易位　　　　　E. 不平衡易位

9. 21 三体综合征属于染色体畸变中的(　　)。

A. 三体型数目畸变　　　　　　　B. 三倍体数目畸变

C. 单体型数目畸变　　　　　　　D. 单倍体数目畸变

E. 多倍体数目畸变

10. Klinefelter 综合征的临床表现为(　　)。

A. 蹼颈、后发际低、盾状胸、乳距宽、肘外翻

B. 身材高大、性格暴躁、常有攻击行为

C. 表型为男性、乳房发育、小阴茎、隐睾

D. 习惯性流产

E. 长脸方额、大耳、大睾丸、性格孤僻、行为被动

二、名词解释

1. 染色体畸变

2. 核型和核型分析

3. 嵌合体

4. 缺失

5. 易位

6. 染色体病

三、简答题

1. 简述染色体的形态结构。

2. 试述整倍体的形成机制与非整倍体的形成机制。

3. 染色体结构畸变的类型主要有哪些?

4. 21 三体综合征的核型有哪几种? 形成的原因有什么不同? 为什么提倡高龄产妇进行染色体产前诊断?

5. 一对夫妇外表正常,由于习惯性流产而进行染色体检查,结果显示:男性核型为 46,XY,女性核型为 46,XX,t(4;6)(q21,q31)。请解释流产的原因。

(吴　莉)

第五章 单基因遗传与单基因遗传病

 学习目标 ┃....

掌握：1. 遗传的三大规律。
2. 单基因遗传的方式及系谱特点、再发风险的估算等。
熟悉：1. 系谱图绘制及系谱分析的方法。
2. 影响单基因遗传病分析的因素。
了解：1. 几种单基因遗传方式的常见疾病。
2. 近亲婚配的危害性。

人类的遗传性状是多种多样的。除了正常基因表达的正常性状外,还有突变基因经过表达而形成的异常性状或遗传病。单基因遗传(monogenic inheritance)是指某种性状或疾病主要受一对等位基因的控制,其遗传方式符合孟德尔式遗传。这种性状或疾病则称为单基因遗传性状或单基因遗传病。

第一节　遗传的基本规律

生物体遗传变异的现象尽管极其复杂,但有一定的规律可循。分离定律、自由组合(独立遗传)定律和连锁与互换(连锁遗传)定律,通常称为遗传变异的"三大规律"。在这三个规律中,前两个规律是由奥地利的孟德尔在一百多年前根据豌豆杂交实验后结果总结出来的,合称为孟德尔遗传规律。后一个规律是 1910 年摩尔根和他的学生以果蝇为研究材料在进行杂交实验后总结出来的。其中分离定律是最基本的遗传规律,其他两个规律是以分离定律为基础的。这三大遗传规律奠定了现代遗传学的理论基础。这些规律不仅适用于动物和植物,也适用于人类。

一、分离定律

(一) 分离现象

孟德尔曾进行过玉米、菜豆、豌豆等多种作物的杂交实验,但最后确定以豌豆这种自花授粉作物作为实验材料,以豌豆的七对相互容易区别且稳定的相对性状作为研究对象,进行实验观察,并对实验结果进行统计处理,通过八年实验(1856—1864)取得了重要成果,发表了在遗传学史上具有划时代意义的重要论文《植物的杂交实验》,初步揭示出了遗传的基本规律。

所谓性状，是指生物个体所表现出来的各种形态特征和生理、生化等特性的统称。每一个生物个体都有它的综合性状，不同个体所表现的综合性状是极其多样的，如花的颜色、人耳垂的形状、人眼皮与头发的形态等。同种生物同一性状的不同表现类型，称为相对性状，如红花与白花、人的双眼皮与单眼皮等都是一对相对性状。

　　豌豆有许多性状，孟德尔经过栽培观察，发现了七对区别明显的相对性状，他首先选用了纯种的圆滑豌豆和纯种的皱缩豌豆作为亲本（P）进行杂交实验，无论用哪一种作父本或母本，其 F_1 代种子都是圆滑豌豆。孟德尔在豌豆的其他六对相对性状的杂交实验中，获得了类似的结果，即 F_1 代全部个体的性状表现一致，都只表现一个亲本的性状，而另一个亲本的性状隐而未现。F_1 代所表现出来的亲本性状，称为显性性状，而 F_1 代不能表现出来的亲本性状，称为隐性性状。

　　用 F_1 代种子长出的植株进行自交（自花授粉），所产生的 F_2 代的不同个体之间的表现不同，有的个体表现了显性性状，有的个体表现了相对应的隐性性状，二者之比大致是 3∶1。对于同一个体后代出现不同性状的现象，称为性状的分离现象。隐性性状在 F_2 代中能够重新表现出来，说明它在 F_1 代中不过是暂时隐蔽，而并未消失。

（二）分离现象的分析

　　杂种后代性状的分离是生物界的普遍现象。为什么会出现这一现象呢？孟德尔首先提出了遗传因子分离假说，科学地解释了分离现象产生的原因，这一假说已被现代遗传学广泛应用。现根据孟德尔的这一假说，结合细胞学基础知识，将分离规律的原理归纳为以下几点。

　　（1）生物体每一个性状都由相应的遗传因子（基因）控制。性状有显性与隐性的区别，基因（遗传因子）也有显性和隐性之分。显性性状被显性基因控制，隐性性状被隐性基因控制。为了研究和表示方便，习惯上以拉丁字母作为基因的符号，显性基因用大写字母（如 A）表示，隐性基因用小写字母（如 a）来表示。同一对的相对性状则由同一对的相对基因控制，如双眼皮与单眼皮为一对相对性状，而双眼皮基因（A）与单眼皮基因（a）为一对相对基因。

　　在遗传学上，对于同源染色体上对等部位的基因，称为等位基因（图 5-1）。

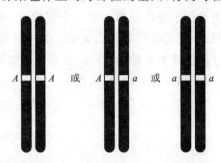

图 5-1　同源染色体上等位基因示意图

　　（2）同染色体一样，基因在体细胞中也是成对存在的（如 RR、Rr 或 rr），其中一个来自父本，一个来自母本。当生物体进行生殖而产生配子时，各对等位基因随着染色体的减数分裂而彼此分开，因此在每个配子中都含有体细胞等位基因中的一个。

（3）同一对等位基因,因其组成不同而有三种情况:两个基因都是显性基因时,例如 RR,表现显性性状;两个基因都是隐性基因时,例如 rr,则表现隐性性状;以上两种情况统称为"同质结合"或"纯合",这样的个体称为"纯合体"。其等位基因的两个基因相同。

当两个基因一个为显性,一个为隐性时,例如为 Rr 时,只表现显性基因(R)所控制的性状,而隐性基因(r)所控制的性状得不到表现,这种基因组成称为"异质结合"或"杂合"。这样的个体称为"杂合体"。等位基因不论在杂合状态或在纯合状态下,等位基因之间彼此互不融合或混杂,都保持其独立性。显然,由纯合的个体所产生的配子,都带有相同的基因,例如,纯合的父本 RR 个体产生的雄配子都带有一个 R 基因,而纯合的母本 rr 个体产生的雌配子都带有一个 r 基因。当雌、雄配子受精结合后,F_1 代所有个体就这一基因位点的基因组成则全部是 Rr,而没有其他类型。这就是 F_1 代就这一性状全部表现为显性性状的根源。隐性性状虽未表现,但隐性基因依然存在,因而后代仍有表现的机会。

（4）杂种(F_1 代)个体由于是异质结合的,所以产生带不同基因的配子,如 Rr 能产生带 R 基因的配子和带 r 基因的配子,其数量各占 50%。母本产生的雌配子是两种,父本产生的雄配子也是两种。当受精时,两种雌配子与两种雄配子结合的机会是随机且相等的,结果在 F_2 代中,必然是 RR 占有 1/4,Rr 占 2/4,rr 占 1/4。RR、Rr 都是显性性状,共占 3/4,所以显性性状的个体数与隐性性状的个体数之比为 3:1(图5-2),图 5-2 中 P 表示亲本,G 表示配子,F_1 表示子一代,F_2 表示子二代。

控制生物性状的基因组合形式称为基因型,如 RR、Rr、rr 等。表现型是指个体可观察到或可以检测到的某一性状,也称表型,如红花、白花等。基因型是表现型的遗传基础,而表现型是基因型在一定条件下的外在反映。一般情况下,凡基因型相同的个体只要所处的环境条件相同,其表现型就一样,但表现型相同的个体,其基因型却不一定相同,如圆滑豌豆基因型可能是 RR,也可能是 Rr。

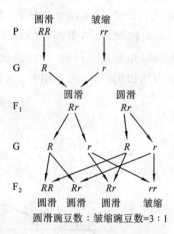

图 5-2 圆滑豌豆与皱缩豌豆杂交示意图

为了验证上述解释的正确性,孟德尔又设计了测交实验,即用 F_1 代杂合个体与隐性纯合亲本进行杂交,用以测定杂合体基因型的方法。实验结果完全符合预期结果,F_2 代出现了 1:1 的分离比例(图5-3)。

综上所述,总结出如下结论:在生物体中,一对等位基因共同存在于一个细胞中的同源染色体上,在形成配子时等位基因随着同源染色体的分离而彼此分离,分别进入到不同的配子中去,这就是分离定律,也称孟德尔第一定律。减数分裂时,同源染色体的分离是分离定律的细胞学基础。

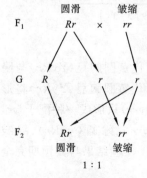

图 5-3 圆滑豌豆与皱缩豌豆测交示意图

分离定律的实质是等位基因的分离。本定律适用于由一对同源染色体上的一对等位基因控制的一对相对性状的遗传。

二、自由组合定律

孟德尔在研究了一对相对性状的遗传后，又对两对或两对以上的相对性状进行了研究，分析它们杂交后代的遗传规律，并总结出了自由组合定律。

豌豆子叶颜色的黄色和绿色是一对相对性状，受控于一对等位基因。黄色是显性性状，受显性基因 *Y* 控制，绿色是隐性性状，受隐性基因 *y* 控制。豌豆种子形状的圆和皱是另一对相对性状，受另一对等位基因控制。圆是显性性状，受显性基因 *R* 控制，皱是隐性性状，受隐性基因 *r* 控制。孟德尔选用纯种黄色圆滑（简称黄圆）、基因型为 *YYRR* 的豌豆与纯种绿色皱缩（简称绿皱）、基因型为 *yyrr* 的豌豆作为亲本进行杂交，结果子一代(F_1)全部为黄圆种子。F_1代自交后 F_2代共得到了 556 粒种子，性状出现了分离，有四种表现型，分别为黄圆、黄皱、绿圆、绿皱。其中黄圆豌豆 315 粒、黄皱豌豆 101 粒、绿圆豌豆 108 粒、绿皱豌豆 32 粒，比例约为 9∶3∶3∶1(图 5-4)。就一对相对性状而言，黄豌豆(315＋101)和绿豌豆(108＋32)之比约为 3∶1；圆豌豆(315＋108)和皱豌豆(101＋32)之比也约为 3∶1，符合分离规律。其中，黄圆、绿皱豌豆与亲本性状相同，称为亲组合；黄皱、绿圆豌豆是亲本性状的重新组合，称为重组合。

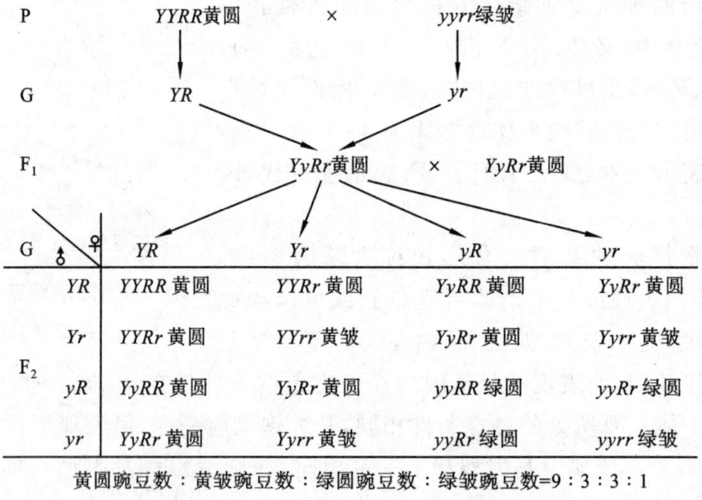

图 5-4　黄圆豌豆与绿皱豌豆杂交图解

为了进一步验证，孟德尔仍然进行了测交实验，即用 F_1 代黄圆豌豆(*YyRr*)与隐性纯合亲本绿皱豌豆(*yyrr*)进行杂交。按孟德尔的假设，F_1 代黄圆豌豆(*YyRr*)将形成四种数量相等的配子，即 *YR*、*Yr*、*yR*、*yr*；纯合绿皱豌豆(*yyrr*)只形成一种配子 *yr*，雌雄配子随机受精后，F_2 代将出现黄圆(*YyRr*)、黄皱(*Yyrr*)、绿圆(*yyRr*)、绿皱(*yyrr*)四种表现型，并且为 1∶1∶1∶1 的分离比例(图 5-5)。实验结果与其预期完全一致，验证了他的推测。

综上所述，得出如下结论：在生物体中，控制两对或两对以上相对性状的等位基因分别位于两对或两对以上的同源染色体上，在形成配子时，等位基因随着同源染色体

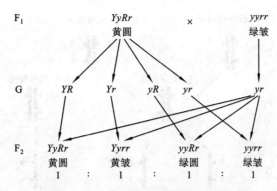

图 5-5　F₁代黄圆豌豆与绿皱豌豆测交图解

的分离而分离,非同源染色体上的非等位基因随着非同源染色体的自由组合而组合到不同的生殖细胞中,这就是自由组合定律,或称孟德尔第二遗传定律。减数分裂时同源染色体彼此分离,非同源染色体随机组合是自由组合定律的细胞学基础。

三、连锁与互换定律

美国遗传学家摩尔根和他的学生用果蝇作为实验材料进行杂交实验,总结出了连锁与互换定律,1926 年发表了《基因论》,提出了基因在染色体上呈直线排列的理论,补充和发展了孟德尔的遗传学说,极大地推动了遗传学向前发展。

(一)完全连锁遗传

野生果蝇为灰身、长翅类型(简称灰长)。摩尔根等人在实验室培养过程中又发现了黑身、残翅的突变类型(简称黑残)。用纯合的灰身长翅($BBVV$)果蝇与纯合的黑身残翅($bbvv$)果蝇杂交,F₁代全部为灰身长翅($BbVv$)果蝇,因此灰身(B)对黑身(b)是显性,长翅(V)对残翅(v)是显性,然后用 F₁代雄性果蝇与黑身残翅的雌性果蝇测交,按照自由组合定律分析,F₂代应该出现灰身长翅、灰身残翅、黑身长翅、黑身残翅四种类型,并且比例也应是 1：1：1：1,但测交结果并非如此,F₂代只出现了灰身长翅和黑身残翅两种亲本类型,分离比例为 1：1。

摩尔根认为,灰身(B)和长翅(V)基因位于同一条染色体上,黑身(b)和残翅(v)基因位于另一条同源染色体上,因此 F₁代($BbVv$)雄性果蝇在产生配子的过程中,随着同源染色体的分离,仅能形成含 BV 基因和 bv 基因两种类型的雄配子,与雌配子 bv 随机受精后,F₂代只能是灰身长翅($BbVv$)和黑身残翅($bbvv$)两种类型(图 5-6)。像这种位于同一条染色体上的基因彼此间是连锁在一起的,连锁的基因在减数分裂时并没有发生互换,完全随着染色体的动态变化而作为一个整体向后代传递,这种遗传现象称为完全连锁(complete linkage)。这样,F₁代灰身长翅雄果蝇和隐性亲本黑身残翅雌果蝇测交的后代完全是亲组合,没有重组合。

完全连锁遗传在生物界并不常见,仅在雄果蝇和雌家蚕中存在,常见的是不完全连锁遗传。

(二)不完全连锁遗传

摩尔根让 F₁代灰身长翅($BbVv$)的雌果蝇与黑身残翅($bbvv$)的雄果蝇测交,F₂代出

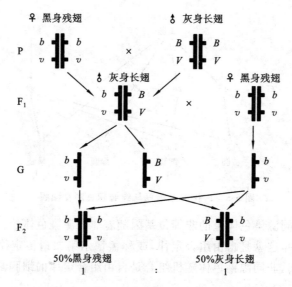

图 5-6　果蝇完全连锁遗传分析示意图

现了四种类型:灰身长翅($BbVv$)占 41.5%,黑身残翅($bbvv$)占 41.5%,灰身残翅($Bbvv$)占 8.5%,黑身长翅($bbVv$)占 8.5%。其中 83%是亲组合,17%是重组合(图 5-7)。

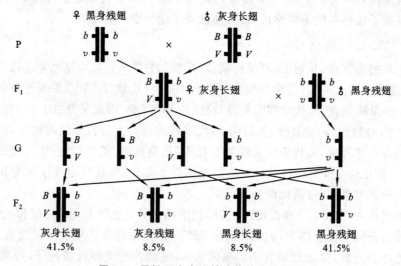

图 5-7　果蝇不完全连锁遗传分析示意图

　　摩尔根认为,F_1代雌果蝇的配子在形成过程中,基因 BV 和 bv 多数保持原来的连锁关系,但由于同源染色体的联合和同源非姐妹染色单体间的交换,使部分连锁基因 BV 和 bv 之间发生互换,这样可以产生 BV、Bv、bV、bv 四种雌配子,当其与雄配子 bv 受精后,将会形成四种类型的 F_2 后代。由于发生同源非姐妹染色单体间的交叉互换的细胞毕竟是少数,因此 F_1 代雌果蝇产生的亲本组合类型 BV 和 bv 的配子数量多,而重新组合类型 bV 和 Bv 的配子数量少,这种遗传现象称为不完全连锁(incomplete linkage)。

　　在生物体中,分布在同一条染色体上的基因彼此间是连锁在一起的,构成了一个连锁群,作为一个整体向后代传递,这种遗传方式称为连锁遗传(linkage)。但位于同一条染色体上的基因并非总是连锁在一起,在减数分裂形成配子时,同源染色体上的等位基因之间可以发生交换而使基因重组,构成新的基因连锁关系而向后代传递,这种遗传方式称为互换遗传(crossing over)。这就是摩尔根总结出的连锁与互换定律,又称为遗传学第三定律。

连锁与互换定律的实质是在减数分裂前期Ⅰ同源非姐妹染色单体之间进行片段交换,使某些等位基因的位置相互对换而使基因重组,构成新的基因连锁关系。同源染色体的联会和同源非姐妹染色单体间的交换是连锁与互换定律的细胞学基础。

一般来说,同一对同源染色体上两对等位基因之间距离越远,发生交换的概率越大;反之,发生交换的概率越小。一般用互换率(或重组率)来表示一对同源染色体上两对等位基因之间发生互换的概率,即 F_1 代中重组合类型数占全部子代总数的百分率。

互换率(%)=重组合类型数/(重组合类型数+亲组合类型数)×100%

根据互换率我们就可以将一种生物染色体上的连锁基因的相对位置推测出来。

第二节 单基因遗传病

单基因遗传病是指受一对等位基因(主基因)影响而发生的疾病。单基因遗传病的遗传符合孟德尔定律,故又称为孟德尔式遗传病。

根据基因所在染色体的位置(常染色体或性染色体)和基因性质(显性或隐性)的不同,将单基因遗传病分为:常染色体显性遗传病、常染色体隐性遗传病、X连锁显性遗传病、X连锁隐性遗传病和Y连锁遗传病。据2007年世界统计数据显示,人类细胞核基因组决定的单基因遗传性状有17 654种,包括常染色体遗传的16 613种、X连锁遗传的985种、Y连锁遗传的56种。其中,与人类疾病相关的基因座有10 314个。目前记载的单基因遗传病中,一半以上的是常染色体显性遗传,约36%的是常染色体隐性遗传,约10%的为X连锁遗传。

一、系谱与系谱分析法

研究人类性状、疾病的遗传规律不能像研究动物、植物那样人为地进行杂交实验,而是通过观察这些性状或疾病在家系内分离或传递的结果进行推断,所以需要特殊的研究方法,即系谱分析法(pedigree analysis)。系谱分析法是临床上研究人类遗传性状和疾病最常用的方法。进行系谱分析既有助于判断患者是否有遗传病,又有助于区分该疾病是单基因遗传病、多基因遗传病还是线粒体遗传病,还可用于遗传咨询中个体患病风险的估计和基因定位中的连锁分析等。

所谓系谱(pedigree)是指从先证者入手,详细调查某种疾病在一个家族中的发病情况后,用规定的符号和一定的格式将调查结果绘制成患者与家族各成员相互关系的图解,又称为家系图。系谱中常用的符号如图5-8所示。

在系谱中,先证者是指该家族中第一个被医生或遗传研究者发现罹患某种遗传病的患者或具有某种性状的成员。系谱中不仅包括患病的个体,也包括家族中所有的健

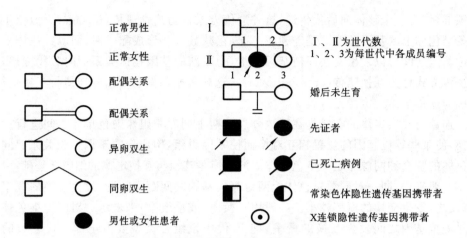

图 5-8　系谱中常用的符号

康成员。通过系谱可以对这个家系进行回顾性分析，以便确定所发现的某一疾病（或特定性状）在这个家系中是否有遗传因素的作用及其可能的遗传方式，从而为其他具有相同遗传病的家系或患者提供预防或诊治的依据。在系谱分析时，仅依据一个家族的系谱资料往往不能反映出该病遗传方式特点，通常需要将多个具有相同遗传性状或遗传病的家族系谱作综合分析（统计学分析），才能比较准确而可靠地作出判断。在调查和绘制系谱时还要注意：患者的年龄、病情、死亡原因、是否近亲婚配等；一个家族中检查的人数愈多愈好，大家族才能提供更多的信息，系谱一般要求有三代以上的成员情况；调查时要深入实地察看、查询，多收集资料进行综合分析，以确保资料准确无误；系谱中不能表达的内容应记录在病历内备查。

二、常染色体显性遗传

控制某种性状或疾病的基因位于常染色体（第 1～22 号染色体）上，而且致病基因的性质是显性的，这种遗传方式就称为常染色体显性遗传（autosomal dominance inheritance，AD），由此引起的疾病称为常染色体显性遗传病。

在常染色体显性遗传病中，假定用 A 表示显性致病基因，用 a 表示相对应的隐性正常基因，则基因型为 AA 和 Aa 的个体患病，基因型为 aa 的个体正常。人类的致病基因最初都是由正常基因突变而来的。基因突变的频率是很低的，每代基因突变率为 $10^{-6} \sim 10^{-4}$，所以对于常染色体显性遗传来说，患者的基因型绝大多数为杂合的基因型（Aa），纯合的基因型（AA）是致死的，在临床上比较少见。且在大多数病例中，纯合子患者的病情比杂合子患者的病情严重得多。

如果常染色体显性遗传病患者（Aa）与正常人（aa）结婚，婚后所生子女中约有 1/2 是患病个体，约有 1/2 为正常人。而且这样一对夫妇，他们每生育一次，其子女都有 1/2 的患病风险（图 5-9）。

由于基因表达受到多种复杂的内、外环境因素的影响，杂合子（Aa）有可能出现不同的表现形式，因此将常染色体显性遗传又分为以下几种亚型。

（一）完全显性遗传

在常染色体显性遗传疾病中，杂合子（Aa）患者与显性纯合子（AA）患者的表现型

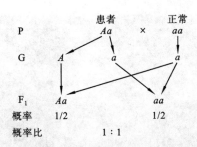

图 5-9 常染色体显性遗传病患者与正常人婚配图解

完全相同,临床症状并无区别,称为完全显性遗传(complete dominance inheritance)。在杂合子(*Aa*)中,显性遗传基因 *A* 的作用完全表现出来,隐性基因 *a* 的作用完全被掩盖,从而使杂合子(*Aa*)表现出与显性纯合子(*AA*)完全相同的症状。

例如,短指症是常染色体完全显性遗传病的典型例子,它的主要症状是患者由于指骨短小或缺如,致使手指变短。已知短指对正常指为显性性状,如果用 *A* 表示短指基因,*a* 表示正常指基因,基因型 *AA* 和 *Aa* 的个体都是短指症患者,临床表现相同,但临床上所见到的短指症患者的基因型绝大多数为杂合子(*Aa*),基因型(*aa*)的个体表现为正常指。

当短指症患者(*Aa*)与正常指个体(*aa*)婚配,按孟德尔分离定律计算,其所生子女中约有 1/2 的是短指症患者,约有 1/2 的是正常指个体。也可以说,这对夫妇每生一个孩子都有 1/2 的可能是短指症患儿。图 5-10 是一例短指症家族系谱。

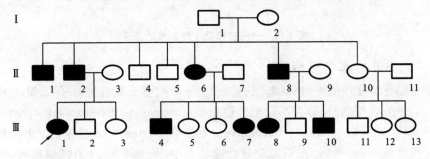

图 5-10 一例短指症家族的系谱

并指症Ⅰ型也是完全显性遗传病,可伴有手部或其他部位畸形,常在双侧同时发生,呈对称性。以发生在中指和环指间者最多,有时可有 3 个、4 个或全部手指并指。并指程度深浅不一,有的仅在指根部并指,表现为指蹼短浅;有的为全指并指,相邻手指完全连在一起(图 5-11)。

图 5-12 显示的是一例并指症Ⅰ型家族的系谱。从以上典型的病例中可以看出,常染色体完全显性遗传具有如下特点。①由于致病基因位于常染色体上,因而致病基因的遗传与性别无关,即在系谱中男、女发病机会均等。②患者的双亲之一必有一方是患者,且患者绝大多数是杂合子,患者的同胞中约有 1/2 的为患者,患者的子女中约有 1/2 的为患者,也就是说,患者婚后每生育一次都有 50% 的概率生出该病患儿。在小家系中同胞的发病比例不一定能准确反映出来,但如果把相同病种、婚配方式相同的小家系总计起来分析,就可以看到近似的发病比例。③系谱中可见连续传递,即系

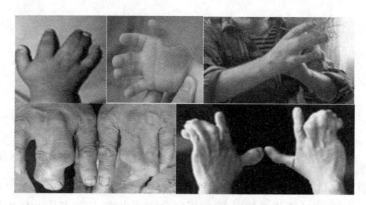

图 5-11　并指症 I 型患者的手部

谱中每代都可能出现患者。④双亲无病时，子女一般不会发病（除非发生新的基因突变或一些不规则显性遗传）。

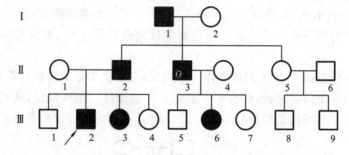

图 5-12　一例并指症 I 型家族的系谱

（二）不完全显性遗传

在常染色体显性遗传病中，杂合子（Aa）的表现型介于显性纯合子（AA）与隐性纯合子（aa）的表现型之间，称为不完全显性遗传（incomplete dominance inheritance）或半显性遗传（semi-dominance inheritance）。在杂合子（Aa）中，隐性基因 a 的作用也得到一定程度的表现，所以，在不完全显性遗传病中，杂合子（Aa）为轻型患者，纯合子（AA）为重型患者。两个杂合子（Aa）婚配后，后代的表型比例不是 3：1，而是 1：2：1，如 β-珠蛋白生成障碍性贫血、软骨发育不全症、家族性高胆固醇血症等。

β-珠蛋白生成障碍性贫血也称 β-地中海贫血，在中国南方地区的人群中致病基因携带率达到 10％以上，是由于血红蛋白 β 链合成障碍而造成的贫血。不同基因的个体，由于血红蛋白 β 链合成受到不同程度的影响，因而在临床上会出现不同的病情。①显性纯合子（$\beta^{Th}\beta^{Th}$）是重型患者，不能合成或只能合成很少量的血红蛋白 β 链，因此患者在出生后几个月内便出现严重的进行性贫血，常靠输血维持生命，多在婴幼儿期夭折；②杂合子（$\beta^{Th}\beta^{th}$）是轻型患者，血红蛋白 β 链合成部分受抑制，所以临床症状较轻，只表现轻度或中度贫血，一般可生活至成年；③隐性纯合子（$\beta^{th}\beta^{th}$）是正常人，血红蛋白 β 链合成正常（图 5-13）。

软骨发育不全症又称胎儿型软骨营养障碍、软骨营养障碍性侏儒等，是一种由于软骨内骨化缺陷导致的先天性发育异常。本病纯合子（AA）患者病情严重，多在胎儿

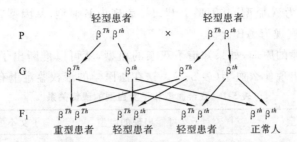

图 5-13　两个轻型 β-珠蛋白生成障碍性贫血患者婚配图解

期或新生儿期死亡,而杂合子(Aa)患者在出生时即有体态异常:四肢粗短(侏儒),手指平齐,下肢向内弯曲,胸椎后突,腰椎前突,以后者更为明显,头颅增大(图 5-14)。有的患者有轻度脑积水,颅穹窿及前额突出。大部分患者智力发展正常,牙齿好,肌力强,性功能正常。患者婴儿期如未夭折,成年后可以胜任各种工作,预后良好。本病主要是由于长骨骨骺端软骨细胞形成及骨化发生障碍,影响了骨的生长所致。致病基因已定位于 4p16.3。

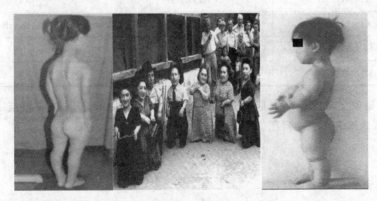

图 5-14　软骨发育不全症患者

(三) 共显性遗传

一对等位基因之间彼此没有显性和隐性的区别,在杂合状态时,两者的作用都完全表现出来,这种遗传称为共显性遗传(codominance inheritance)。

人类血型系统有二十多种,其中,ABO 血型和 MN 血型遗传就是共显性遗传典型的例子。ABO 血型是由红细胞表面抗原决定的,红细胞表面有 A 抗原,血清中有 β 抗体者为 A 血型;红细胞表面有 B 抗原,血清中有 α 抗体者为 B 血型;红细胞表面有 A、B 抗原时,血清中无抗体者为 AB 血型;红细胞表面无 A、B 抗原,而血清中有 α 和 β 两种抗体时为 O 血型。

ABO 血型是由一组复等位基因(multiple alleles)决定的,它们分别是 I^A、I^B、i,这三种基因位于第 9 号染色体长臂的同一位点,互为等位基因,但对于每个人来说只能具有其中的两个基因。像这种在一对同源染色体的某一特定位点上有三种或三种以上的等位基因称为复等位基因,它是基因突变多向性的表现。I^A 决定红细胞表面有 A 抗原,I^B 决定红细胞表面有 B 抗原,i 决定红细胞表面既没有 A 抗原又没有 B 抗原。I^A 和 I^B 对 i 都是显性的;I^A 和 I^B 之间无显性与隐性之分,而表现为共显性。因此,基因

型 $I^A I^A$、$I^A i$ 表现为 A 血型,基因型 $I^B I^B$、$I^B i$ 表现为 B 血型,基因型 ii 表现为 O 血型,而基因型 $I^A I^B$ 则表现为 AB 血型。

根据分离定律的原理,如果知道了双亲的血型,就可以推断出子女中可能出现什么血型或不可能出现什么血型(表 5-1)。这在法医学的亲权鉴定上有一定的意义。

表 5-1 双亲血型和子女血型的遗传关系

双 亲 血 型	子女可能出现的血型	子女不可能出现的血型
A×A	A,O	B,AB
A×B	A,B,O,AB	—
A×O	A,O	B,AB
A×AB	A,B,AB	O
B×B	B,O	A,AB
B×O	B,O	A,AB
B×AB	A,B,AB	O
O×O	O	A,B,AB
O×AB	A,B	AB,O
AB×AB	A,B,AB	O

例如,如果父母双亲分别是 AB 血型或 O 血型,子女可能是 A 血型或 B 血型,不可能是 AB 血型和 O 血型(图 5-15)。

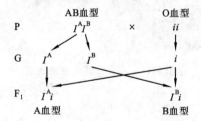

图 5-15 AB 血型个体与 O 血型个体婚配图解

知识链接

ABO 血型不合

母婴 ABO 血型不合易引起新生儿溶血症,原因是在母亲妊娠期间,胎儿红细胞可通过胎盘进入母体,刺激母体产生新的血型抗体,该抗体又通过胎盘进入胎儿体内,与红细胞发生抗原抗体反应,可引起红细胞破裂。因个体差异,母体产生的血型抗体量及进入胎儿体内的量不同,当胎儿体内的抗体达到一定量时,导致较多红细胞破裂,表现为新生儿溶血症。如母亲为 O 血型,父亲为 A 血型、B 血型或 AB 血型,如果胎儿为 A 血型或 B 血型时,母亲的抗 A 或抗 B 抗体通过胎盘进入胎儿血液循环,可发生免疫性溶血反应

导致新生儿溶血性黄疸,这种情况在我国比较常见,北方地区约半数新生儿
黄疸是由此引起的。引起新生儿溶血性黄疸的因素较多,仅仅查出母婴
ABO血型不合还不能确诊,尚需检查新生儿血中是否有抗A或抗B抗体,
母血中抗A或抗B的抗体浓度也应相当高。ABO血型不合导致溶血症状
一般较轻,引起胆红素脑病致死者较少见。

(四) 不规则显性遗传

在有些常染色体显性遗传病中,杂合子(Aa)由于所处的遗传背景和环境因素的
影响,使显性基因的作用没能表达出来,或者表达的程度有差异,使显性性状的传递不
规则,这种遗传现象称为不规则显性遗传(irregular dominance inheritance),如多指
症、Marfan综合征、成骨发育不全综合征、Ⅰ型神经纤维瘤等。

如在多指症中,有些杂合子(Aa)个体携带有显性致病基因(A),不一定表现有疾
病,但显性致病基因依然可以向后代传递,使后代中出现该病的患儿,因此在系谱中可
以出现隔代遗传的现象。

图5-16是一例多指症家族的系谱,在该系谱中,先证者Ⅱ$_2$的3个子女中一个正
常,2个患有多指症,这证明该先证者是杂合子(Aa),而他的父母Ⅰ$_3$和Ⅰ$_4$都正常,而
其伯父Ⅰ$_1$是多指症患者。由此可见,他的父亲Ⅰ$_3$可能是杂合子(Aa),由于其遗传背
景和环境因素的影响,而使显性致病基因(A)的作用未能显示出来,所以父亲Ⅰ$_3$的手
指正常,但并不影响其将致病基因传给后代,使后代出现患者,从而出现了隔代遗传的
现象。

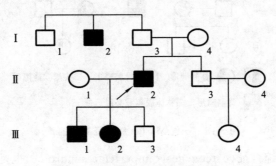

图 5-16 一例多指症家族的系谱

形成上述这种现象的最常见的原因之一是外显率降低。所谓外显率是指具有一
定基因型的个体在特定环境中形成相应表现型的比例,一般用百分率(%)来表示。外
显率等于100%者为完全外显,外显率低于100%者为不完全外显或外显不全。如有
20名携带有致病基因A的杂合子,只有16名形成了与显性基因相应的症状,另外4
人未出现相应的症状,则该杂合子(Aa)的外显率为$16/20×100\%=80\%$。

另外,在多指症的另一些杂合子(Aa)个体中,显性基因A的作用虽然表现出相应
的症状,但不同个体间症状表现出的轻重程度有所不同,如有的多指数目不一,有的多
指长短不等(图5-17)。这种杂合子(Aa)因某种原因而导致的个体间表现程度(轻重)
的差异,一般用表现度(expressivity)来表示。

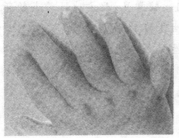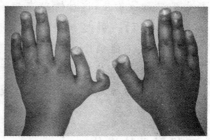

图 5-17　多指症患者的手部

Marfan 综合征(Marfan syndrome)也是一种比较常见的不规则显性遗传病。患者的主要患病器官为骨骼、心血管系统和眼。临床表现为:患者的身体瘦高、四肢细长,两臂伸长的长度大于身高,躯体上半部(头顶到耻骨联合)与下半部(耻骨联合到脚底)的比例降低,手指如蜘蛛样,颅骨细长,硬腭高拱,常见鸡胸或漏斗胸,常伴有韧带松弛及脊柱侧凸。眼部的典型损害为晶状体脱位,也可出现高度近视眼、视网膜剥离等。该病 60%～80% 的患者有心血管系统疾病,最常见是二尖瓣的功能障碍,二尖瓣腱索破裂和主动脉瘤破裂可引起过早死亡。本综合征的重型患者可有骨骼、眼和心血管系统的严重损害;轻型患者则只有各器官不同程度的损伤或只有骨骼和眼的异常或骨骼和心血管系统的异常。同一家族中的不同患者可有不同器官的不同程度损害,表现为不规则显性遗传(图 5-18)。

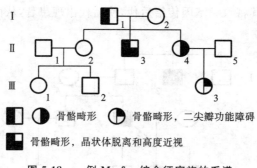

骨骼畸形　　骨骼畸形,二尖瓣功能障碍

骨骼畸形,晶状体脱离和高度近视

图 5-18　一例 Marfan 综合征家族的系谱

成骨发育不全综合征(osteogenesis imperfecta syndrome)也是一种典型的表现度有个体差异的例子,主要临床表现为骨折、蓝色巩膜和进行性传导性耳聋。在同一家系中,基因型相同的个体由于个体之间表现度的不同而导致其临床表现也不同。重型患者可有早发和频发的骨折,脊柱侧凸,2/3 的患者有白色巩膜,而 1/3 的患者有蓝色巩膜,有耳聋和牙本质发育不全。轻型患者有骨折或蓝色巩膜,无脊柱侧凸和耳聋。

值得注意的是外显率与表现度是两个不同的概念,切不可混淆。两者根本的区别在于前者阐明了基因表达与否,是"质"的概念,而后者要说明的是在表达前提下的表现程度的差异,是"量"的概念。

（五）延迟显性遗传

在常染色体显性遗传中,杂合子(Aa)在生命的早期致病基因并不表达,或虽然表达但尚不足以引起明显的临床表现,只有在达到一定的年龄后才表现出疾病,这种遗传方式称为延迟显性遗传(delayed dominance inheritance)。

亨丁顿(Huntington)舞蹈症又称慢性进行性舞蹈症,是一种常染色体显性遗传病。患者的子女中半数者可患病,男、女患病机会均等,多在30~40岁开始发病,但也有10余岁或60岁以后才发病的病例。临床表现为不自主舞蹈样动作及进行性痴呆。脑体积明显缩小,重量小于1 000 g,最突出的是两侧尾状核和壳核的萎缩,以致侧脑室明显扩张(图5-19)。大脑皮质特别是额叶、顶叶萎缩显著,白质也减少。镜下可见尾状核和壳核中选择性小神经细胞丢失,伴星形胶质细胞增生和胶质纤维化,类似的病变可见于丘脑腹侧核和黑质。

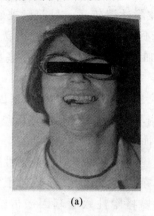 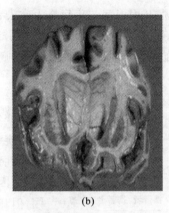

(a)　　　　　　　　　　(b)

图 5-19　亨丁顿舞蹈症患者及其脑部

本病呈进行性发展,病程多为10~15年,最后死于并发症。亨丁顿舞蹈症的致病基因已定位于4p16.3。该基因5′端有$(CAG)_n$三核苷酸重复序列。正常人重复9~34次,平均20次;该病患者重复37~100次,平均46次。

脊髓小脑性共济失调Ⅰ型也是一种常染色体显性遗传病,常于30~40岁发病,但也有14岁之前或73岁以后发的。患者有小脑萎缩,脑桥和橄榄体变性,脊髓小脑束萎缩。患者步态不稳,行走困难,上肢动作笨拙,语言不清,吞咽困难,有摇头和舞蹈样动作。此外可有眼外肌麻痹、眼震颤、腱反射亢进。该病的致病基因定位于6p23,致病基因的产物称为共济失调蛋白。其基本缺陷在于外显子中的三核苷酸$(CAG)_n$的重复扩展。正常人的CAG重复25~39次,该病患者的CAG重复51~58次。

家族性多发性结肠息肉也是延迟显性遗传病。该病患者的结肠壁上有许多大小不等的息肉,临床主要症状为便血并伴有黏液。35岁前后,患者的结肠息肉可恶化成结肠癌。

(六)从性遗传

从性遗传(sex-influenced inheritance)是指杂合子(Aa)的表达受到性别的影响,在某一性别表现出相应表型,在另一性别则不表现出相应的性状。例如,秃顶(又名男性秃顶)为常染色体显性遗传病,表现为成年男性头前部至头顶头发的慢性脱落,枕部及两侧颞部仍保留正常头发,男性杂合子有的表现秃顶,女性杂合子则不表现秃顶,但可以传递给后代,也就是说,在她的后代中有1/2的男性可出现秃顶。这种表达上的差异可能与雄激素的作用有关。

再如原发性的血色素沉着症,也为常染色体显性遗传病,主要表现为皮肤色素沉着、肝硬化、糖尿病三联综合征,人群中男性的发病率高于女性的。女性由于月经、流产或妊娠等生理或病理失血导致铁质缺失,减轻了铁质的沉积,故不易表现出症状。

三、常染色体隐性遗传

控制某种性状或疾病的基因位于常染色体上,而且致病基因的性质是隐性的,这种遗传方式称为常染色体隐性遗传(autosomal recessive inheritance,AR)。由常染色体上的隐性致病基因引起的疾病称为常染色体隐性遗传病。目前已被确认的常染色体隐性遗传病有 1 730 种,如白化病、苯丙酮尿症Ⅰ型、尿黑酸尿症、先天性聋哑、高度近视、半乳糖血症、肝豆状核变性、镰形细胞贫血症等。先天性代谢病多数为常染色体隐性遗传。

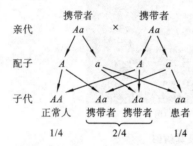

图 5-20 两名白化病携带者婚配图解

在常染色体隐性遗传的等位基因 B 和 b 中,b 为突变致病基因,个体只有在基因型为 bb 时才表现为疾病,而杂合子(Bb)虽然带有一个致病基因,但隐性致病基因(b)的作用会被显性正常基因(B)掩盖,因此杂合子(Bb)的表型与正常人(BB)相同,但却可以将隐性致病基因遗传给后代。这种带有致病的遗传物质(基因)但表型正常,并能将遗传物质传递给后代的个体称为携带者(carrier)。最常见的婚配类型是两个携带者($Aa \times Aa$)婚配(图5-20)。

白化病(albinism)是较常见的常染色体隐性遗传病。患者的皮肤、毛发呈白色,虹膜呈淡灰色,畏光,眼球震颤。由于患者体内编码酪氨酸酶的基因发生突变,导致酪氨酸酶缺陷,不能产生黑色素。该病的致病基因位于 15q11—q12。

苯丙酮尿症Ⅰ型(phenylketonuria,PKUⅠ),是一种遗传性酶病,在我国的发生率为 1/16 500。患儿出生时正常,毛发淡黄,皮肤白皙,虹膜呈黄色,尿有鼠臭味或霉臭味。出生后 3～4 个月,患儿出现智力发育障碍,肌张力高,常有痉挛发作,行走时步态不稳。约有 1/2 的患病胎儿发生早期流产,1/2 的患儿生长迟缓,有小头并有严重的智力低下。

本病主要是由于苯丙氨酸羟化酶(PHA)基因缺陷,引起苯丙氨酸羟化酶遗传性缺陷,导致苯丙氨酸不能转变为酪氨酸,结果在血清中积累。过多的苯丙氨酸进入旁路代谢,生成苯丙酮酸、苯乳酸和苯乙酸,堆积于人体内而导致疾病。PHA 基因已定位于 12q12.1。

再如镰形细胞贫血症患者因 β 珠蛋白基因的第 6 位谷氨酸变为缬氨酸,导致红细胞变成镰刀状而致病。从杂合子($Hb^A Hb^S$)患者的症状上来看,是常染色体隐性遗传病,但杂合子($Hb^A Hb^S$)患者的血细胞在显微镜下看,既有正常细胞,还有镰刀状的细胞,属于共显性遗传。图 5-21 是正常人与镰形细胞贫血症患者纯合子($Hb^S Hb^S$)、镰形细胞贫血症患者杂合子($Hb^A Hb^S$)与镰形细胞贫血症患者纯合子($Hb^S Hb^S$)之间婚配的图解。

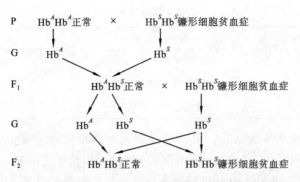

图 5-21　镰形细胞贫血症患者与正常人之间的婚配图

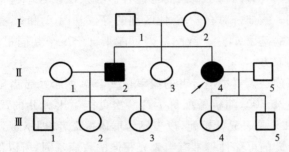

图 5-22　白化病患者的系谱

图 5-22 是一例白化病患者的系谱。从该系谱中可以看到常染色体隐性遗传的系谱特点：①患者的双亲往往表型为正常，但都是致病基因的携带者；②患者的同胞患同样疾病的可能性为 1/4，表型正常的同胞中有 2/3 的可能性为携带者；③系谱中看不到连续传递，系谱中的患者往往是散发的；④由于致病基因位于常染色体上，故男、女患病机会相等；⑤近亲婚配时，后代发病概率明显增高。

值得注意的是，常染色体隐性遗传病患者的同胞患同样疾病的可能性在理论上为1/4，但临床上观察的结果往往大于 1/4，这是由于小家系中同胞数较少，有时看不到准确的发病比例，如果将相同婚配类型的小家系合并起来分析，就会看到近似的发病比例。

所谓近亲婚配是指在 3～5 代内有共同祖先的男、女进行婚配。由于近亲个体可能携带有共同祖先传递下来的相同致病基因，所以亲缘关系越近则携带有相同致病基因的可能性就越高。近亲婚配时，子女成为隐性纯合子的机会比随机婚配时要高许多倍，所以近亲婚配子女发病的风险会增高。

历史上，有些国家和地区曾鼓励近亲婚配，不过，现在大多数国家都已禁止。我国《婚姻法》中有直系血亲和三代以内的旁系血亲禁止结婚的规定，所以我国近亲婚配的比率大大降低。可是在一些偏僻、落后的农村或山区以及一些少数民族地区，还存在着近亲婚配的现象。

在遗传学上，亲缘关系的远近通常用亲缘系数来表示。亲缘系数（relationship coefficient，r）是指具有共同祖先的个体，在某一基因位点上携带有相同基因的概率，或者说，两个个体（如表兄妹）之间具有相同基因的可能性。亲缘关系越近，亲缘系数越大。亲缘关系与亲缘系数的关系见表 5-2。

表 5-2　亲缘关系与亲缘系数的关系

亲 属 级 别	家 族 成 员	亲 缘 系 数
一级亲属	如父母与子女、同胞兄妹	1/2
二级亲属	如叔兄妹、姑侄、舅甥女	1/4
三级亲属	如表兄妹、堂兄妹	1/8

可以从两方面理解亲缘系数：①两个个体之间基因总体上有多少是相同的：如父子、母子、同胞之间有 1/2 的基因是相同的；祖孙之间、姑侄之间有 1/4 的基因是相同的；表兄妹之间有 1/8 的基因是相同的等。②从某一对等位基因来讲，两个个体在同一个基因位点上共同具有同一个基因的可能性。在亲缘系数中这个基因相同更侧重于从功能上的相同。假如一对有显、隐性区别的等位基因 A 和 a，有亲缘关系的两个个体都含有一个致病基因 a，这个致病基因可能来自于一个共同祖先的其中一方，或来自于共同祖先的双方。

假如半乳糖血症在人群中携带者的概率是 1/150，两个携带者随机婚配的概率为 1/150×1/150＝1/22 500，随机婚配每生育一次可能生出患儿的风险是 1/22 500×1/4＝1/90 000。如果是表兄妹婚配，设表兄为群体携带者，即携带致病基因的概率为 1/150，则表妹有 1/8 的可能性携带有与表兄相同的致病基因，所以他们婚配生出患儿的概率为 1/150×1/8×1/4＝1/4 800。即表兄妹婚配后生出半乳糖血症患儿的风险要比随机婚配增高约 19 倍，可见近亲婚配的危害性。

四、X 连锁遗传

控制某一性状或疾病的基因位于 X 染色体上，这些基因将随着 X 染色体的传递而传递，这种遗传方式称为 X 连锁遗传（X-linked inheritance）。在 X 连锁遗传中，根据致病基因性质的不同又将其分为 X 连锁显性遗传和 X 连锁隐性遗传两类。目前已被确认的 X 连锁遗传病有 412 种。

在 X 连锁遗传中有两大特点：一是男性为半合子，由于男性只有一条 X 染色体，其 X 染色体上的基因在 Y 染色体上缺少与之对应的等位基因，因此男性只有成对基因中的一个成员，故称为半合子（hemizygote），只要 X 染色体上有致病基因，都可以表现出相应的症状；二是存在交叉遗传现象，所谓交叉遗传（criss-cross inheritance），是指在 X 连锁遗传中男性的 X 染色体上的致病基因只能来源于自己的母亲，将来只能传给自己的女儿，不存在由男性向男性传递的现象。

（一）X 连锁显性遗传

由位于 X 染色体上的显性致病基因所控制的性状或疾病的遗传，称为 X 连锁显性遗传（X-linked dominant inheritance，XD）。由 X 染色体上的显性致病基因引起的疾病称为 X 连锁显性遗传病，临床上常见的有抗维生素 D 性佝偻病、遗传性肾炎、色素失调症、高氨血症 I 型、口面指综合征和 Albright 遗传性骨营养不良等。

在 X 连锁显性遗传病中，假定显性致病基因为 A，隐性正常基因为 a，则男性的基因型有两种：$X^A Y$（患病）和 $X^a Y$（正常）。女性的基因型有三种：$X^A X^A$（患病）、$X^A X^a$

(患病)和 X^aX^a(正常)。由于女性有两条 X 染色体,只要其中任何一条 X 染色体带有致病基因就会患病,所以女性的发病率高于男性的发病率。在临床上见到的女性患者绝大多数是杂合子(X^AX^a),很少见到女性纯合子患者,且女性患者的病情往往较轻。这是因为常见婚配类型为:女性杂合子患者(X^AX^a)×正常男性(X^aY)(图 5-23)或男性患者(X^AY)×正常女性(X^aX^a)(图 5-24),很少见到女性纯合子患者(X^AX^A)×男性患者(X^AY)的婚配类型。

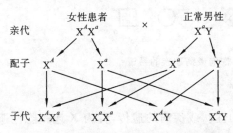

图 5-23 女性患者与正常男性婚配图解

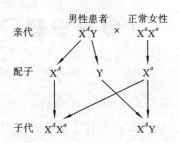

图 5-24 男性患者与正常女性婚配图解

抗维生素 D 性佝偻病属于 X 连锁显性遗传病。致病基因位于 Xp22.2—p22.1。患者由于肾小管对磷酸盐的重吸收和小肠对钙、磷的吸收障碍,造成尿磷增加、血磷降低、骨质钙化不全而引起佝偻病。患儿多于 1 岁左右开始发病,可出现 O 形腿、X 形腿、鸡胸等骨骼发育畸形,以及多发性骨折、骨痛、不能行走和生长发育缓慢等临床表现(图 5-25)。女性患者的病情较男性患者轻,少数只有低磷酸盐,或仅有骨骼异常。男性患者病情严重,下肢常出现畸形。这种佝偻病不仅会出现在婴儿期,在整个儿童期都存在,甚至在青春期仍在进展。对于这种佝偻病,采用常规剂量的维生素 D 治疗无效,必须联合使用大剂量的维生素 D 和磷酸盐才能起到治疗效果,故本病称为抗维生素 D 性佝偻病。

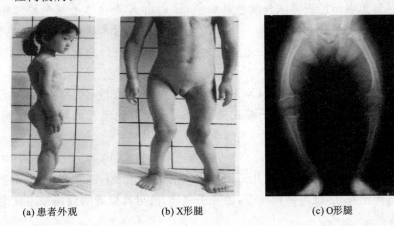

(a) 患者外观　　　　　(b) X 形腿　　　　　(c) O 形腿

图 5-25 抗维生素 D 性佝偻病患者的外观及腿部骨骼 X 片

X 连锁显性遗传的系谱特点:①系谱中女性患者多于男性患者,但女性患者的病情往往较男性患者的轻;②患者的双亲中有一方是患者,如果双亲都无病,子女一般不会患病(基因突变除外);③系谱中可见连续遗传现象;④有交叉遗传现象,即男性患者的后代中,女儿都将是患者,儿子都正常,女性患者的后代中子女各有 1/2 的患病风险

（图 5-26）。

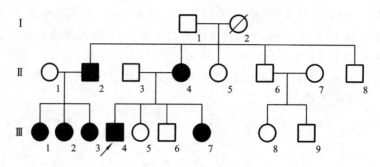

图 5-26　一例抗维生素 D 性佝偻病家族的系谱

（二）X 连锁隐性遗传

由位于 X 染色体上的隐性基因所控制的性状或疾病的遗传，称为 X 连锁隐性遗传（X-linked recessive inheritance, XR）。由 X 染色体上的隐性致病基因引起的疾病称为 X 连锁隐性遗传病，临床上常见有红绿色盲、甲型血友病、假肥大型肌营养不良和家族性低血色素贫血等。

在 X 连锁隐性遗传病中，致病基因为 a，正常基因为 A，则男性的基因型有两种：$X^A Y$（正常）和 $X^a Y$（患者）。女性的基因型有三种：即 $X^A X^A$（正常）、$X^A X^a$（携带者）和 $X^a X^a$（患者）。当女性两条 X 染色体上的等位基因都是隐性纯合子（$X^a X^a$）时才表现为患者，当为杂合子（$X^A X^a$）时隐性基因控制的性状不表现出来。而男性只有一条 X 染色体，所以只要 X 染色体上有一个隐性致病基因（$X^a Y$）就会患病，所以男性的发病率高于女性的发病率。常见婚配类型：女性携带者（$X^A X^a$）×正常男性（$X^A Y$）；女性携带者（$X^A X^a$）×男性患者（$X^a Y$）。

红绿色盲患者不能正确区分红色和绿色，该病由 X 染色体上两个紧密相连的隐性红色盲基因和绿色盲基因决定，一般把它们综合在一起考虑，称为红绿色盲基因。红绿色盲的发病率在男、女性别中差别很大，在我国男性红绿色盲的发病率约为 7%，女性的发病率约为 0.5%。

如果一个红绿色盲男性患者（$X^a Y$）与一个色觉正常女性（$X^A X^A$）婚配，子代中女儿色觉正常，但都是携带者，儿子都正常（图 5-27）。男性患者的致病基因只传给女儿，不传给儿子。

如果红绿色盲女性携带者（$X^A X^a$）与色觉正常男性（$X^A Y$）婚配，子代中女儿全部色觉正常，但有 1/2 的是携带者，儿子中将有 1/2 的为患者（图 5-28）。携带者母亲的致病基因可传给女儿，也可传给儿子，使儿子患病，故男性患者的致病基因只能从母亲那里传来。

如果红绿色盲女性携带者（$X^A X^a$）与男性色盲患者（$X^a Y$）婚配，子代中儿子将有 1/2 的为患者，1/2 的正常；女儿中将有 1/2 的为患者，1/2 的正常，但都是携带者（图 5-29）。因此女性患者的父亲一定是患者，母亲若表型正常，则一定为携带者。

假肥大型肌营养不良主要发生于男孩，患儿的肌膜透过性增强，肌肉中的一些酶漏出至血液中，因此引起肌肉变性。

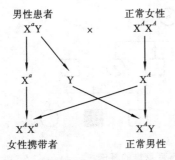

图 5-27　红绿色盲男性患者与正常女性婚配　　图 5-28　红绿色盲女性携带者与正常男性婚配

Duchenne 型肌营养不良(Duchenne muscular dystrophy,DMD)是假肥大型肌营养不良的主要类型,是严重致死性神经肌肉系统的 XR 病,其发病率为出生男婴的 1/3 500。DMD 患儿开始走路时就显现出肌肉无力,多在 5～6 岁时症状明显,表现为走路呈鸭型步态、上下楼困难,Gower 征呈阳性,多数患者的腓肠肌为假性肥大(图 5-30)。患儿的肌萎缩进行性加重,到 10 岁左右不能自主走路,一般 20 岁之前死于呼吸系统及循环系统衰竭,部分患儿伴有不同程度的智力低下。假肥大型肌营养不良的另一类型为 Becker 型肌营养不良(BMD),其发病率比 DMD 的明显低,但 BMD 发病较晚,一般 10 岁左右开始发病,临床表现与 DMD 的相似,但病程缓慢,症状较轻,往往可以生育后代。DMD 和 BMD 都是由抗肌萎缩蛋白遗传性缺陷所致。

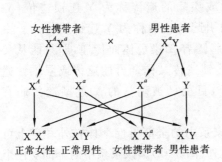

图 5-29　红绿色盲女性携带者与
男性患者婚配

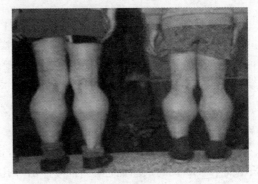

图 5-30　假肥大型肌营养不良患者的
腓肠肌假性肥大

DMD 基因定位于 Xp21.2—p21.3,是目前已知最大的致病基因,约占 X 染色体的 1%,长约 2 400 kb,含 79 个外显子。

图 5-31 为一例假肥大型肌营养不良家族的系谱,该系谱反映了 X 连锁隐性遗传病系谱的特点:①人群中男性患者远多于女性患者,且系谱中往往只能见到男性患者;②有交叉遗传和隔代遗传现象;③双亲无病时,儿子可能发病,女儿则不会发病;儿子一旦发病,其母亲一定是致病基因的携带者;④男性患者的兄弟、外祖父、舅父、姨表兄弟、外甥及外孙等也可能是患者。

甲型血友病也是一种典型的 X 连锁隐性遗传病,致病基因定位于 Xq28。患者由于缺乏凝血因子Ⅷ而导致凝血障碍,在皮下、肌肉内反复出血,可形成淤斑和血肿,在关节腔出血可导致关节畸形(图 5-32),严重者可因颅内出血而死亡。

医学遗传学基础·

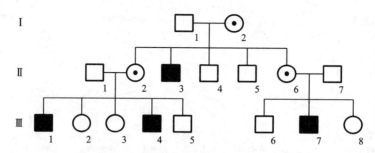

图 5-31　一例假肥大型肌营养不良家族的系谱

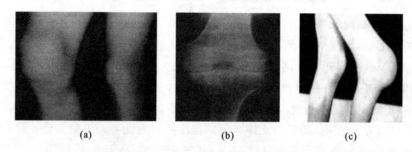

（a）　　　　　（b）　　　　　（c）

图 5-32　甲型血友病患者的膝关节图片

五、Y 连锁遗传

由位于 Y 染色体上的基因所控制的性状或疾病的遗传称为 Y 连锁遗传（Y-linked inheritance）。由 Y 染色体上的致病基因引起的疾病称为 Y 连锁遗传病。由于 X 染色体上缺少相应的等位基因，因此它必将随着 Y 染色体而传递，即只能从父亲传递给儿子，再由儿子传递给孙子，所以 Y 连锁遗传又称全男性遗传或限雄性遗传。据 2002 年统计，Y 连锁致病基因有 43 个，目前已被确认的 Y 连锁遗传病有 19 种。

如外耳道多毛症是一种 Y 连锁遗传病，该家系中的全部男性个体在外耳道上可长出 2～3 cm 长的成丛黑色硬毛，常伸出耳孔之外（图 5-33）。该家系中的全部女性个体均无此症状（图 5-34）。外耳道多毛症受 Y 染色体上的外耳道多毛基因控制。

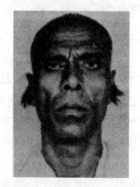

图 5-33　外耳道多毛症患者

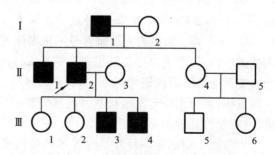

图 5-34　一例外耳道多毛症家族的系谱

此外,目前较肯定的 Y 连锁基因还有睾丸决定基因、无精子基因、箭猪病基因、H-Y抗原基因等。

第三节　影响单基因遗传病分析的因素

根据基因突变的性质,通常把与其所控制的相应表型分为显性遗传和隐性遗传两大类。理论上,两者在群体中呈现出各自的分布规律,且应符合孟德尔式分离比例,但实际上某些突变基因性状的遗传存在着许多例外情况。

一、表现型模拟

因环境因素的作用使某一个体的表现型(简称表型)恰好与某一特定基因的作用所产生的表现型相同或相似,这种由环境因素引起的表现型称为表现型模拟或拟表型(phenocopy),例如,环境因素也可以引起先天性聋哑,母亲在妊娠的早期若感染风疹病毒,风疹病毒可严重影响胎儿内耳的发育而导致先天性聋哑,或由于使用药物(链霉素)引起的先天性聋哑。风疹病毒或药物所致的先天性聋哑与常染色体隐性遗传的先天性聋哑具有相同的表现型,这种拟表型是由于环境因素的影响,并非生殖细胞中基因本身的改变所致,因此,这种聋哑不遗传给后代。

二、基因多效性

基因多效性(gene pleiotropy)是指一个基因可以决定或影响多个性状,产生多种表型效应。在生物个体的发育过程中,很多生理、生化过程都是相互联系、相互依赖的。基因的作用是通过控制新陈代谢的一系列生化反应而影响个体发育,从而决定性状的表现。因此,一个基因的改变直接影响其他生化过程的正常进行,从而引起其他性状的改变。这方面的例子很多,例如,苯丙酮尿症是一种常染色体隐性遗传病,由于一对基因的隐性突变,使苯丙氨酸羟化酶缺陷,引起苯丙氨酸主要代谢受阻,黑色素不能形成,出现白化症状,随着苯丙氨酸代谢旁路的开放,形成过多的苯丙酮酸,并由尿排出,导致苯丙酮尿症,而苯丙酮酸及其衍生物又可影响脑的发育,造成智力障碍。再如,半乳糖血症是一种糖代谢异常症,患者既有智力发育不全等神经异常,还具有黄疸、腹腔积液、肝硬化等消化系统症状,甚至还可出现白内障等。因此,虽然只是一对基因的突变,但却可出现多种异常表现。

三、遗传异质性

表现型是由基因型和环境因素共同决定的,但同一表现型并不一定是一种基因型表达的结果,有可能几种基因型都表现为同一表现型。这种表现型相同而基因型不同的现象称为遗传异质性(genetic heterogeneity)。由于遗传基础不同,它们的遗传方式、发病年龄、病情以及再发风险等都可能不同。例如,人群中的先天性聋哑患者,约75%的遗传方式为常染色体隐性遗传,另外,还有常染色体显性遗传、X连锁隐性遗传、多基因遗传方式和环境因素导致的。目前已经发现,在常染色体隐性遗传的先天性聋哑病例中又分为Ⅰ型、Ⅱ型和半致死型等。Ⅰ型先天性聋哑共有 35 个不同位点

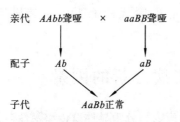

图 5-35　两个先天性聋哑患者婚配图解

的致病基因。在这 35 个基因座上,任一等位基因处于纯合状态下,均可导致先天性聋哑,占全部先天性聋哑的 68%,人群中携带者频率高达 16%。这可以解释为什么一对夫妇均为聋哑,但所生子女全部正常的情况。这是因为夫妇双方的聋哑基因不在相同的基因座上(图 5-35),故不发病。Ⅱ型先天性聋哑有 6 个基因座,任一等位基因处于纯合状态均可导致先天性聋哑。半致死型先天性聋哑患者常伴发智力低下和性腺发育不全,受累者只占同胞的 6.25%～12.5%,而不是 25%,这是由于半致死的因素所致。

　　大多数遗传病都有遗传异质性,如进行性肌营养不良症有许多类型,其临床症状相似,但其遗传方式不尽相同。Duchenne 型和 Becker 型肌营养不良为 X 连锁隐性遗传;肢带型、面肩肱型和远端型肌营养不良为常染色体显性遗传。苯丙酮尿症虽然都是常染色体隐性遗传的,但可区分为Ⅰ型(经典型)、Ⅱ型、Ⅲ型等亚型。Ⅰ型苯丙酮尿症为苯丙氨酸羟化酶缺乏所致,可用低苯丙氨酸饮食治疗;Ⅱ型苯丙酮尿症为二氢蝶啶还原酶缺乏所致,对低苯丙氨酸饮食治疗无反应;Ⅲ型苯丙酮尿症为二氢生物蝶啶合成酶缺乏所致,控制饮食后,出现肌张力低下和运动发育迟缓。由于治疗措施和预后不同,因此鉴别Ⅰ型与Ⅱ型、Ⅲ型十分重要。由于遗传基础不同,具有遗传异质性疾病的遗传方式、发病年龄、病程进展、病情严重程度、预后以及复发风险等都可能不同。总之,随着研究的不断深入,将会发现更多的遗传性疾病是异质性的。这对于临床诊断、治疗和预防是非常重要的。

四、遗传早现

　　遗传早现(genetic anticipation)是指一些遗传病在世代传递过程中有发病年龄提前和疾病症状逐代加重的现象。

　　例如,遗传性小脑性运动共济失调(Marie 型)综合征,是一种常染色体显性遗传病,其发病年龄一般为 35～40 岁,早期临床表现为行走困难,站立摇摆不定,语言不清,晚期可导致下肢瘫痪。本病可分为 SCA-1 型、SCA-2 型、SCA-3 型。SCA-2 型多为中年发病,平均发病年龄为 26.9±12.5 岁,但 2～65 岁也可发病,患者的发病年龄与异常扩增的 CAG 重复序列的重复次数成负相关,即 $(CAG)_n$ 重复扩增数越大,发病年龄越早。研究证实 $(CAG)_n$ 重复扩增数大于 45 的患者多在 20 岁前发病。与其他三核苷酸动态突变性疾病一样,SCA-2 型存在明显的遗传早现现象,子代较亲代症状出现可提前 14.4±7.9 年,这在一定程度上与 $(CAG)_n$ 重复扩增数在各后代间不稳定扩展有关。同时,SCA-2 型也有父系遗传倾向和遗传早现现象,在一个家系中,曾祖父 39 岁开始发病,他的儿子 38 岁开始发病,他的孙子 30 岁开始发病,他的曾孙 23 岁就已瘫痪。又如亨丁顿舞蹈症、强直性肌营养不良等都有遗传早现现象。

五、限性遗传

限性遗传(sex-limited inheritance)是指位于常染色体上的某些基因的表达受性别的限制,只能在某一性别的个体中产生表型效应,但是这些基因不论在男性或女性中均可正常传递给后代。这种情况主要是由于生理结构或性激素等方面的差异所引起的。例如,男性性早熟为常染色体显性遗传病,但仅限于男性发病;子宫阴道积水为常染色体隐性遗传病,但该病患者只见于女性。

从性遗传和限性遗传这两个术语很容易混淆,它们之间的区别在于:限性遗传是指一种表现型只局限于一种性别,在另一种性别上无法体现;从性显性只是在基因型杂合状态下,某种性别的表现度较轻,但在基因型纯合状态下两种性别都能体现。

六、遗传印记

遗传印记是哺乳动物及人类普遍存在的一种遗传现象,很难用经典的孟德尔定律来解释。根据孟德尔定律,控制某一性状或遗传病的基因无论来自父方还是来自母方,所产生的表型效应是相同的,但是目前发现,同一基因由不同性别的亲本传给子女可引起不同的表型效应,像这样由双亲性别决定基因功能上的差异称为遗传印记(genetic imprinting),即这些等位基因在传递上是符合遗传学基本规律的,但在表达方面受传递双亲性别的影响。

Prader-Willi 综合征(PWS)和 Angelman 综合征(AS)是涉及 15q11—q13 区域的染色体缺失的两种完全不同的疾病。当患儿缺失的 15 号染色体来自父亲时,表现为PWS,即暴饮暴食、过度肥胖、智力缺陷、行为异常、身材矮小、性腺功能减退;当患儿缺失的 15 号染色体来自母亲时,表现为 AS,即大嘴、呆笑、步态不稳、癫痫和严重的智力低下。这两种综合征的 15 号染色体缺失分别来自父亲和母亲,说明遗传印记所致的相同基因型不同表现型的可能性。

再如亨丁顿舞蹈症是一种常染色体延迟显性遗传病,常于 30～40 岁时发病,如果致病基因是从母亲传来的,则子女的发病年龄不会提前且症状不加重,仅表现为舞蹈样动作;如果致病基因是从父亲传来的,由于遗传印记而导致发病早且病情严重,经过几代男性的传递可使患者在 20 岁前发病,这也是遗传早现。遗传早现现象一般来自于不稳定、可扩展的三核苷酸重复序列。正常人重复 9～34 次,平均为 20 次;患者重复 37～100 次,平均为 46 次。亨丁顿舞蹈症发病年龄的变化及病情轻重程度均与传递致病基因的亲本(即遗传印记)有关(图 5-36)。

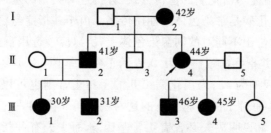

图 5-36 一例亨丁顿舞蹈症家族的系谱

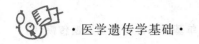

第四节　两种单基因性状或疾病的遗传

人类两种单基因性状或疾病伴随遗传的现象是普遍存在的,当同时分析两种单基因性状或当一个家系中同时存在两种单基因遗传病时,分析其遗传规律,首先要确定控制两种单基因性状或两种单基因遗传病的基因是位于同一对同源染色体上,还是位于两对非同源染色体上。

一、控制两种性状或疾病的单基因位于两对非同源染色体上

如果控制两种单基因性状或两种单基因遗传病的基因是位于两对非同源染色体上时,其遗传方式遵循自由组合定律。例如,在人类中,双眼皮是受显性基因 A 控制的,单眼皮是受隐性基因 a 控制的,褐色眼是受显性基因 B 控制的,蓝色眼是受隐性基因 b 控制的,两对基因分别位于两对非同源染色体上。一对夫妇都是双眼皮褐色眼,生了一个单眼皮蓝色眼的孩子,他们再生一个孩子是双眼皮蓝色眼的可能性是多大?

根据已知条件,父母都是双眼皮褐色眼,生了一个单眼皮蓝色眼的孩子,可知孩子的基因型是 $aabb$,父母都是双眼皮褐色眼,所以都有 A 基因和 B 基因,孩子的基因来源于父母,则父母都有 a 基因和 b 基因,所以父母的基因型为 $AaBb$,根据自由组合定律,可推断后代的情况(图 5-37)。

	AB	Ab	aB	ab
AB	$AABB$双褐	$AABb$双褐	$AaBB$双褐	$AaBb$双褐
Ab	$AABb$双褐	$AAbb$双蓝	$AaBb$双褐	$Aabb$双蓝
aB	$AaBB$双褐	$AaBb$双褐	$aaBB$单褐	$aaBb$单褐
ab	$AaBb$双褐	$Aabb$双蓝	$aaBb$单褐	$aabb$单蓝

亲代　双眼皮褐色眼 $AaBb$ × 双眼皮褐色眼 $AaBb$

图 5-37　两种单基因性状自由组合的遗传图解

如果有这样一对夫妇,丈夫有并指症,妻子正常,已生了一个白化病的患儿,他们问:若再生第二胎,子女发病情况如何? 你该怎样回答呢?

我们先确定并指症与白化病的遗传方式,分析这对夫妇的基因型。并指症是常染色体显性遗传病,白化病是常染色体隐性遗传病。由于并指症与白化病是两种不同的遗传病,且致病基因位于不同对的同源染色体上,所以应该选用自由组合定律。

假设用 A 表示并指症的致病基因,a 表示正常指基因,由于妻子正常则可判断其该对等位基因的基因型为 aa;因白化病患儿的手指正常则也可以判断其该对等位基因的基因型也是 aa,而对于白化病患儿的这对隐性等位基因,一个肯定来自于父亲,一个来自于母亲,这就说明丈夫必含有正常基因 a,而丈夫有并指症则其必含有致病的显性基因 A,从而判断出丈夫的这对等位基因的基因型为 Aa。对于白化病,其属于

常染色体隐性遗传病,假如用 b 表示白化病的致病基因,B 表示正常基因,则白化病患儿的基因型为 bb,而对于这对隐性的等位致病基因,一个也肯定来自于父亲,一个来自于母亲,所以这对夫妇在该基因位点上,必各自含有隐性致病基因 b;由于这对夫妇均未患白化病,所以他们必含有正常基因 B,从而推断这对夫妇的这对基因型为 Bb。综上所述,丈夫的基因型是 $AaBb$。

最后,通过遗传分析可判断其子女的发病情况(图 5-38)。若这对夫妇再生第二胎,孩子表现型完全正常的可能性是 3/8,患白化病而不患并指症的可能性是 1/8,患并指症而不患白化病的可能性是 3/8,同时患并指症和白化病的可能性是 1/8。

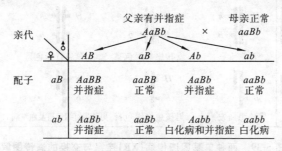

图 5-38　两种单基因性状自由组合的遗传图解

二、控制两种性状或疾病的单基因位于一对同源染色体上

如果控制两种单基因性状或两种单基因遗传病的基因位于同一对同源染色体上,其遗传方式受连锁与互换定律制约,子代中重组类型出现的比例是由两对基因之间的交换率来决定的。

例如,红绿色盲和血友病都是 X 连锁隐性遗传病,致病基因都位于 X 染色体上,呈连锁关系,两基因之间交换率为 10%。现有一家庭,父亲患红绿色盲而无血友病,母亲正常,生了两个儿子,一个患有红绿色盲,另一个患有血友病,试问他们再生孩子的发病风险如何?

红绿色盲和血友病都是 X 连锁隐性遗传病,因为一个儿子患有红绿色盲,而母亲色觉正常,从而可知其母亲必是红绿色盲基因的携带者。再从另一个儿子患有血友病来分析,推知其母亲同时也是血友病基因的携带者。用 b 表示红绿色盲基因,B 表示正常的等位基因;用 h 表示血友病基因,H 表示正常的等位基因。那么这两种致病基因是位于母亲同一条 X 染色体上,还是分别位于母亲两条 X 染色体上呢?从已知条件分析,两个儿子,一个患有红绿色盲而无血友病;另一个患有血友病而色觉正常,说明两种遗传病的致病基因并未连锁在同一条 X 染色体上,而是分别位于两条 X 染色体上,因此母亲的基因型应该是 $X^{Bh}X^{bH}$,而是 $X^{BH}X^{bh}$ 的可能性较小,如果是后者,那么两个儿子的 X 染色体将都是重组类型的,根据交换率来估计,这种可能性不大。父亲患红绿色盲而无血友病,可以推知父亲的基因型是 $X^{bH}Y$。父母的基因型确定后,便可根据连锁与互换定律,推测出他们婚后所生子女可能出现的情况(图 5-39)。他们所生的子女中,女儿患红绿色盲的可能性为 50%,正常的可能性也为 50%;儿子患红绿色盲的可能性为 45%,患血友病的可能性也为 45%,同时患这两种遗传病的可能性为

5%,正常的可能性只有5%。

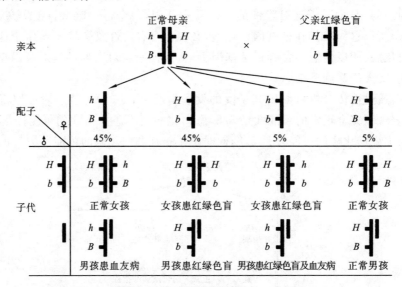

图 5-39　两种单基因遗传病(XR)连锁与交换的遗传图解

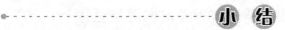

小 结

　　生物体的遗传变异现象尽管极其复杂,但有一定的规律可循。分离定律、自由组合定律、连锁与互换定律是遗传学的三大规律。分离定律是指在生物体中,一对等位基因共同存在于一个细胞中的同源染色体上,在形成配子时等位基因随着同源染色体的分开而彼此分离,分别进入到不同的配子中去。减数分裂时同源染色体的分离是分离定律的细胞学基础。分离定律的实质是等位基因的分离。本定律适用于由一对同源染色体上的一对等位基因控制的一对相对性状的遗传。

　　自由组合定律是指在生物体中,控制两对或两对以上相对性状的等位基因分别位于两对或两对以上的同源染色体上,在形成配子时,等位基因随着同源染色体的分离而分离,非同源染色体上的非等位基因随着非同源染色体的自由组合而组合到不同的生殖细胞中。减数分裂时同源染色体彼此分离,非同源染色体随机组合是自由组合定律的细胞学基础。

　　连锁与互换定律是指在生物体中,分布在同一条染色体上的基因彼此间是连锁在一起的,构成了一个连锁群,作为一个整体向后代传递,这种遗传方式称为连锁遗传。但位于同一条染色体上的基因并非总是连锁在一起,在减数分裂形成配子时,同源染色体上的等位基因之间可以发生交换而使基因重组,构成新的基因连锁关系而向后代传递,这种遗传方式称为互换遗传。

　　连锁与互换定律的实质是在减数分裂前期Ⅰ同源非姐妹染色单体之间进行片段交换,使某些等位基因的位置相互交换而使基因重组,构成新的基因连锁关系。同源染色体的联会和同源非姐妹染色单体间的交换是连锁与互换定律的细胞学基础。

　　单基因遗传病是指受一对等位基因影响而发生的疾病。根据基因所在染色体的位置不同（常染色体或性染色体）和基因性质（显性或隐性）的不同,将单基因遗传病分为常染色体显性遗传（AD）病、常染色体隐性遗传（AR）病、X 连锁显性遗传（XD）病、X 连锁隐性遗传（XR）病和 Y 连锁遗传病。

单基因遗传及其单基因遗传病是以遗传学的三大规律为基础的,所以,必须掌握每一种规律中基因的动态变化过程,才有利于研究各种单基因遗传病的发病规律及其再发风险。要研究人类的单基因遗传病,不能像研究动物和植物那样采用杂交的方法,必须采用特殊的研究方法,即系谱分析法,所以,要求掌握各种单基因遗传病系谱的绘制及系谱分析的方法,以便确定遗传病的遗传方式及再发风险。

所谓系谱是指从先证者入手,详细调查某种疾病在一个家族中的发病情况后,用规定的符号和一定的格式将调查结果绘制成为患者与家族各成员相互关系的图解,又称为家系图。进行系谱分析时要掌握三要素:第一,确定遗传方式;第二,说明判断根据;第三,写出先证者及其父母的基因型。所以为了能在临床上熟练分析各种单基因遗传病的遗传规律和再发风险,不仅要求掌握 AD 病、AR 病、XD 病、XR 病等几种遗传病的系谱特点,还必须了解影响单基因遗传病分析的因素,特别是遗传异质性、遗传印记、遗传早现、限性遗传等内容。临床上在进行系谱分析时,需要将多个具有相同遗传性状或遗传病的家族的系谱作综合分析(统计学分析),才能比较准确而可靠地作出判断。几种常见的单基因遗传病及 AR 病中近亲婚配的危害性,作为了解内容。

能力检测

一、选择题

（一）A 型选择题（单项选择题）

1. 在世代间连续传代并且女性发病率高于男性的遗传病为（　　）。

A. AR　　　　B. AD　　　　C. XR　　　　D. XD　　　　E. Y 连锁遗传

2. 男性患者的所有女儿都患病的遗传病为（　　）。

A. AR　　　　B. AD　　　　C. XR　　　　D. XD　　　　E. Y 连锁遗传

3. 属于完全显性的遗传病为（　　）。

A. 软骨发育不全　　　　　　　　　　B. 多指症

C. 亨丁顿舞蹈症　　　　　　　　　　D. 短指症

E. 早秃

4. 属于不完全显性的遗传病为（　　）。

A. 软骨发育不全　　　　B. 短指症　　　　C. 多指症

D. 亨丁顿舞蹈症　　　　E. 早秃

5. 属于不规则显性的遗传病为（　　）。

A. 软骨发育不全　　　　　　　　　　B. 多指症

C. 亨丁顿舞蹈症　　　　　　　　　　D. 短指症

E. 早秃

6. 存在交叉遗传和隔代遗传的遗传病为（　　）。

A. AD　　　　B. AR　　　　C. XD　　　　D. XR　　　　E. Y 连锁遗传

7. 一对夫妇的表现型正常,妻子的弟弟为白化病(AR)患者。假设白化病基因在人群中有携带者的概率为 1/60,这对夫妇生育白化病患儿的概率为(　　)。

　　A. 1/4　　　　B. 1/360　　　　C. 1/240　　　　D. 1/120　　　　E. 1/480

8. 母亲为红绿色盲,父亲正常,其四个儿子有可能是红绿色盲的数目是(　　)。

　　A. 1个　　　　B. 2个　　　　C. 3个　　　　D. 4个　　　　E. 0个

9. 父母为 A 血型,生育了一个 O 血型的孩子,如再生育,孩子的可能的血型为(　　)。

　　A. 仅为 A 血型　　　　　　　　　　B. 仅为 O 血型

　　C. 3/4 为 O 血型,1/4 为 B 血型　　　D. 1/4 为 O 血型,3/4 为 A 血型

　　E. 1/2 为 O 血型,1/2 为 B 血型

10. 丈夫为红绿色盲,妻子正常且其家族中无患者,如再生育,子女患色盲的概率为(　　)。

　　A. 1/2　　　　B. 1/4　　　　C. 2/3　　　　D. 0　　　　E. 3/4

11. 短指症和白化病分别为 AD 和 AR,并且基因不在同一条染色体上。现有一个家庭,父亲为短指症,母亲正常,而儿子为白化病。该家庭若再生育,其子女为短指症和白化病的概率为(　　)。

　　A. 1/2　　　　B. 1/4　　　　C. 2/3　　　　D. 3/4　　　　E. 1/8

12. 血友病(用 H、h 表示)和红绿色盲(用 B、b 表示)都是 XR。现有一个家庭,父亲为红绿色盲,母亲正常,一个儿子为血友病,另一个儿子和一个女儿为红绿色盲。母亲的基因型是(　　)。

　　A. $X^{HB}X^{hB}$　　　B. $X^{HB}X^{hb}$　　　C. $X^{HB}X^{HB}$　　　D. $X^{Hb}X^{hb}$　　　E. $X^{HB}X^{Hb}$

13. 一个母亲患甲型血友病的男子,与一位父亲患甲型血友病的女子结婚,则两人婚后子女中(　　)。

　　A. 女儿发病　　　　　　　　　　　B. 儿子发病

　　C. 子女各有 1/2 发病　　　　　　　D. 儿子中 1/2 发病,女儿无病

　　E. 女儿中 1/2 发病,儿子无病

14. 人类的有耳垂性状对无耳垂性状是显性,一个有耳垂纯合子的人与无耳垂的个体婚配,预期他们的子女是(　　)。

　　A. 都有耳垂　　B. 50%有耳垂　C. 25%有耳垂　D. 都无耳垂　　E. 25%无耳垂

15. 苯硫脲(PTC)尝味能力为不完全显性遗传,父亲为敏感者(TT),母亲为味盲(tt),则子女的表现型为(　　)。

　　A. 100%为介于敏感者与味盲之间的中间型　　B. 75%为敏感者,25%为味盲

　　C. 50%为敏感者,50%为味盲　　　　　　　D. 100%为敏感者

　　E. 100%为味盲

16. 下列遗传病中,只有在隐性基因纯合状态下才可能发病的是(　　)。

　　A. 血友病　　　　　　　　　　　　B. 亨丁顿舞蹈症

　　C. 高度近视　　　　　　　　　　　D. 抗维生素 D 性佝偻病

(二) X 型选择题(多项选择题)

1. X 连锁隐性遗传病表现为(　　)。

A. 系谱中只有男性患者   B. 女儿有病,父亲一定有病

C. 父母无病,子女也无病   D. 有交叉遗传

E. 母亲有病,儿子一定有病

2. 一个具有 O 型和 M 型血型的个体与一个具有 B 型和 MN 型血型的个体婚配,其子女可能的血型为( )。

A. O 型和 M 型   B. O 型和 N 型

C. O 型和 MN 型   D. B 型和 M 型

E. B 型和 N 型

3. 发病率有性别差异的遗传病有( )。

A. 常染色体显性遗传病   B. 常染色体隐性遗传病

C. X 连锁显性遗传病   D. X 连锁隐性遗传病

E. Y 连锁遗传病

4. 短指症和白化病分别为 AD 和 AR,并且基因不在同一条染色体上。现有一个家庭,父亲为短指症,母亲正常,而儿子为白化病。该家庭若再生育,不同患儿的比例为( )。

A. 1/4 为白化病   B. 1/8 为白化病

C. 3/8 为短指症和白化病   D. 3/8 为短指症

E. 1/8 为短指症和白化病

5. 血友病(用 H、h 表示)和红绿色盲(用 B、b 表示)都是 XR。现有一个家庭,父亲为红绿色盲($X^{Hb}Y$),母亲正常($X^{Hb}X^{hB}$),如不发生重组,其子女可能的表现型有( )。

A. 正常的儿子和女儿   B. 患红绿色盲的儿子和女儿

C. 患血友病的儿子和女儿   D. 患血友病的儿子

E. 患血友病的女儿

6. 对于一种罕见的 X 连锁隐性遗传病,群体中( )。

A. 患者几乎均为男性

B. 患者几乎均为女性

C. 女性携带者的人数约是男性患者的 2 倍

D. 男性患者的人数约是女性患者的 2 倍

E. 女性患者的人数约是男性患者的 2 倍

二、名词解释

1. 不规则显性遗传

2. 不完全显性

3. 延迟显性遗传

4. 从性显性

5. 外显率和表现度

6. 基因多效性

7. 遗传异质性

8. 遗传印记

9. 遗传早现

10. 限性遗传

三、问答题

1. 常染色体显性遗传、常染色体隐性遗传、X 连锁显性遗传、X 连锁隐性遗传、Y 连锁遗传的定义及其系谱特点各是什么？

2. 一对表现型正常的夫妇,婚后生出了一个患有白化病的女儿和一个患红绿色盲的儿子,请分析其原因。

3. 一个患抗维生素 D 性佝偻病的女性与一个患亨丁顿舞蹈症的男性结婚,请分析其后代患病的可能性。

4. 一对夫妇听力正常,生出了一个先天性聋哑的女儿。如果再次生育,还会生出先天性聋哑患儿来吗？风险如何？若这个先天性聋哑的女儿长大后,与另一个先天性聋哑男性结婚,生出一个并不聋哑的孩子,这是为什么？如果这个女儿再次生育,还能生出先天性聋哑患儿来吗？风险如何？

5. 我国人群中苯丙酮尿症的发生率约为 1/16 500,携带者概率约为 1/65。一个人的外甥患苯丙酮尿症,他如果与他的姨表妹结婚,所生子女中患苯丙酮尿症的风险如何？如果他进行随机婚配,子女中患苯丙酮尿症的风险又如何？

（张颖珍）

第六章 多基因遗传与多基因遗传病

学习目标

掌握：1. 多基因遗传的特点。

2. 多基因遗传病、易患性、发病的阈值、遗传度的概念。

熟悉：1. 数量性状、质量性状的概念和特点。

2. 多基因遗传病的遗传特点和再发风险的估计。

了解：多基因假说的内容。

人类遗传病存在不同的遗传基础，可以由单基因、多基因、染色体、线粒体的异常遗传来决定。有些人类疾病的发生有一定的遗传基础，表现为家族聚集性，但系谱分析又不符合单基因遗传，即不具备常染色体或者性染色体的显性遗传、隐性遗传等遗传方式。医学研究显示，人类许多性状（或疾病）不是受一对等位基因控制，而是受若干对（多对）等位基因控制，并且环境因素对性状的表达作用明显，例如唇裂、精神分裂症、哮喘、糖尿病、消化性溃疡、先天性心脏病等，都是由多个基因决定发病，疾病所具有的性状，常常是以数量性状为基础的，即在正常数量基础上的增加或减少。例如，糖尿病表现为血糖增高，高血压病主要表现为血压增高，智力障碍则表现为智力低下等，这类病的群体患病率大多超过 0.1%，属于"常见病"，目前比较明确的常见多基因遗传病种类约有 100 多种。

第一节 多基因遗传

一、质量性状与数量性状

单基因遗传中所涉及的性状，如孟德尔研究的正常性状（如豌豆的形状圆与皱、茎的高度高与矮），又如现代人类研究的异常性状（如皮肤白化病与正常、眼睛红绿色盲与正常、手指多指（趾）与正常指（趾）等），普遍可见相对性状之间的差异明显。相对性状间有着本质的区别，这些变异的个体可明显地区分为 2~3 个群体（全或无），没有中间过渡类型，也就是说，变异是不连续的，这种单基因遗传的性状称为质量性状（qualitative character）（图 6-1）。质量性状的遗传基础是由一对基因所控制的性状，又称为单基因遗传性状。质量性状一般可以用"文字"描述，如豌豆的高茎与矮茎、人类白化病与正常等。

人类苯丙氨酸羟化酶的活性是单基因遗传性状,正常人(基因型为 PP)血浆中苯丙氨酸羟化酶的活性为 100%,杂合子携带者(基因型为 Pp)的苯丙氨酸羟化酶的活性为正常人的 $45\%\sim50\%$,苯丙酮尿症患者(基因型为 pp)的苯丙氨酸羟化酶的活性仅为正常人的 $0\%\sim5\%$,这些性状分别由基因型 PP、Pp 和 pp 决定,若将此性状的变异作图可以看到明显的三个峰(图 6-1(b))。

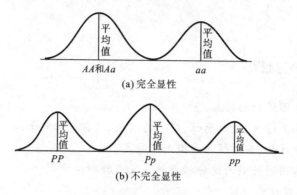

图 6-1　质量性状变异分布图

生物界还有另一类性状,例如,成人的身高,如果是单基因遗传,那么人的身高应该是高个(中个)、矮个,包含 2~3 种不同性状,而实际上在一个随机取样的成人群体中,人的身高性状种类很多,是由高到矮逐渐过渡的,但是很高的人(200 cm)和很矮的人(135 cm)只占极少数,大部分人的身高在 160~170 cm,根据这一群体的身高变异种类,可以绘成曲线,结果呈正态分布,只有一个峰(图 6-2)。对于性状之间的差异不明显,不同个体间的差异只是量的差异,变异在群体中的分布是连续的,这样的性状称为数量性状(quantitative character)。数量性状在人类表现极为常见,如人的身高、智力、体力、体重、肤色、寿命、血压等。数量性状的遗传基础是多对等位基因,还与环境因素密切相关,因此数量性状又称为多基因遗传性状。数量性状一般可用"数字"来描述,如身高 165 cm,寿命 70 岁,正常人血压的收缩压为 100~120 mmHg、舒张压为 60~80 mmHg 等。总之,多基因遗传具有复杂性。

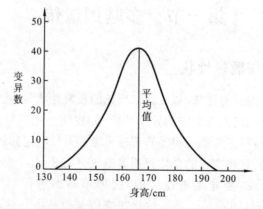

图 6-2　数量性状变异分布图(以正常人身高变异为例)

二、多基因遗传假说

数量性状被人们认识是在 1909 年,瑞典的遗传学家尼尔逊·爱尔通过白色品种和暗红色品种小麦的杂交实验分析,发现了多基因遗传现象,结果提出了多基因遗传假说,其主要包括:①人类有些性状的遗传基础不是一对等位基因,而是两对或两对以上的等位基因;②每对等位基因之间没有显性与隐性的区别,是共显性的;③每对等位基因对该遗传性状的作用都很微小,称为微效基因(minor gene),但多个微效基因的作用可以累加,产生一个明显的表型效应,称为累加效应;④各对基因的传递仍然遵循遗传的基本规律;⑤数量性状除了受多对等位基因的遗传基础影响外,还受环境因素影响,二者共同作用决定一种性状的形成,因此多基因遗传又称为多因子遗传。

三、多基因遗传的特点

数量性状或多基因遗传性状是受多个遗传基因和多种环境因素共同影响的结果。例如人的身高,除了受营养好坏、阳光充足与否、是否进行锻炼等环境因素的影响(环境因素可以对某种性状的产生起着增强或者抑制作用),更主要取决于多对微效基因的组合,因此,双亲的身高决定着子女的身高。研究发现,身材高大的双亲,其子女虽然身高偏高,但是多数将比他们的父母要矮,即比父母更接近于人群的平均身高;两个极矮的双亲,其子女身高高于父母身高的平均值。这种现象早在 1926 年由英国著名的科学家 Calton 发现,并且称之为"平均值的回归"。他通过测量 204 对双亲和他们928 名成年子女的身高获得了这种结论:如果双亲身高平均值高于群体身高平均值,子女身高平均值就低于其双亲身高平均值,但是接近群体身高平均值;如果双亲身高平均值低于群体身高平均值,则子女身高平均值高于其双亲身高平均值,但是接近群体身高平均值;这就是说该数量性状在遗传过程中子代将向人群的平均值靠拢,这就是回归现象。这种现象也表现在其他多基因遗传性状。

我们以人的身高遗传为例,来说明数量性状遗传的特点。假设人的身高由两对等位基因(A 和 a、B 和 b)决定,A 和 B 都是显性基因,它们之间的关系是共显性的,A 和 B 都决定高个,a 和 b 都决定矮个,且 A 和 B、a 和 b 的作用可以累加。若极高个体(AABB)和极矮个体(aabb)婚配,其子女的基因型都是 AaBb,身高为中间类型(中等身高),如图 6-3 所示。由于环境因素的影响,子代不同个体的身高会有些差异。若两个杂合子中等身高(AaBb)的人进行婚配,根据分离定律和自由组合定律,他们子女的身高变异范围将增大,会出现 5 种不同身高类型,即极高、偏高、中高、偏矮和极矮,比例为 1∶4∶6∶4∶1(图 6-3)。

通过分析可以看出,如果身高是受两对等位基因控制的,两个杂合子中等身高(AaBb)的人婚配,后代出现了 5 种不同的身高类型:极高和极矮为极端类型,各占1/16;中间类型,偏高的占 4/16、中高的占 6/16、偏矮的占 4/16,三者共占 14/16(图6-3)。由此可见,如果决定某一性状(身高)的基因对数愈多,则极端类型愈少,中间类型愈多,再考虑环境因素(如营养、睡眠、运动、气候对身高的作用)的影响,子代的变异范围将更为广泛。

通过上面的遗传分析,可归纳多基因遗传的特点如下:

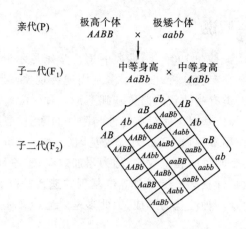

图 6-3　人体正常身高遗传图解

（1）当两个极端变异的个体（纯种）杂交后，子一代都表现为中间类型，但因受环境因素的影响，子一代群体会出现一定的变异。

（2）当两个中间类型的个体（子一代）杂交后，子二代大多数是中间类型，由于多对基因的分离和自由组合以及环境因素的影响，子二代的变异范围比子一代的更加广泛，有时会产生少量极端类型。

（3）在一个随机杂交的群体中，产生的后代大多在中间范围，极少数在极端范围，由于多基因的遗传基础和环境因素的影响，子代表现的变异范围将更加广泛且呈连续性分布。

第二节　多基因遗传病

在分析和研究多基因遗传病的病因、发病机制、再发风险估计时，首先应注意多基因遗传病是一类患病率高、病情复杂的疾病，既要重视分析遗传因素，又不能忽视环境因素的影响。例如，常见的多基因遗传病有高血压病、支气管哮喘、糖尿病、唇裂、精神分裂症、消化性溃疡、先天性心脏病等，患者同胞的患病率为 $1\%\sim10\%$，群体患病率大多超过 0.1%，这种受多对基因和环境因素双重影响而引起的疾病称为多基因遗传病。由于多基因遗传病的遗传基础是多对等位基因，遗传方式复杂，还受环境因素影响，故又称为多因子遗传病或复杂疾病。

一、易患性与阈值

人类多基因遗传病的发生，由遗传因素和环境因素共同作用，决定一个个体是否易于患病，称为易患性（liability）。群体的易患性变异和数量性状变异一样呈正态分布（图 6-4）。在一个群体中，易患性有高有低，但大多数人的易患性呈中等水平接近平均值，易患性很高和很低的个体都很少。当一个个体的易患性达到或超过一定限度时，这个个体就患病。使个体患病的易患性的最低限度称为发病的阈值（threshold）。阈值将群体中连续分布的易患性变异分为两部分，即一部分是正常群体，另一部分是患病群体。在一定的环境条件下，阈值代表着造成发病所必需的最低限度的该病的致病基因数量。

一个个体的易患性高低无法测量,但是,一个群体的易患性的平均值可以从该群体的患病率作出估计。

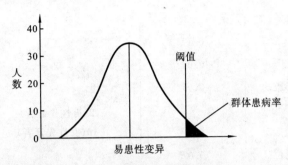

图 6-4 多基因遗传病群体易患性变异分布

二、遗传度

多基因遗传病是一类患病率高、病情复杂的疾病,平均每 5~6 个人中就有一个人患多基因遗传病。在多基因遗传病中,易患性的高低受遗传因素和环境因素的双重影响,其中遗传因素所起作用的大小,称为遗传度(也称遗传率或遗传力),遗传度一般用百分率(%)表示,可以用下面的式子说明遗传度的测算。

遗传度(%)=遗传因素/(遗传因素+环境因素)×100%

表 6-1 是人类一些常见多基因遗传病的群体患病率和遗传度统计表。当遗传度为 70%~80% 时,遗传度较高,表明遗传因素在决定患病方面起重要作用,环境因素作用较小;相反,当遗传度为 30%~40% 时,遗传度较低,表明环境因素在决定患病方面起重要作用,而遗传因素的作用不明显。

例如,对精神分裂症的调查分析表明:在 25 对单卵双生子中,共同患病的有 20对;在 20 对二卵双生子中,共同患病的有 2 对。依此推算单卵双生子的发病一致率为80%,二卵双生子的发病一致率为 10%。研究表明,精神分裂症的遗传度为 78%,故在此病中遗传因素所起的作用较大。

表 6-1 常见多基因遗传病的群体患病率和遗传度统计表

疾病与畸形	群体患病率/(%)	患者一级亲属患病率/(%)	遗传度/(%)
原发性高血压病	4~8	20~30	62
早发型糖尿病	0.2	2~5	75
迟发型糖尿病	2~3	—	35
支气管哮喘	4.0	20	80
精神分裂症	1.0	10	80
消化性溃疡	4.0	8	37
强直性脊椎炎	0.2	7(男性先证者) 8(女性先证者)	70

疾病与畸形	群体患病率/(%)	患者一级亲属患病率/(%)	遗传度/(%)
无脑畸形	0.2	2	60
脊柱裂	0.3	4	60
唇裂	0.17	4	76
腭裂	0.04	2	76
冠状动脉硬化性心脏病	2.5	7	35
先天性幽门狭窄	0.3	2(男性先证者) 10(女性先证者)	75
先天性髋关节脱位	0.07	4	70
先天性畸形足	0.1	3	68
先天性巨结肠	0.02	2(男性先证者) 8(女性先证者)	80

三、多基因遗传病的特征

人类的一些常见病或多发畸形,它们的发生有一定的遗传基础,有家族聚集现象,但是发病还受到环境因素的影响。下面以高血压病、支气管哮喘为例,说明多基因遗传病的特点。

(一)高血压病

高血压病是一种复杂的多基因遗传病,在我国高血压病的患者高达 8 000 余万人。原发性高血压病具有家族聚集现象和复杂的遗传方式,其群体患病率为 4%~8%,患者一级亲属患病率为 20%~30%,遗传度约为 62%(表 6-1)。高血压病受多个基因的突变影响而致病,目前研究已知:血管紧张素转化酶(ACE)基因、血管紧张素原(AGT)基因、心钠素原(ANP)基因、钠泵功能基因的突变,将引起肾素-血管紧张素、心钠素、钠泵等的异常,从而引起高血压病。例如,ACE 的产物是血管紧张素Ⅱ,它与血管的构建和细胞生长有关,并决定血压、体液和离子的稳定性。血管紧张素原(AGT)是血管紧张素Ⅱ的前体,AGT 的增加,也伴随血管紧张素Ⅱ的相应提高。某些激素对血压的影响也是通过 AGT 而实现的。AGT 基因与高血压病连锁,有高血压病时局部 AGT 水平增高。由此可见,高血压病有着重要的遗传基础,但是,在高血压病的发病中,环境因素(如精神高度紧张、长期进食高盐饮食、寒冷气候刺激和不合理用药等)的影响也是众所周知的。

(二)支气管哮喘

支气管哮喘是一种以气道炎症、气道高反应性和可逆性气道阻塞为特征的呼吸系统疾病,该病病因复杂,受遗传因素和环境因素的双重影响。世界上平均发病率为 4%,我国华南地区的平均发病率为 0.69%、北京地区的平均发病率为 5.29%,患者以儿童多见,男性患者略多于女性患者,农村患者多于城市患者,多在冬季和夜间发作。

近 20 年来,已确认支气管哮喘是一种复杂的多基因遗传病,有家族聚集现象,研究表明多个染色体上的基因与支气管哮喘相关,致病基因主要集中在 5p、6q、11q、12q、14q、19q 等位置。支气管哮喘发生的环境因素很多,有直接和间接的过敏原,如花粉、屋尘螨、鱼、虾、病毒、细菌、动物皮毛、农药、油漆、药物等。

总之,临床上常见的高血压病、支气管哮喘等疾病的发生,是遗传因素和环境因素双重作用的结果,与单基因遗传病有明显的区别。

通过上述疾病分析,可见多基因遗传病的发生有如下特点。

(1) 有家族聚集现象,但经系谱分析,不符合单基因遗传方式,患者同胞患病率远低于 1/2(AD)或 1/4(AR),患者同胞的患病率一般为 1%~10%。

(2) 患者双亲、同胞、子女的亲缘系数相同,有相同的发病风险。

(3) 患病率有种族(民族)差异性,因为不同种族或民族的基因库是不同的。

(4) 近亲婚配时,子女的患病风险也增高,但不如常染色体隐性遗传病那样显著。

(5) 单卵双生子的发病一致率高于二卵双生子的发病一致率。

(6) 随着亲属级别的降低,患者亲属的发病风险明显下降,对于群体患病率低的病种,这种特征更明显。

四、多基因遗传病患病率的估计

参见表 6-1,可见多基因遗传病的群体患病率、患者一级亲属患病率、性别差异、遗传度等均与再发风险估计相关,因此,在估计多基因遗传病的再发风险时,要根据以下几个方面的资料和数据,进行具体分析。

1. 再发风险与该病的遗传度和群体患病率的关系 在遗传度较高(遗传度为 70%~80%)且群体患病率在 0.1%~1% 的多基因遗传病中,患者一级亲属的患病率近似于一般群体患病率的平方根,例如,唇裂遗传度为 76%,群体患病率为 0.17%,患者一级亲属的患病率为 4%。也就是说,如果遗传度为 100%,患者一级亲属的患病率将接近于 9%。如果遗传度为 50%,则患者一级亲属的患病率将低于 2%。

多基因遗传病的发生有家族聚集倾向,所以患者亲属的患病率高于群体患病率,但是,患者亲属的患病率随着与先证者亲缘关系的疏远而逐渐降低。

2. 再发风险与家庭中患者人数的关系 亲属中多基因遗传病的患者越多,后代患病的概率也就越高。例如先天性畸形足,群体患病率为 0.1%,一对夫妇的表现型正常时,第一胎生了患儿,第二胎再生患儿的风险为 3%;一对正常夫妇如已生了两个患儿,或者夫妇一方为患者并已生过一个患儿,再生患儿的风险可增加到 10% 或 14%。然而在单基因遗传病中,因为父母的基因型已定,不论已出生几个患儿,患病率都是 1/2 或者 1/4。

在多基因遗传病中:如果一对夫妇已生过一个患儿,表明他们带有一定数量的易患性基因;如果一对夫妇已生育两个患儿,则说明他们带有更多的易患性基因,传给后代的致病基因就多,后代的患病风险就高。

3. 再发风险与患者病情严重程度的关系 在单基因遗传病中,不论病情的轻重如何,一般都不影响其患病率,即仍为 1/2 或 1/4;在多基因遗传病中,则病情愈严重的患者,其后代的患病率愈高。例如,仅有单侧唇裂的患者,其同胞的患病率为 2.5%,

一侧唇裂并发一侧腭裂的患者,其同胞的患病率为 4.2%,两侧唇裂并发腭裂的患者,其同胞的患病率则上升为 5.7%。

这是因为患者的病情愈严重,说明其父母带有的易患性基因的数量愈多,因而传给后代的易患性基因的数量也就愈多,后代的患病风险就愈高。

4. 再发风险与性别的关系　患病率如有性别差异,越是患病率低的性别的患者,其一级亲属的患病率越高。例如,先天性幽门狭窄的男性患病率为 0.5%,女性患病率为 0.1%,男性患病率为女性患病率的 5 倍。男性患者的儿子的患病率为 5.5%,女儿的患病率为 1.4%;女性患者的儿子的患病率为 20%,女儿的患病率为 7%。

先天性幽门狭窄是一种多基因遗传病,男性患病率高于女性患病率,说明男性和女性患病的阈值不同,女性患病的阈值高于男性的。如果男、女性都患病,则女性患者比男性患者带有的致病基因的数量多,女性患者传给后代致病基因的量比男性患者传给后代致病基因的量就多,所以女性患者后代患病的可能性比男性患者后代患病的可能性就大。

由于多基因遗传病的遗传基础是多对等位基因,且与环境因素有关,而且它不像单基因遗传病那样相对较容易认识和方便推算子代的患病率,所以在估计发病风险时,要综合各种因素全面考虑,这样得出的判断结果才会更接近实际。

知识链接

精神分裂症

精神分裂症是一种较为常见的病因不明的精神障碍性疾病,其终身发生率为 1%,在社会负担方面居各类疾病的第四位,城市和农村患病率分别为 7.11% 和 4.26%,女性患病率高于男性的(1.6:1)。精神分裂症的临床表现比较复杂,多起病于青壮年,具有特征性的思维、情绪和行为,表现为联想散漫、情感淡漠、言行怪异、脱离现实等,一般无智力障碍,病程多迁延。

精神分裂症是一种非经典的孟德尔式多基因遗传病,其涉及的遗传因素十分复杂。近年来,经过大量的家系研究、双生子研究、寄养子女研究,结果显示,遗传因素在精神分裂症的发病过程中起着非常重要的作用,其遗传度为 70%~85%,但也受一定的环境因素影响,如妊娠期间的病毒感染、出生时并发窒息以及人所处的社会、家庭环境等的不利刺激的影响。

小　结

质量性状和数量性状是生物的遗传性状,质量性状的遗传基础是一对等位基因,数量性状的遗传基础是多对等位基因。多基因假说说明了数量性状遗传的特点。多基因遗传病是指受多对等位基因和环境因素的双重影响而引起的疾病。在多基因遗传病中,由遗传因素和环境因素共同作用决定一个个体是否易于发病,称为易患性。如果一个个体的易患性达到或超过一个限度就发病,这个最低限度称为发病的阈值。

在多基因遗传病中,易患性的高低受遗传因素和环境因素的双重影响,其中遗传因素所起作用的大小称为遗传度。多基因遗传病发病风险的估计比较复杂,要考虑到群体患病率、亲属的级别、该病的遗传度、家庭中患者的人数和病情的轻重、种族及性别差异等因素。

能力检测

一、填空题

1. 当两个中间类型(子一代)个体杂交后,子二代大多数是_____类型,有时会产生少量_____类型。这除了环境因素的作用外,微效基因的_____和_____对变异的产生也起了一定作用。

2. 在一定的环境条件下,阈值代表个体_____所必需的、最少的该病致病基因的数量。

3. 数量性状除受_____的遗传基础影响外,_____也起着一定的作用。

4. 单基因遗传的遗传性状由_____对等位基因控制,相对性状之间差异明显,即变异是不连续的,称为_____。多基因遗传性状与单基因遗传性状不同,其遗传基础是由_____对基因控制,且变异在一个群体内是连续的,称为_____。

5. 数量性状的相对性状之间差别_____,中间_____过渡类型,性状的变异分布是_____,不同的个体之间没有_____的差别。

6. 当遗传度为70%～80%时,则表明_____在决定患病方面有重要作用,而_____的作用较小。

7. 多基因遗传病在人群中的患病率一般都超过_____,在患者同胞中的患病率约为_____。

8. 在多基因遗传病中,若一般群体患病率为0.1%～1%,遗传度为70%～80%时,患者一级亲属的患病率约为群体患病率的_____。

二、选择题

1. 不属于孟德尔式单基因遗传病的是(   )。

A. 多指症 B. 白化病 C. 血友病
D. 先天性心脏病 E. 先天性结肠息肉

2. 人类的身高属于多基因遗传,两个中等身高的个体婚配,其子女身高大部分为(   )。

A. 偏矮 B. 极矮 C. 中等 D. 极高 E. 偏高

3. 在一个被调查的人群中,糖尿病(早发型)的患病率是0.25%,遗传度为75%,则患者一级亲属的患病率是(   )。

A. 4% B. 5% C. 6% D. 7% E. 3%

4. 支气管哮喘是何种遗传病?(   )

A. 单基因遗传病 B. 多基因遗传病 C. 染色体病
D. 常见病 E. 传染病

5. 人的肤色遗传表现为肤色多样性,主要是由于多基因的(   )。

A. 变异　　　　　B. 自由组合　　C. 连锁　　　　　D. 互换　　　　　E. 突变

6. 环境因素在发病上起主要作用的疾病是（　　）。

A. 先天性幽门狭窄　　　　　　B. 白化病　　　　　　　　　　C. 消化性溃疡

D. 支气管哮喘　　　　　　　　E. 先天性巨结肠

7. 下列叙述中，不属于多基因遗传病特点的是（　　）。

A. 患者二级亲属的患病率低于一级亲属的患病率

B. 患者所在家族的患病率高于群体患病率

C. 近亲婚配时，子女中患病率明显升高

D. 病情严重的患者其后代患病率高

E. 发病因素中有环境因素的作用

8. 关于多基因假说，下列叙述错误的是（　　）。

A. 数量性状由两对或两对以上基因决定

B. 每对等位基因间是共显性关系

C. 数量性状受微效基因控制

D. 环境因素起主导作用

E. 微效基因与同源染色体的行为一致

9. 下列不属于多基因遗传病的是（　　）。

A. 精神分裂症　　　　　　　　　　　B. 糖尿病

C. 先天性幽门狭窄　　　　　　　　　D. 软骨发育不全

E. 唇裂

10. 下列叙述不正确的是（　　）。

A. 家庭中多基因患者越多，则再发风险越高

B. 病情越严重，则患者的易患性基因越多

C. 对于先天性幽门狭窄，女性患者的阈值高于男性患者的阈值

D. 随着亲属级别的降低，患者亲属患病率明显升高

E. 多基因遗传病由遗传因素和环境因素共同决定

三、名词解释

1. 数量性状

2. 质量性状

3. 多基因遗传

4. 多基因遗传病

5. 遗传度

6. 易患性

7. 阈值

四、简答题

1. 简述多基因遗传的特点。

2. 多基因遗传病有哪些特点？

3. 怎样估计多基因遗传病的发病风险？

五、讨论题

1. 常见的多基因遗传性状（如智力、血压、身高、体重）的表达易受到哪些环境因素的影响？

2. 单基因遗传病与多基因遗传病有什么异同点？

3. 在估计多基因遗传病的发病风险时，除了该病的遗传度和一般群体的患病率的大小与之密切相关外，还应该考虑哪些因素？

（邵韵平）

第七章　线粒体遗传病

学习目标 ┆···

掌握：线粒体基因组的遗传特点；常见线粒体遗传病。
熟悉：线粒体基因突变的类型。
了解：线粒体基因组的结构。

　　线粒体是真核细胞中由双层高度特化的单位膜围成的细胞器，是细胞内氧化磷酸化和形成三磷酸腺苷（ATP）的主要场所。除成熟的红细胞外，每一个细胞内均有数量不等的线粒体。遗传缺陷引起线粒体代谢酶的缺陷导致 ATP 合成障碍，能量因产生不足而出现的一组多系统疾病，称为线粒体遗传病，也称为线粒体细胞病（mitochondrial cytopathy）。

第一节　线粒体基因组

一、线粒体基因组的结构

　　线粒体基因组由线粒体 DNA（mitochondrial DNA，mtDNA）构成。线粒体 DNA呈双链环状，一个线粒体中可有 1 个或几个 DNA 分子。1981 年 Anderson 测定了人类线粒体 DNA（mtDNA）的全长序列，并提出本病多为母系遗传。1988 年 Holt 首次在线粒体遗传病患者中发现有 mtDNA 缺失，证实 mtDNA 突变是重要的发病原因。每一个线粒体内有 2~10 个拷贝的 mtDNA，mtDNA 是独立于细胞核染色体外的又一个基因组。人类 mtDNA（图 7-1）由 16 569 bp 的双链环状 DNA 组成 1 个轻链和1 个重链，其中包括 37 个基因：22 个 tRNA 基因、2 个 rRNA 基因和 13 个 mRNA 基因。所有的 13 种蛋白质产物均参与组成呼吸链。线粒体拥有相对独立的 DNA 复制、转录和翻译系统，是半自主性细胞器。重链主要编码 2 个 rRNA、12 个多肽及 14个 tRNA；轻链仅编码一个烟酰胺腺嘌呤二核苷酸（NADH）脱氢酶亚单位 4 及 8 个tRNA。人类线粒体的基因组排列非常紧凑，除与 mtDNA 复制及转录有关的一小段区域外，无内含子序列。37 个基因间隔区总共只有 87 bp，因此，几乎 mtDNA 的任何突变均会累及基因组中的一个重要区域。

二、线粒体基因组的遗传特点

　　1. 母系遗传　在精卵结合时，卵母细胞拥有上百万拷贝的 mtDNA，而精子中只有很少的线粒体,受精时精子中的线粒体几乎不进入受精卵,因此,受精卵中的 mtDNA 几乎全都来自于卵子,来源于精子的 mtDNA 对表型无明显作用,这种双亲信息的不等量表现决定了线粒体遗传病的传递方式不符合孟德尔遗传规律,而是表现为母系遗传(maternal inheritance),即母亲将 mtDNA 传递给她的儿子和女儿,但只有女儿能将其 mtDNA 传递给下一代。

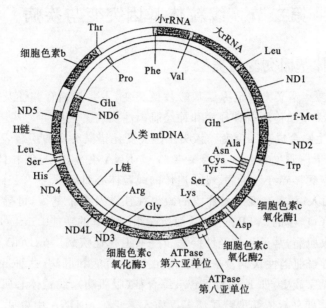

图 7-1　人类线粒体 DNA(mtDNA)结构

2. 半自主性　mtDNA 能自主复制,不依赖核染色体而将复制后的 DNA 分配到子细胞中去(这个过程称为复制分离)。线粒体虽有蛋白质合成系统,但因 mtDNA 信息有限,其总蛋白质的 90% 以上依然由核基因编码。

3. 同质性和异质性　如果同一组织或细胞中的 mtDNA 分子都是一致的,称为同质性(homoplasmy)。在克隆和测序的研究中发现一些个体同时存在两种或两种以上类型的 mtDNA,这是由于 mtDNA 发生突变,导致一个细胞内同时存在野生型 mtDNA 和突变型 mtDNA,称为异质性(heteroplasmy)。野生型 mtDNA 对突变型 mtDNA 有保护和补偿作用,因此,mtDNA 突变时并不立即产生严重后果。线粒体的异质性可分为序列异质性和长度异质性;同一个体的不同组织、同一组织的不同细胞、同一细胞甚至同一线粒体内都有不同的 mtDNA 拷贝;同一个体在不同的发育时期可产生不同的 mtDNA。

4. 阈值效应　mtDNA 突变引起 ATP 合成障碍,导致疾病发生,但实际上基因型和表现型的关系并非如此简单。突变型 mtDNA 的表达达到一定水平才引起相应的组织或器官的功能异常,称为阈值效应。各种组织或器官对维持正常功能所需的能量不同,故对 mtDNA 突变的敏感性各不相同。突变的同质性个体,对需要能量高的细胞,病情较重。女性携带者细胞内突变的 mtDNA 未达到阈值,不发病,但能传递给下一代。

5. 突变率高　mtDNA 的突变率高于细胞核 DNA 近 20 倍,原因可能是 mtDNA

中基因排列紧凑,任何突变都可能会影响到其基因组内的某一重要功能区域;mtDNA是裸露的分子,不与组蛋白结合;mtDNA位于线粒体内膜附近,直接暴露于呼吸链代谢产生的超氧离子和电子传递产生的羟自由基中,极易受氧化损伤;mtDNA复制频率较高,复制时不对称;缺乏有效的DNA损伤修复能力。

第二节 线粒体基因突变与疾病

一、线粒体基因突变的类型

1. 错义突变 错义突变也称氨基酸替换突变,主要与脑脊髓性及神经性疾病有关,常见的有Leber遗传性视神经病和神经肌肉性疾病。

2. 蛋白质生物合成基因突变 该类基因突变比错义突变的疾病表型更具有系统性特征,且所有蛋白质生物合成基因突变都为tRNA突变,并与线粒体肌病相关,主要有肌阵挛性癫痫伴碎红纤维病、母系遗传的线粒体心肌病等。

3. 缺失、插入、重复突变 大片段的缺失往往涉及多个基因,可导致线粒体氧化磷酸化功能下降,产生的ATP减少,从而影响组织器官的功能。mtDNA缺失突变可引起绝大多数眼肌病,常见于神经性疾病及一些退化性疾病。mtDNA缺失与重复突变存在于许多神经肌肉性疾病及一些退化性疾病、肾病和肝病,这种mtDNA缺失导致的疾病一般无家族史,如Kearns-Sayre综合征(眼肌病)、线粒体心肌病、帕金森病、Alzheimer病、非胰岛素依赖型糖尿病等。插入突变在mtDNA中少见。

4. mtDNA拷贝数目突变 mtDNA拷贝数目突变是指mtDNA拷贝数大大低于正常值,较少见,仅见于一些致死型婴儿呼吸障碍、酸中毒或肝、肾功能衰竭的病例。

二、线粒体遗传病

1. Leber遗传性视神经病 Leber遗传性视神经病(Leber hereditary optic neuropathy,LHON)于1871年由Leber医生首次报道,是被证实的第一种母系遗传的疾病,至今尚未发现一个男性患者将此病传给后代。其主要症状为视神经退行性变,故又称Leber视神经萎缩。患者多在18～30岁发病,男性较多见,个体细胞中突变mtDNA超过96%时发病,少于80%时男性患者症状不明显。临床表现为双侧视神经严重萎缩引起的急性或亚急性双侧中心视力丧失。本病多以视神经受侵为主,较少伴有其他症状和体征,可伴有神经、心血管、骨骼肌等系统异常,如头痛、癫痫及心律失常等。诱发LHON的mtDNA突变均为点突变。

2. 肌阵挛性癫痫伴碎红纤维病(myoclonus epilepsy with ragged-red-fibers, MERRF) MERRF患者通常在10～20岁发病,主要临床表现为阵发性癫痫,伴有进行性神经系统障碍。患者的母系亲属常表现有一些症状,如脑电图异常、感觉神经听力丧失、痴呆、呼吸异常、扩张性心肌病和肾功能障碍等。

80%～90%的MERRF患者mtDNA的tRNA基因的第8 344位点存在A→G突变,少部分患者在同一基因的第8 356位点存在T→C突变。该类突变主要影响线粒体呼吸链的酶复合物Ⅰ、Ⅳ,使tRNA的赖氨酸基因的TΨC Loop区发生改变,致使蛋白质合成受阻。

3. 线粒体脑肌病伴乳酸中毒及中风样发作综合征（MELAS） MELAS患者通常在10～20岁发病,主要临床表现为阵发性呕吐、癫痫发作和中风样发作、血乳酸中毒、近心端四肢乏力等,有时伴痴呆、耳聋、身材矮小等症状。中风具有可逆性。约80%患者的mtDNA编码的tRNA基因的第3 243位点有A→G的突变,另四种少见的突变均出现在该基因的第3 291、3 271、3 256和3 252位点。

4. Kearns-Sayre综合征 患者可表现出一系列不同的症状,从仅有眼肌麻痹、眼睑下垂及四肢肌病到视网膜色素变性、乳酸中毒、感觉神经性听力丧失、运动失调、心脏传导功能障碍,甚至痴呆。具有前一类症状时,称为进行性眼外肌瘫痪;发展成为后一类症状时,即称为Kearns-Sayre综合征（KSS）。KSS有以下三个共同特征:患者20岁以前发病,30～40岁就死亡;有进行性的眼外肌麻痹;有色素视网膜炎。这种病的早期诊断是较困难的。

5. 线粒体心肌病 本病主要累及心脏和骨骼肌,患者常有严重的心力衰竭,常见的临床表现有劳力性呼吸困难、心动过速、全身肌无力、全身严重水肿、心脏和肝脏增大等。

Ozawa等1990年报道原发型、肥厚型和扩张型心肌病患者的心肌mtDNA中存在有7.5 kb的缺失,缺失部位两侧为同向重复序列CATCAACAACCG,缺失位置位于ATP合成酶-6基因和D环区之间。

6. 其他与线粒体有关的病变 帕金森病、肿瘤、糖尿病、冠心病、氨基糖苷类抗生素诱发的耳聋、衰老等被研究证明与线粒体有关。例如,衰老与线粒体氧化磷酸化酶活性降低以及分裂终末的组织中突变mtDNA的积累密切相关。

小 结

本章主要介绍了线粒体基因组的结构和遗传特点,详细阐述了常见线粒体遗传病:Leber遗传性视神经病、肌阵挛性癫痫伴碎红纤维病、线粒体脑肌病伴乳酸中毒及中风样发作综合征、Kearns-Sayre综合征、线粒体心肌病。要求学生掌握常见线粒体基因组的遗传特点及常见线粒体遗传病的特点;熟悉其发病的原因;了解线粒体基因组的结构。

能力检测

一、选择题

1. 下列哪项不是线粒体基因组的遗传特点?（　　）

A. 母系遗传　　B. 异质性　　　C. 突变率低　　D. 半自主性

2. 蛋白质生物合成基因突变的遗传病是（　　）。

A. Leber遗传性视神经病和神经肌肉性疾病　　B. 母系遗传的线粒体心肌病

C. Kearns-Sayre综合征　　　　　　　　　　D. 致死型婴儿呼吸障碍

3. MERRF患者通常发病在（　　）。

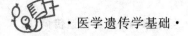

A. 10～20 岁　B. 20～40 岁　C. 40～50 岁　D. 0～5 岁

4. KSS 有三个共同特征,以下哪项不是其共同特征?(　　)

A. 20 岁以前发病,30～40 岁就死亡

B. 进行性的眼外肌麻痹

C. 色素视网膜炎

D. 中风样发作

二、名词解释

1. 线粒体遗传病

2. 母系遗传

3. 异质性

三、简答题

1. 简述 Leber 遗传性视神经病的发病特点和病因。

2. 比较肌阵挛性癫痫伴碎红纤维病与线粒体脑肌病伴乳酸中毒及中风样发作综合征的发病特点。

（孙双凌）

第八章 分子病与遗传性酶病

学习目标

掌握：1. 分子病及受体和受体蛋白病的概念。
　　　2. 血红蛋白病的概念及产生的分子基础。
　　　3. α地中海贫血和β地中海贫血的类型及产生的分子基础。
　　　4. 血红蛋白的组成、种类及发育变化。
熟悉：1. 血友病的病因、类型及临床表现。
　　　2. 假肥大型肌营养不良症和家族性高胆固醇血症的病因及临床表现。
了解：珠蛋白基因的结构特点及表达。

生物的性状是由基因决定的，基因是通过控制蛋白质的合成决定生物性状的。基因突变后会导致其所编码的蛋白质和酶的合成异常，从而引起机体功能障碍并导致疾病的发生。这类疾病主要包括分子病和遗传性酶病。

第一节 分 子 病

分子病(molecular disease)是指由于基因突变导致蛋白质的分子结构或合成数量异常，进而引起机体功能障碍的一类疾病。分子病这一名词是 1949 年美国化学家 Pauling 在研究镰形细胞贫血症时提出的，他发现患者异常血红蛋白 β 链 N 端的第 6 位谷氨酸被缬氨酸所替代，并把它称为血红蛋白 S。迄今已发现的异常血红蛋白有 700 多种。分子病除了血红蛋白病以外，还有各种血浆白蛋白病、免疫球蛋白缺陷性疾病、凝血因子病、受体蛋白病等。

一、正常血红蛋白及其遗传控制

(一) 正常血红蛋白的组成、种类和发育演变

血红蛋白是高等生物体内负责运载氧并维持血液酸碱平衡的一种蛋白质。正常血红蛋白(hemoglobin，Hb)是由珠蛋白和血红素组成的复合蛋白质。人体内血红蛋白为四聚体分子，每个单体分子是由一条珠蛋白肽链和一个血红素辅基组成的。肽链在生理条件下会盘绕折叠成球形，把血红素辅基包在里面，这条肽链盘绕成的球形结构又被称为珠蛋白。一个四聚体包括两条类 α 链(α 链和 ζ 链)和两条类 β 链(ε 链、γ 链、δ 链和 β 链)，α 链由 141 个氨基酸组成，β 链由 146 个氨基酸组成。这 6 种不同的

珠蛋白链可组合成人类的 6 种不同的血红蛋白,即 Hb Gower I ($\zeta_2 \varepsilon_2$)、Hb Gower II ($\alpha_2 \varepsilon_2$)、Hb Portland($\zeta_2 \gamma_2$)、Hb F($\alpha_2 \gamma_2$)和 Hb A($\alpha_2 \beta_2$)和 Hb A_2($\alpha_2 \delta_2$)(表 8-1)。

表 8-1　不同发育阶段人体血红蛋白组成

发 育 阶 段	血红蛋白类型	造血器官	肽 链 组 成
胚胎期	Hb Gower I	卵黄囊	$\zeta_2 \varepsilon_2$
	Hb Gower II	肝	$\alpha_2 \varepsilon_2$
	Hb Portland	脾	$\zeta_2 \gamma_2$
胎儿期	Hb F	肝	$\alpha_2 \gamma_2$
	Hb F	脾	$\alpha_2 \gamma_2$
	Hb A	骨髓	$\alpha_2 \beta_2$
成人期	Hb A	骨髓	$\alpha_2 \beta_2$
	Hb A_2		$\alpha_2 \delta_2$

不同血红蛋白的携氧、释氧能力是不同的,在人体发育的不同阶段,会由不同的组织器官合成不同的血红蛋白满足机体发育的需求,血红蛋白的出现规律见图 8-1。在胚胎初期合成的血红蛋白是 Hb Gower I、Hb Gower II 和 Hb Portland。胎儿期(从妊娠第 8 周到出生)的血红蛋白主要是 Hb F。出生后,随着 β 链合成迅速增加,γ 链合成减少,所以成人有三种血红蛋白:Hb A 约占 97.5%;Hb A_2 约占 2%;Hb F 约占 0.5%。胚胎期造血部位主要在卵黄囊,胎儿期主要在肝、脾,成人期则主要在骨髓。

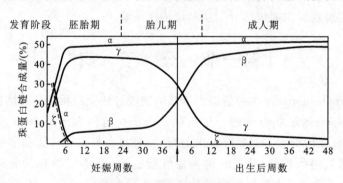

图 8-1　血红蛋白的出现规律

(二)珠蛋白基因结构及其表达

1. 珠蛋白基因结构　人类珠蛋白基因由 α 珠蛋白基因簇和 β 珠蛋白基因簇组成,α 珠蛋白基因簇位于第 16 号染色体短臂上,包括 7 个基因,分别为 ζ、$\Psi\zeta_1$、$\Psi\zeta_2$、$\Psi\alpha_2$、$\Psi\alpha_1$、α_2、α_1 和 θ。β 珠蛋白基因簇位于第 11 号染色体短臂上,包括有 6 个基因,分别是 ε、$^G\gamma$、$^A\gamma$、$\Psi\beta$、δ 和 β。

α 珠蛋白基因簇和 β 珠蛋白基因簇的各基因结构很相似,都含有 3 个外显子和 2 个内含子(IVS1 和 IVS2)。α 珠蛋白基因簇中的 IVS1 位于 31 和 32 密码子之间,IVS2 位于 99 和 100 密码子之间(图 8-2)。β 珠蛋白基因簇中的 IVS1 位于 30 和 31 密码子之间,IVS2 位于 104 和 105 密码子之间。人类 β 珠蛋白基因簇的结构见图 8-3。

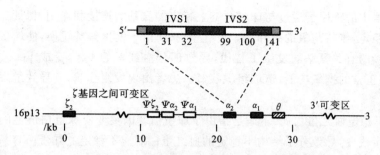

图 8-2　人类 α 珠蛋白基因簇的结构示意图

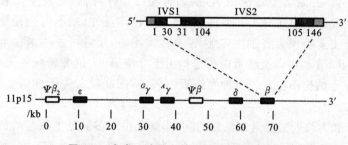

图 8-3　人类 β 珠蛋白基因簇的结构示意图

2. 珠蛋白基因的表达　珠蛋白基因的表达过程与其他真核生物的基本相似。首先细胞核内的珠蛋白基因先转录出一个分子量相对较大的 mRNA 前体,再经过戴帽、添尾等加工过程,然后在相关酶的作用下切去内含子,将外显子连接起来,形成成熟的 mRNA。成熟的 mRNA 从细胞核进入细胞质,并与核糖体结合,经过翻译,形成相应的珠蛋白肽链,最后结合成各种血红蛋白。

二、血红蛋白病

血红蛋白病(hemoglobinopathy)是指珠蛋白基因突变导致珠蛋白合成异常所引起的疾病,通常分为两大类,即异常血红蛋白病和地中海贫血。

(一)异常血红蛋白病

异常血红蛋白病是指由于珠蛋白基因突变导致组成珠蛋白的肽链在结构上和功能上发生异常,伴有临床表现的,称为异常血红蛋白病。异常血红蛋白种类较多,全世界已报道的有 750 种以上。我国发现的有 70 余种,其中 31 种是世界首次报道。

1. 异常血红蛋白病的基本类型

(1)镰形细胞贫血症:发病原因是患者血红蛋白 β 链第 6 位的谷氨酸被缬氨酸取代,使血红蛋白 A 变成血红蛋白 S,导致血红蛋白分子表面电荷改变,溶解度降低。血红蛋白 S 在脱氧状态下聚集成长棒状,使红细胞镰变。本病呈常染色体隐性遗传,在非洲和北美洲黑种人群中患病率较高。杂合子一般无临床症状,但在氧分压低时可引起红细胞镰变,称为镰形细胞性状。纯合子症状严重,镰变细胞使血液黏性增加,微血管易栓塞,造成散发性局部组织缺氧,产生疼痛,甚至坏死,如腹部疼痛、心肌梗死等,还会引发严重溶血性贫血及脾肿大等症状。

(2)血红蛋白 M 病:本病又称血红蛋白 M 遗传性高铁血红蛋白血症。正常血红蛋白血红素中的铁原子通过与珠蛋白链上特定的氨基酸连接和作用,保证二价铁离子(Fe^{2+})的稳定,维持与氧的亲和力。血红蛋白 M 由于发生碱基置换,使珠蛋白链中与铁原子连接的有关氨基酸发生了替代,导致部分血红素的 Fe^{2+} 变成 Fe^{3+},呈高铁状态,影响了正常的携氧功能,造成组织缺氧。患者出现发绀症状,并导致继发性红细胞增多。

(3) 不稳定血红蛋白病:本病是指由于珠蛋白基因突变使珠蛋白链上的氨基酸排列顺序发生改变,导致分子结构不稳定的血红蛋白病。不稳定血红蛋白容易自发或在氧化剂作用下降解为单体,易与血红素分离。失去血红素的珠蛋白链可沉淀,形成不溶性珠蛋白小体,并附着于红细胞膜,使细胞膜可塑性降低,易发生血管内、外溶血。已知的不稳定血红蛋白病有 130 多种,多为常染色体显性(或不完全显性)遗传,患者多为杂合子。主要表现为溶血性贫血,轻重程度不一,重者可发生溶血危象而危及生命。如 Hb Bristol 不稳定血红蛋白病是指由于 β 链第 67 位缬氨酸被天冬氨酸取代,使血红蛋白分子结构不稳定的一种血红蛋白病,临床症状有先天性溶血性贫血、黄疸和脾肿大。

(4) 氧亲和力改变的异常血红蛋白病:本病是由于多肽链上氨基酸的替换而使血红蛋白分子与氧的亲和力升高或降低,导致携氧功能改变。例如 Hb Rainer ($β^{145酪→半胱}$),氨基酸替换后,血红蛋白分子与氧的亲和力增高,运送给组织的氧减少,使红细胞增多;又如 Kansas($β^{102冬胺→苏}$),替换后的血红蛋白分子与氧的亲和力降低,使动脉血的血氧饱和度下降,重者可引起发绀症状。

2. 异常血红蛋白病的分子基础　异常血红蛋白的形成是珠蛋白基因突变的结果,涉及多种突变类型,主要类型如下。

(1) 单个碱基置换:单个碱基置换是突变中最普遍的一种。90%以上的异常血红蛋白病都是由于珠蛋白基因发生单个碱基置换所引起的。其中错义突变较常见,例如,镰形细胞贫血症是由于 β 珠蛋白基因的第 6 位密码子由 GAA 变成 GUA,使谷氨酸变为缬氨酸。此外,若终止密码子发生单个碱基置换,会使肽链延长,若编码一个氨基酸的密码子变成终止密码子,会使肽链缩短。以上这些都会形成异常血红蛋白,如 Hb Constant Spring 和 Hb Mckees Rocks。

(2) 移码突变:由于在合成血红蛋白的基因中插入或丢失一个或几个(不是 3 的倍数)碱基,将导致在插入或缺失点以后的密码子位移,使翻译出的氨基酸排列顺序也发生相应改变,如 Hb Wayne 是由于 α 链第 138 位密码子 UCC 丢失了一个 C,使缺失点后的碱基顺序发生移位,重新编码,原来第 142 位上的终止密码子变成可读密码子,直到在第 147 位遇到下一个终止密码子翻译才停止。

(3) 整码突变:整码突变是指在 mRNA 上插入或缺失一个或多个密码子,使编码的肽链比正常肽链缩短或延长。如 Hb Grady 是 α 链第 116 位的脯氨酸后边插入了苯丙氨酸、苏氨酸、脯氨酸三个氨基酸。

(4) 不等交换:不等交换是指在减数分裂时编码两条不同肽链的基因所在的染色体发生了错位联会,进行互换,结果形成两种不同的融合基因(fusion gene),如:Hb Lepore 的类 β 链的 N 端与 δ 链相同,C 端与 β 链相同,故称为 δβ 链;Hb anti-Lepore 的 N 端与 β 链相同,C 端与 δ 链相同,故称为 βδ 链。

（二）地中海贫血

由于珠蛋白基因突变，使血红蛋白中的珠蛋白肽链有一种或几种合成减少或不能合成，导致血红蛋白的组成成分发生改变所引起的一种溶血性贫血，称为地中海贫血，也称珠蛋白生成障碍性贫血。地中海贫血主要有 α 地中海贫血、β 地中海贫血，还有比较少见的 δβ 地中海贫血和 γδβ 地中海贫血。

1. α 地中海贫血 α 地中海贫血简称 α 地贫，是指 α 链合成减少或完全不能合成而引起的溶血性贫血。人类第 16 号染色体上各有 2 个 α 珠蛋白基因，一对染色体上共有 4 个 α 珠蛋白基因，大多数 α 地中海贫血是由于 α 珠蛋白基因缺失所致，少数为点突变造成的。若仅是一条染色体上的 1 个 α 基因缺失，则 α 链的合成部分受抑制，称为 α^+ 地中海贫血，若一条染色体上的 2 个 α 基因均缺失或缺陷，称为 α^0 地中海贫血。

1）α 地中海贫血的分子基础 引起 α 地中海贫血基因突变的方式主要有缺失突变和点突变，缺失突变较常见。

（1）缺失突变：位于第 16 号染色体上的 α 珠蛋白基因簇内有 α_1 和 α_2 两个基因，该基因簇内可发生长短不一的基因缺失，导致 α 珠蛋白肽链合成减少。

（2）点突变：α 珠蛋白基因的点突变类型很多，部分点突变会导致 α 珠蛋白肽链合成减少，引发的 α 地中海贫血称为非缺失型 α 地中海贫血。

2）α 地中海贫血的临床分类 根据临床表现的严重程度的不同，将 α 地中海贫血分为 4 种类型。

（1）Hb Bart's 胎儿水肿综合征：患者第 16 号染色体上 4 个 α 基因缺失，基因型表示为（--/--），完全不能合成 α 珠蛋白肽链，因而不能形成胎儿 Hb F。相对过多的 γ 链聚合成 Hb Bart's（γ_4）。Hb Bart's 对氧的亲和力很高，因而释放到组织的氧很少。因组织严重缺氧导致胎儿全身水肿，造成胎儿子宫内死亡或新生儿死产。胎儿双亲均为 α^0 地中海贫血杂合子（--/αα），他们再生患儿的风险为 1/4。因此，已生患儿的夫妇应做产前诊断。

（2）血红蛋白 H 病：患者为 α^0 地中海贫血和 α^+ 地中海贫血的杂合子，基因型为（--/-α），有 3 个 α 基因缺失，或是（--/$\alpha\alpha^T$），有 2 个 α 基因缺失，一个基因存在点突变（α^T 代表有突变）。缺失 3 个 α 基因，只能合成少量 α 链，相对过剩的 β 链自身聚合成四聚体 Hb H（β_4）。Hb H 结构很不稳定，易被氧化而解聚成单链，并沉淀积聚成包涵体附着于红细胞膜上，使红细胞柔韧性降低，引起中度或重度溶血性贫血。患者双亲基因型多数为（--/αα）和（-α/αα），少数为（--/αα）和（αα/$\alpha\alpha^T$），其子女发病风险为 1/4。

（3）轻型 α 地中海贫血：本病又称标准型 α 地中海贫血，患者为 α^0 地中海贫血的杂合子（--/αα）或 α^+ 地中海贫血纯合子（-α/-α），有 2 个 α 基因缺失。由于能合成一定量的 α 珠蛋白链，所以患者多无临床表现或有轻度溶血性贫血。两个轻型 α 地中海贫血患者婚配，生育 Hb Bart's 水肿胎儿的概率为 1/4。

（4）静止型 α 地中海贫血：患者为 α^+ 地中海贫血杂合子（-α/αα），仅有一个 α 基因缺失，这种个体的 α 珠蛋白肽链与 β 珠蛋白肽链合成数量相当，往往无临床症状。静止型 α 地中海贫血与轻型 α 地中海贫血患者婚配，有 1/4 的概率生育血红蛋白 H 病的患儿。

2. β地中海贫血 β地中海贫血简称β地贫,主要由于基因发生点突变或基因缺失形成。β地中海贫血的基因突变种类较多,迄今已发现的突变点已达100多种,国内已发现28种。中国人部分β地中海贫血的基因突变类型见表8-2。其中常见的基因突变类型有以下3种。①无功能mRNA突变:a.无义突变,如密码子CD17(A→T),突变后形成了无功能的mRNA;b.移码突变,如密码子CD41/42(-TCTT)和密码子71/72(+A),该突变形成的mRNA稳定性降低或失去功能;c.起始密码突变,如ATC→AGG,该突变形成异常的mRNA。②RNA加工障碍突变:a.剪接位点改变,如IVS-1(1位G→T),突变后失去一个剪接信号,形成长于正常值的mRNA;b.共有序列改变,如IVS-1(5位G→C),形成剪接异常的mRNA;c.IVS内部改变,如IVS-2(654位C→T),在突变部位形成一个新的剪接信号,产生异常的mRNA。③转录调控区突变,如密码子CD-28(A→G),该突变主要发生在启动子区,使基因转录水平下降,mRNA生成减少。基因缺失和有些点突变可使β链的合成完全受抑制,称为β^0地中海贫血。有些突变使β链合成部分受抑制,则称为β^+地中海贫血。

表8-2 中国人部分β地中海贫血的基因突变类型

突 变 性 质	临 床 类 型
① 无功能 mRNA 突变	
a. 无义突变	
CD17(A→T)	β^0地中海贫血
CD43(G→T)	β^0地中海贫血
b. 移码突变	
CD8-AA	β^0地中海贫血
CD8/9+G	β^0地中海贫血
CD27/28+C	β^0地中海贫血
CD41/42(-TCTT)	β^0地中海贫血
CD71/72(+A)	β^0地中海贫血
c. 起始密码突变	
ATC→AGG	β^0地中海贫血
② RNA 加工障碍突变	
a. 剪接位点改变	
IVS-1(1 位 G→T)	β^0地中海贫血
b. 共有序列改变	
IVS-1(5 位 G→C)	β^+地中海贫血
c. IVS 内部改变	
IVS-2(654 位 C→T)	β^0地中海贫血

续表

突 变 性 质	临 床 类 型
③ 转录调控区突变	
CD−28(A→G)	β^+ 地中海贫血
CD−29(A→G)	β^+ 地中海贫血
CD−30(T→C)	β^+ 地中海贫血

注:CD 表密码子;IVS 表内含子。

1) β 地中海贫血的分子基础　根据点突变发生位置的不同,主要分为 5 种类型。

(1) 编码区内的无义突变、移码突变和起始密码子突变:使合成的 mRNA 稳定性降低或功能丧失,不能合成正常的 β 珠蛋白肽链,多数可形成 β^0 地中海贫血。

(2) 内含子突变:突变如果发生在外显子和内含子交界处的保守序列,会影响内含子的正常剪接,产生异常的 mRNA。

(3) 外显子突变:某些外显子突变后,可在突变部位形成一个新的剪接点,产生剪接位点异常的 mRNA。

(4) 启动子突变:主要发生在 β 珠蛋白基因 5′ 端的转录调控区,使基因转录效率降低、β 珠蛋白 mRNA 合成减少,导致 β^+ 地中海贫血。

(5) 加工修饰位点突变:戴帽和添尾对 mRNA 的形成是非常重要的。如果戴帽部位和多聚腺苷酸信号位点发生突变,那么转录产物不能准确裂解,产生不稳定 mRNA,使 β 链合成减少。

2) β 地中海贫血的临床分类　根据临床表现的严重程度的不同将 β 地中海贫血分为 3 种类型。

(1) 重型 β 地中海贫血　又称 Cooley 贫血,患者是 β^0 地中海贫血或 β^+ 地中海贫血的纯合子或 β^0 地中海贫血与 β^+ 地中海贫血的双重杂合子,因 β 链生成受到抑制,以致含有 β 链的 Hb A 合成减少或消失,而多余的 α 链则与 γ 链结合而成为 Hb F(α_2 γ_2),使 Hb F 含量明显升高。由于 Hb F 的氧亲和力高,导致患者组织缺氧。过剩的 α 链形成包涵体附着于红细胞膜上而使其变硬,在骨髓内大多被破坏而导致"无效造血"。包涵体还会影响红细胞膜的通透性,从而导致红细胞的寿命缩短。由于以上原因,患儿在临床上呈慢性溶血性贫血,表现为面色苍白,肝、脾肿大,发育不良,常伴有轻度黄疸,症状随年龄增长而日益明显。贫血和缺氧刺激红细胞生成素的分泌量增加,促使骨髓增加造血,因而引起骨骼的改变,形成地中海贫血特殊面容,表现为头颅变大、额部隆起、颧高、鼻梁塌陷、眼距增宽。本病如不治疗,患者多于 10 岁前死亡。

(2) 中间型 β 地中海贫血　患者是一些 β^+ 地中海贫血的双重杂合子和某些地中海贫血的变异型的纯合子,或两种不同变异型珠蛋白生成障碍性贫血的双重杂合子,其临床表现的轻重介于重型和轻型 β 地中海贫血之间,表现为中度贫血,脾脏轻度或中度肿大,黄疸可有可无,骨骼改变较轻。

(3) 轻型 β 地中海贫血　患者是 β^0 地中海贫血、β^+ 地中海贫血或 δβ 地中海贫血的杂合子。由于 β 链的合成仅轻度减少,患者无症状或有轻度贫血,脾不肿大或有轻

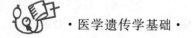

度肿大。本病容易被忽略,多在对重型患者家族调查时被发现。

三、血友病

血友病(hemophilia)是指一组由于血液中某些凝血因子的缺乏而导致严重凝血障碍的遗传性出血性疾病,男、女性均可发病,但患者大部分为男性。其主要类型有:血友病 A(甲型)、血友病 B(乙型)、血友病 C(丙型),以及后来又发现的血管性假血友病。调查显示,我国总患病率约为 2.73/100 000,其中男性患病率约为 5.21/100 000,女性患病率约为 0.06/100 000。各型的构成比例是:血友病 A 占 79.8%,血友病 B 占 14.1%,血友病 C 占 2.8%,血管性假血友病占 3.3%。在先天性出血性疾病中该病最为常见,出血也是该病的主要临床表现。较多见的是血友病 A 和血友病 B。

1. 血友病 A(hemophilia A) 血友病 A 又称抗血友病球蛋白(antihemophilic globulin,AHG)缺乏症或第Ⅷ凝血因子缺乏症,主要表现为出血倾向,且出血特点为:①反复自发性缓慢持续渗血;②轻微创伤即可引发出血;③出血范围广泛。关节腔多次出血,可形成血肿,导致关节变形,颅内出血可造成死亡。实验室凝血检查见凝血时间延长,部分凝血活酶时间明显延长。血浆抗血友病球蛋白合成减少或完全缺乏。

本病为 X 连锁隐性遗传,故男性患者较多。该病在男性中发病率约为 1/5 000。女性杂合子为携带者。其基因定位在 Xq27,全长 186 kb,是人类最大的基因之一,包括 26 个外显子和 25 个内含子。

经研究表明,本病近 1/3 的患者无家族史,而是由 AHG 基因自发突变形成的。世界已报道的相关突变达 900 多种,突变类型包括点突变、缺失、插入和倒位。内含子 22 倒位是重型血友病 A 致病的主要原因。携带者的检出对预防该病患儿的出生很重要。可以应用 Southern 印迹杂交及 PCR 技术等进行诊断或进行产前诊断。

2. 血友病 B(hemophilia B) 血友病 B 也称血浆凝血活酶成分(plasma thromboplastic component,PTC)缺乏症或第Ⅸ凝血因子缺乏症,遗传方式也是 X 连锁隐性遗传,患者的临床表现与血友病 A 相似,但发病率较低。由于杂合子的第Ⅸ凝血因子的活性仅为正常值的 1/3 左右,某些女性杂合子可出现症状,故该病的女性患者较血友病 A 的多见。

人类第Ⅸ凝血因子基因定位于 Xq27.1,长度为 34 kb,由 8 个外显子和 7 个内含子组成。由其编码的血浆凝血活酶成分由 415 个氨基酸组成。基因突变类型较多,涉及单碱基置换、缺失、插入和移码突变,大部分是单碱基置换。

3. 血友病 C(hemophilia C) 血友病 C 又称血浆凝血活酶前质(plasma thromboplastic antecedent,PTA)缺乏症或第Ⅺ凝血因子缺乏症。该病的症状通常比血友病 A、血友病 B 的轻,发生在肌肉及关节的血肿和积血比较少见。与其他血友病相比,血友病 C 的发病率较低,仅为血友病 A 的 1/50 左右,且有明显的种族发病倾向,多见于土耳其南部犹太人后裔。遗传方式属常染色体隐性遗传。基因定位于 4q35,基因长度为 23 kb,包括 15 个外显子和 14 个内含子,可编码 625 个氨基酸。

4. 血管性假血友病(von Willebrand disease) 血管性血友病因子(vWF)是一种大分子血浆糖蛋白,分布于血浆、血小板及内皮细胞下的血管基质。其功能表现为与第Ⅷ凝血因子结合并保护其免受未成熟蛋白溶酶的灭活。vWF 基因定位于 12p 13.3,基因长度为 178 kb,有 52 个外显子,可编码 2 813 个氨基酸。vWF 的缺乏常伴有第Ⅷ凝血因子的活性降低,本病患者有明显的出血倾向,形成血管性假血友病。病情不如血友病 A 的严重。

四、假肥大型肌营养不良症

假肥大型肌营养不良症是指由于基因突变影响了抗肌萎缩蛋白在横纹肌组织中的表达而引发的一种常见的遗传性肌病,为 X 连锁隐性遗传病,包括杜氏进行性肌营养不良和贝克型进行性肌营养不良两种类型。

1. 杜氏进行性肌营养不良(DMD) 该病由 Duchenne 于 1868 年首先描述,并由此命名。患儿多为男性,在活产男婴中发病率约为 1/3 500,地理或种族间的差异不明显。患儿主要临床表现为:行走较慢,不能正常跑步,容易跌倒,因肢体近端骨骼肌进行性萎缩无力而导致走路时向两侧摇摆,呈典型鸭步。由仰卧转为站立时,患儿须先转为俯卧位,然后以双手支撑足背、膝部等部位,方能站立。一般 9~12 岁时患儿不能独立行走。多数患儿心肌受累,表现为窦性心动过速。随着年龄增长,病情加重,可出现心脏增大、呼吸衰竭,存活时间很少超过 30 岁。患者病情的严重程度与该病在家族中遗传代数成反比,即受累代数越多,病情越轻。

DMD 基因定位于 Xp21,是人类最大的基因之一,总长 2.5 Mb,占全部基因组序列的 0.1%,占 X 染色体全长的 1.5%。该基因组序列主要由内含子组成,包括 79 个外显子和 78 个内含子。基因突变方式主要是缺失,还有点突变和微缺失。

2. 贝克型进行性肌营养不良(BMD) 该病与 DMD 是由同一种基因引起的疾病,发病率比 DMD 的低,与 DMD 相比该病患者发病年龄较晚,症状较轻,多不伴有心肌受累或仅有轻度受累,病情进展缓慢。患者多在 20 岁左右还能行走,寿命可达40~50 岁。

五、家族性高胆固醇血症

家族性高胆固醇血症(familial hypercho.leslerolemia,FH)是一种受体蛋白病,受体是存在于细胞膜上、细胞质中或细胞核内的一类具有特殊功能的蛋白质。现已发现包括多肽类激素受体、固醇类激素受体以及脂蛋白受体在内的具有调节生理功能的特异性受体达 30 种以上。受体的本质是蛋白质,基因突变可使受体的生物功能异常、合成数量异常或结构异常,从而影响代谢过程的正常进行。这种由受体蛋白遗传性缺陷引起的疾病,称为受体蛋白病(receptor protein disease)。

家族性高胆固醇血症是由于细胞膜上低密度脂蛋白(LDL)受体缺乏所导致的疾病。在正常代谢过程中,LDL 先与 LDL 受体结合,然后通过内吞作用进入细胞,被溶酶体内的酸性水解酶水解。水解后释放出的游离胆固醇可激活脂酰辅酶 A:胆固醇脂酰转移酶(acyl-CoA:cholesterol acyltransferase,ACAT),本身被酯化成胆固醇脂而储存。游离的胆固醇还可抑制 β-羟基-β-甲基戊二酰辅酶 A(HMG CoA)还原酶的生物活性,从而减少胆固醇的合成。成纤维细胞低密度脂蛋白受体作用示意图如图 8-4 所示。该病的发病机制是 LDL 受体基因发生突变,突变方式包括缺失突变、错义突变、无义突变、整码突变及移码突变等多种类型。由此引起 LDL 受体功能异常,主要有 4 种表现:①LDL 受体合成的数量减少;②LDL 受体转运不良,是指不能将 LDL 受体从粗面内质网运送到高尔基复合体;③LDL 受体与 LDL 不能结合或结合能力下降;④LDL 受体与 LDL 结合后向细胞内移的功能异常。

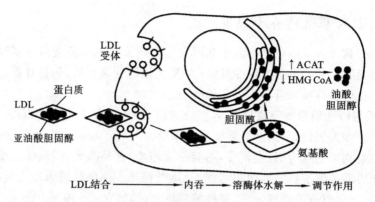

图 8-4　成纤维细胞低密度脂蛋白受体作用示意图

本病为常染色体不完全显性遗传,患者多为杂合子,患病率约为 1/500。LDL 基因定位于 19p13,为单一序列基因,总长 45 kb,包括 18 个外显子和 17 个内含子。患者因细胞膜上的 LDL 受体缺陷,LDL 进入细胞数量减少,细胞内胆固醇的抑制作用受阻,使细胞内胆固醇合成升高,因胆固醇沉积而出现黄色瘤,并随年龄增长而日益严重。

（关丽娜）

第二节　遗传性酶病

遗传性酶病是指由于遗传性酶缺陷引起的,使机体的代谢过程不能正常进行,最终导致的疾病,也称先天性代谢病。至今已发现 2 000 多种遗传性酶病,其中 200 多种病的酶缺陷已清楚,其遗传方式多为常染色体隐性遗传,少数为常染色体显性遗传和 X 连锁隐性遗传。

一、遗传性酶病的发病机理

酶是具有催化作用的蛋白质,人类的遗传性状是基因通过合成特定的酶控制机体新陈代谢而形成的。基因突变可导致酶的蛋白质结构异常,基因调控系统突变可导致酶的合成数量减少,两者均可导致遗传性酶缺乏,引起代谢紊乱。仅少数酶的活性增高可导致遗传性酶病。

基因突变导致酶活性改变的可能原因如下。

（1）结构基因突变:①导致酶动力学特性改变,表现为酶与底物的亲和力降低,与抑制物亲和力增高;②导致酶稳定性降低,表现为酶降解速率加快。

（2）调节基因突变:导致酶合成速率减慢。

(3)影响翻译后修饰和加工。

二、常见的遗传性酶病

(一)苯丙酮尿症

苯丙酮尿症(phenylketonuria,PKU)是一种氨基酸代谢病,即氨基酸代谢过程中酶遗传性缺乏引起的氨基酸代谢缺陷,具体由苯丙氨酸羟化酶(phenylalanine hydroxylase,PAH)遗传性缺乏引起。本病是造成智力低下的常见原因之一,呈常染色体隐性遗传。该病在我国的发病率约为 1/16 500。

在正常人体内,苯丙氨酸通过苯丙氨酸羟化酶转变为酪氨酸,继而生成黑色素(图8-5)。苯丙酮尿症患者是由于肝中苯丙氨酸羟化酶的基因突变导致肝细胞中苯丙氨酸羟化酶活性降低或完全丧失,若苯丙氨酸羟化酶的活性小于 1/10,可阻断苯丙氨酸转化成酪氨酸,苯丙氨酸经旁路代谢产生苯丙酮酸、苯乳酸、苯乙酸等代谢产物,由尿液和汗液排出,使患儿体表、尿液有特殊的"鼠尿味",产生经典型苯丙酮尿症。若苯丙氨酸羟化酶部分缺乏,将导致轻度苯丙酮尿症。旁路代谢产物累积可抑制 L-谷氨酸脱羟酶的活性,使 γ-氨基丁酸生成减少,同时还可抑制 5-羟色氨脱羧酶的活性,影响5-羟色氨生成,从而影响大脑发育。

经典型苯丙酮尿症患儿出生时基本正常,3~4 个月时,逐渐出现智力发育不全,未治愈者将发展为白痴。患儿步伐小,姿势似猿猴,肌张力亢进,易激动,甚至惊厥,多数有脑电图异常。90%以上的患者表现为毛发淡黄,皮肤白皙,甚至虹膜呈黄色(白种人呈蓝色)。此外,患儿的尿液和汗液中有一种特殊的鼠尿味。如能早期明确诊断,该病可采用低苯丙氨酸饮食等饮食治疗方法控制病情发展。

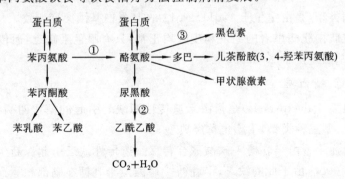

图 8-5 苯丙氨酸和酪氨酸代谢

注:①苯丙氨酸羟化酶缺乏→苯丙酮尿症;②尿黑酸氧化酶缺乏→尿黑酸尿症;
③酪氨酸酶缺乏→白化病。

苯丙氨酸羟化酶基因定位于 12q24.1,其 cDNA 全长 90 kb,有 13 个外显子和 12个内含子。该基因主要在肝脏中表达。目前已发现 200 多种基因突变,其中多数为错义突变,其余为缺失突变、插入突变和移码突变。

(二)尿黑酸尿症

尿黑酸尿症(alkaptonuria)是一种较少见的先天性氨基酸代谢障碍疾病,尿黑酸氧化酶先天性缺乏导致尿中排出尿黑酸(2,5-二羟苯乙酸)。患者表现为黑色尿及脊柱和大关节的退行性关节炎。由于患者体内缺乏尿黑酸氧化酶,尿黑酸不能氧化成乙酰乙酸和延胡索酸,导致大量尿黑酸从尿中排出。刚排出的尿是无色的,与空气接触后,大量尿黑酸被氧化,尿液迅速变成黑色。新生儿期患者常在尿布上出现紫褐色斑点,日久渐变成黑褐色;儿童期患者除排出尿黑酸尿外,并无特殊症状;成人期患者除排出尿黑酸尿外,内源性尿黑酸自身氧化形成的产物沉淀于软骨、结缔组织和胶原组织,导致褐黄病,表现为皮肤、面颊、耳廓、巩膜等处有弥漫性色素沉着,上腭出现蓝色或黑色的色素斑块,若累及关节会使大关节和脊柱发生退行性改变。

本病为常染色体隐性遗传,发病率约为 1/250 000。尿黑酸氧化酶基因定位于 3q21—q23。

(三)眼皮肤白化病

眼皮肤白化病(oculocutaneous albinism,OCA)是指先天性皮肤、毛发色素缺乏的疾病,患病率为 1/20 000~1/10 000。

患者表现为皮肤呈乳白色,毛发为白色、银白色或淡黄色,在黑人患者中皮肤可出现黑色痣。患者瞳孔淡红,虹膜呈淡红或浅黑色,视网膜无色素,畏光,眼球震颤,严重视力低下者不能由佩戴眼镜加以矫正。

眼皮肤白化病具有遗传异质性。目前已确定的 4 型眼皮肤白化病(OCA$_1$~OCA$_4$)均呈常染色体隐性遗传。患者因缺乏酪氨酸酶,不能正常形成黑色素而导致皮肤、毛发白化。黑色素能阻挡阳光中的紫外线,使机体内部器官免受伤害,但白化病患者因缺乏黑色素,不能经受长时间日光照射,否则易产生皮肤癌。现已知致病基因(酪氨酸酶基因)定位于 11q14-q21,OCA$_1$ 和 OCA$_2$ 是 OCA 最常见的两种类型。迄今已确定了至少 142 种导致 OCA$_1$ 的致病性突变。OCA$_2$ 也称阳性眼皮肤白化病,是最常见的白化病类型,是由定位于 15q11.2-q12 的 P 蛋白基因突变所致。

某些眼皮肤白化病患者的毛发和皮肤均正常,只有眼色素缺乏,遗传方式为 X 连锁隐性遗传,基因定位于 Xp22.3。

(四)半乳糖血症

半乳糖血症(galactosemia)是指由于遗传性酶缺乏引起的糖代谢病,现已发现了Ⅰ型、Ⅱ型和Ⅲ型三种类型,Ⅰ型也称经典型。

半乳糖血症Ⅰ型由半乳糖-1-磷酸尿苷转移酶遗传性缺乏引起。新生儿患病率为 1/6 000~1/4 000。由于此酶缺乏,半乳糖-1-磷酸及半乳糖在脑部积累而引起智力障碍,在肝脏积累而引起肝硬化,在血中积累可使葡萄糖释出量减少,出现低血糖症。半乳糖以晶状体形式积累,在醛糖还原酶的作用下产生半乳糖醇,导致晶状体代谢障碍,形成白内障。患儿出生后用乳类喂养数日,即出现呕吐、腹泻,表现为对乳类不耐受,一周后逐渐出现肝大、黄疸、腹腔积液和白内障,数月后出现明显智力发育不全症状,大多数患儿于新生儿期因感染死亡。该病呈常染色体隐性遗传,半乳糖-1-磷酸尿苷转移酶基因定位于 9q13。

半乳糖血症Ⅱ型由半乳糖激酶缺乏引起,其症状较半乳糖血症Ⅰ型的轻,主要表现为青年型白内障,血中半乳糖含量增高,但无肝及脑损害,尿中可出现半乳糖和半乳糖醇,但无氨基酸和蛋白质。临床表现变化不一,有的患儿肝、脾肿大,无黄疸,有的黄疸明显,智力发育正常或迟缓。半乳糖激酶基因定位于 17q24。

半乳糖血症Ⅲ型由半乳糖尿苷 2-磷酸-4-表异构酶缺乏引起,该酶基因定位于 1p36—p35。临床表现不一,可无临床症状或症状与半乳糖血症Ⅰ型的类似。半乳糖血症Ⅱ型、Ⅲ型均为常染色体隐性遗传,它们的患病率较半乳糖血症Ⅰ型的低。

(五)糖原贮积症

糖原贮积症(glycogen storage disease,GSD)是指由于糖原分解过程中的酶缺乏引起的疾病。糖原又称肝糖、动物淀粉,是由许多葡萄糖结合而成的带支链的大分子多糖,主要存在于肝脏和肌肉中。糖原的分解过程涉及多种酶,是复杂的酶促反应,其中任何一种酶的缺乏均可致病。目前已发现 13 种类型的糖原贮积症(表 8-3),以糖原贮积症Ⅰ型(von Gierke 病)最为常见。

表 8-3　糖原贮积症的类型

类型	病　　名	缺 乏 的 酶	累及器官和主要临床症状	基因定位
0	UDPG	糖原转移酶	肝、肌肉;空腹低血糖,进食后血糖持续增高	—
Ⅰ	von Gierke	葡萄糖-6-磷酸酶	肝、肾、肠或胃黏膜;肝、肾肿大,低血糖,酸中毒	第 17 号染色体
Ⅱ	Pompe	溶酶体 α-1,4 葡萄糖苷酶	全身性或肌肉;心脏增大,呼吸衰竭	17q23
Ⅲ	Forbes	淀粉-1,6 葡萄糖苷酶	全身性、肝或肌肉;肝肿大,中等低血糖	—
Ⅳ	Anderson	淀粉-1,4→1,6 转葡萄糖苷酶	全身性;肝硬化	11p13
Ⅴ	Mcardle	肌磷酸化酶	肌肉;运动时肌肉痉挛	—
Ⅵ	Hers	肝磷酸化酶	肝、白细胞;肝肿大、中等低血糖和酸中毒	14q21—q22
Ⅶ	Tarui	肌酸果糖激酶	肌肉、红细胞;运动时肌肉痉挛	1cen—q32
Ⅷ	—	磷酸己糖异构酶	肌肉、红细胞;肌肉虚弱	—
Ⅸ	—	肝磷酸化酶激酶	肝、白细胞、肌肉;肝肿大	Xp22
Ⅹ	—	肌磷酸化酶激酶	肌肉;易疲劳,肌无力	Xq13
Ⅺ	—	磷酸葡萄糖变位酶	肝、肌肉;肝肿大	Xq22.2—p22.1
Ⅻ	—	$3',4'$-cAMP 依赖性激酶	肝、肌肉;肌糖原升高	—

糖原贮积症Ⅰ型,又称肝肾型糖原贮积症,1929 年由 von Gierke 首次报告。本病是由于肝、肾、肠组织完全缺乏葡萄糖-6-磷酸(G-6-P)酶缺乏引起的,患者的病变主要累及肝和肾,不侵犯骨骼肌和心脏。

葡萄糖-6-磷酸酶缺乏使葡萄糖-6-磷酸不能转变成葡萄糖,糖原分解代谢受阻,却通过可逆反应合成过多的肝糖原。葡萄糖-6-磷酸另外通过酵解途径,产生大量丙酮酸和乳酸,导致酸中毒。肝糖原在肝细胞中聚集,导致患儿易怒、脸色苍白、发绀、喂养困难及低血糖抽搐、肝大、发育迟缓等。患儿在 5~6 岁后以出血、感染为主要症状。该病为常染色体隐性遗传,葡萄糖-6-磷酸酶的基因定位于第 17 号染色体。

（六）黏多糖贮积症

黏多糖贮积症(mucopolysaccharidosis,MPS)是一种溶酶体贮积病,溶酶体贮积病包含黏多糖贮积症、鞘磷脂贮积症、糖脂质贮积症等多种类型。

黏多糖是由蛋白质和氨基多糖构成的糖蛋白,因氨基多糖含有较多的糖醛酸和硫酸基团,所以呈酸性。一条蛋白质肽链上可同时存在几种不同的氨基多糖链,还可进一步聚合成更大的分子,结构十分复杂。

MPS 是由于特定的糖苷酶或硫酸酯酶遗传性缺乏,导致酸性黏多糖的部分分解产物在机体各组织中贮积而致病的。患者面容粗陋,骨骼畸形,甚至伴有智力障碍和肝、脾、心等器官的损害。贮积的酸性黏多糖大多是由硫酸皮肤素(DS)产生的,是结缔组织的成分,DS 主要分布于皮肤、韧带、动脉及心瓣膜。黏多糖贮积症根据缺乏的酶的种类不同,可分为下列几种类型(表 8-4)。

表 8-4　黏多糖贮积症分型及主要临床表现

病　名	缺乏的酶	尿中的黏多糖	临 床 表 现	遗传方式
MPS Ⅰ-H 型 (Hurler 综合征)	α-L 艾杜 糖苷酸酶	硫酸皮肤素 硫酸乙酰肝素	角膜混浊,骨骼异常,关节僵硬,智力发育不全,通常在 10 岁前死亡	AR
MPS Ⅰ-S 型 (Scheie 综合征)	α-L 艾杜 糖苷酸酶	硫酸皮肤素 硫酸乙酰肝素	角膜混浊,可有关节僵硬,主动脉瓣病,智力正常	AR
MPS Ⅰ-H/Ⅰ-S 型 (Hurler/ Scheie 复合综合征)	α-L 艾杜 糖苷酸酶	硫酸皮肤素 硫酸乙酰肝素	介于 MPS Ⅰ-H 型和 MPS Ⅰ-S 型之间	AR
MPS Ⅱ-A 型 (Hurler 综合征重型)	硫酸艾杜糖醛 酸硫酸酯酶	硫酸皮肤素 硫酸乙酰肝素	无角膜混浊,症状较MPS Ⅰ-H 型轻,通常在 15 岁前死亡	XR
MPS Ⅱ-B 型 (Hurler 综合征轻型)	硫酸艾杜糖醛 酸硫酸酯酶	硫酸皮肤素 硫酸乙酰肝素	轻微角膜混浊,智力尚可,可活到 30~60 岁	XR
MPS Ⅲ-A 型 (San Filippob 综合征)	硫酸乙酰肝素 硫酸酯酶	硫酸乙酰肝素	躯体改变较轻,中枢神经受损严重	AR
MPS Ⅲ-B 型 (San Filippob 综合征)	N-乙酰-α-氨基 葡萄糖苷酶	硫酸乙酰肝素	躯体改变较轻,中枢神经受损严重	AR

续表

病　　名	缺乏的酶	尿中的黏多糖	临床表现	遗传方式
MPS Ⅳ型（Morquio 综合征）	硫酸软骨素硫酸N-乙酰己糖胺硫酸酯酶	硫酸角质素	特殊类型的严重骨骼变化，角膜混浊，主动脉回流	AR
MPS Ⅴ型	—	—	以前是指 Scheie 综合征，临床表现与其相近	AR
MPS Ⅵ型（Maio Teaux-Lamy 综合征）	芳香基硫酸酯酶 B	硫酸皮肤素	严重的骨骼变化，角膜改变，心瓣膜病，白细胞有包涵体，智力正常，轻型患者的症状轻微	AR
MPS Ⅶ型（Sly 综合征）	β-葡萄糖甘酸	硫酸皮肤素	肝、脾肿大，多发性骨发育不全，白细胞有包涵体，智力低下	AR

（七）泰-萨氏病

泰-萨氏病(Tay-Sachs disease)又称家族性黑矇性白痴、GM₂神经节苷脂贮积症，是由于氨基己糖苷酶 A 缺乏，使 GM₂神经节苷脂分解成 GM₃神经节苷脂和 N-乙酰氨基半乳糖代谢受阻，导致 GM₂神经节苷脂累积所致。患者初起症状为听觉过敏，早期可见视网膜黄斑变性，视网膜有樱桃红斑点，进行性失明，常有局部性或全身性抽搐及痴呆。患儿表现为进行性肌张力减退、衰弱、生长迟缓，晚期完全瘫痪，出现恶病质，平均存活25.9个月。

该病为常染色体隐性遗传。已知氨基己糖苷酶 A 基因定位于15q23—q24。已检出碱基替换、缺失和移码突变是氨基己糖苷酶 A 的基因突变类型。

（八）戈谢病

戈谢病是由于葡萄糖脑苷脂酶缺乏导致葡萄糖脑苷脂贮积于网状内皮系统细胞中引起的，主要损伤肝、脾、淋巴结及骨髓。

本病可分为急性婴儿型和慢性型两种类型。急性婴儿型患者于 1 岁内发病，主要表现为肝和脾肿大、贫血、发育迟缓、全身性肌张力过度、角弓反张、四肢强直、意识障碍、集合性斜视及吞咽困难、呕吐、喉头痉挛和呼吸困难，也可发生惊厥等，通常 2 岁前死亡。慢性型多于学龄前发病，主要表现为肝和脾肿大、贫血、骨骼系统受损，但不累及神经系统。患者可存活十几年至数十年。

本病呈常染色体隐性遗传，已知葡萄糖脑苷脂酶基因定位于1q21。羊水细胞测定酶活性或检测分子变异可用于该病的产前诊断。

（九）自毁容貌综合征

自毁容貌综合征也称 Lesch-Nyhan 综合征，患者遗传性缺乏次黄嘌呤-鸟嘌呤磷酸核糖转移酶（HPRT），使 5-磷酸核糖-1-焦磷酸上的磷酸核糖基不能正常地转移到鸟嘌呤和次黄嘌呤上，导致鸟嘌呤核苷酸和次黄嘌呤核苷酸(肌苷酸)生成受阻，不能有效反馈抑制嘌呤前体 5-磷酸核糖-1-胺的生成，致使嘌呤合成加快、尿酸增高、代谢紊乱而致病。

患者的临床表现常有高尿酸症、血尿、痛风症状等，伴有智力发育不全、舞蹈样动作和强迫性自身毁伤行为，因此本病也称自残综合征。患者大多在儿童时期死于感染和肾衰竭，一般活不过 20 岁。若 HPRT 部分缺乏，可引起高尿酸血症和痛风，不出现以上症状。

本病为 X 连锁隐性遗传，发病率约为 1/38 000。HPRT 基因定位于 Xq26—q27.2，已发现 50 多种突变。本病可在 DNA 水平上进行产前诊断。

小 结

分子病是由于遗传缺陷造成的蛋白质结构或数量异常所引起的疾病，此种异常有的可以向后代传递。分子病的种类较多，主要包括血红蛋白病、血友病、假肥大型肌营养不良和家族性高胆固醇血症等。其中血红蛋白病是严重危害人类健康的一种分子病，据统计，全世界约有 1.5% 的人带有血红蛋白病的致病基因，每年出生的各类重型患儿多达 20 万，本病也是研究的最深入、最透彻的分子病，目前已能应用遗传工程的方法作出血红蛋白病等分子病的产前诊断。血友病是一种遗传性的因凝血因子缺乏形成的出血性疾病，不同类型的临床表现轻重也不一样，近年来我国在应用基因疗法治疗血友病方面已取得突破性的进展。

遗传性酶病也称先天性代谢病，是指由于遗传性酶的缺乏引起机体代谢紊乱而导致的疾病。根据代谢物的生化性质，可分为氨基酸代谢病、糖代谢病、脂类代谢病、核酸代谢病等。苯丙酮尿症、尿黑酸尿症、眼皮肤白化病属于氨基酸代谢病；半乳糖血症、糖原贮积症、黏多糖贮积症属于糖代谢病；泰-萨氏病、戈谢病属于脂类代谢病；自毁容貌综合征属于核酸代谢病。

每种病均有特定的临床症状和遗传方式，但都是由于缺乏某一种酶基因引起，致使体内的某种生化反应不能正常进行，引起代谢紊乱。大多缺乏的酶基因均已定位，这为临床治疗和研究提供了理论依据。

能力检测

一、选择题

1. 血红蛋白分子是由（   ）构成的球形四聚体。

A. 一对类 α 链和一对类 β 链　　　　　　　B. 两对类 α 链
C. 两对类 β 链　　　　　　　　　　　　　　D. 一对珠蛋白链

2. 正常人二倍体细胞中共有（   ）个 α 基因。

A. 1　　　　　B. 2　　　　　C. 3　　　　　D. 4

3. Hb Catonsville 是由于 α 珠蛋白基因第 37 和第 38 密码子之间插入了一个谷

氨酸的密码子形成的,这种基因突变属于( )。

  A. 单个碱基置换   B. 移码突变

  C. 整码突变   D. 不等交换

  4. 在 α 地中海贫血中,(--/-α)代表的是( )。

  A. 4 个 α 基因全部缺失   B. 3 个 α 基因缺失

  C. 2 个 α 基因缺失   D. 1 个 α 基因缺失

  5. 由于基因突变,影响了内含子的正确位点剪接,产生异常的 mRNA,所发生的突变是( )。

  A. 内含子突变   B. 外显子突变

  C. 启动子突变   D. 加工修饰点突变

  6. 血友病是由于哪一种凝血因子缺乏引起的?( )

  A. 凝血因子Ⅸ   B. 凝血因子Ⅺ

  C. 凝血因子Ⅳ   D. 凝血因子Ⅷ

  7. 苯丙酮尿症是由于缺乏( )引起的。

  A. 苯丙氨酸羟化酶   B. 尿黑酸氧化酶

  C. 酪氨酸酶   D. L-谷氨酸脱羧酶

  8. 尿黑酸尿症是由于缺乏( )引起的。

  A. 苯丙氨酸羟化酶   B. 尿黑酸氧化酶

  C. 酪氨酸酶   D. L-谷氨酸脱羧酶

  9. 眼皮肤白化病是由于缺乏( )引起的。

  A. 苯丙氨酸羟化酶   B. 尿黑酸氧化酶

  C. 酪氨酸酶   D. L-谷氨酸脱羧酶

  10. 半乳糖血症是由于缺乏( )引起的。

  A. 半乳糖激酶

  B. 半乳糖-1-磷酸尿苷转移酶

  C. 半乳糖尿苷-2-磷酸-4-表异构酶

  D. 焦磷酸酶

  11. 自毁容貌综合征是一种( )代谢病。

  A. 氨基酸   B. 糖   C. 脂类   D. 核酸

二、名词解释

1. 分子病

2. 血红蛋白病

3. 异常血红蛋白病

4. 受体

5. 受体蛋白病

6. 不等交换

7. 遗传性酶病

三、简答题

1. 异常血红蛋白病有哪些类型?

2. 异常血红蛋白病产生的基因突变有哪些？

3. α地中海贫血有哪几种类型？各型有哪些主要临床表现？

4. 导致β地中海贫血的基因突变有哪几种？

5. 由低密度脂蛋白(LDL)受体基因突变引起的低密度脂蛋白受体缺陷有哪些表现？

6. 基因突变引起酶活性改变的可能原因有哪些？

（李晓光）

第九章 遗传病的诊断、防治与遗传咨询

掌握：遗传病常规诊断的主要内容及方法。
熟悉：分子诊断的基本原理和主要方法。
了解：基因诊断的常用技术及策略。

第一节 遗传病的诊断

遗传病的诊断是项复杂的工作,是遗传病预防和治疗的基础。虽然目前遗传病的防治问题尚未得到根本解决,但已有一些诊断及防治措施可有效地减少遗传病的发生,缓解遗传病患者的痛苦,减少社会负担和提高人口素质。由于遗传病的病种多、发病率低,有些疾病的症状往往与某些非遗传病的相同,而且有一定数目的疾病还存在着遗传异质性(即症状相同的遗传病存在不同的遗传基础或方式),故对遗传病的确立诊断比普通疾病的困难一些。因此,在临床上诊断遗传病时除了要采用一般疾病的诊断手段(如病史采集、症状的了解、体征检查和仪器检查)外,还要根据不同的情况,采用具有遗传学特征的特殊诊断方法和手段,如系谱分析、染色体检查、性染色质检查、酶和蛋白质的生化检查、皮纹分析等,这些方法目前已成为遗传病的常规诊断手段。近年来,随着分析生物学理论和技术的发展,临床上已出现了某些遗传病的基因诊断方法,这些遗传学领域的技术有特异性强、准确性好、效率高等优点,已成为诊断某些疑难遗传病的有力工具。为了防止遗传病患儿的出生,医学遗传学领域近年来还开展了各种产前诊断方法。

一、遗传病的临床诊断

临床诊断是指医务工作者对患者已出现的各种临床表现进行分析,并进行疾病的诊断和遗传方式的判断。遗传病的临床诊断的主要内容包括病史、症状和体征。

1. 病史 遗传病多有家族聚集现象,因此病史的采集极为重要,采集过程中要遵循准确、详细的原则,另外,还要着重于婚姻史、家族史和生育史。

婚姻史应主要了解婚龄、婚次、配偶健康状况、生活习惯以及是否为近亲结婚;家族史着重了解患者家族中有无同病患者;生育史则重点了解生育年龄、胎次、子女数目及健康状况、孕期病史以及有无流产、死产、早产、难产史及产程情况(有无产伤、窒息

等)。

由于有些出生缺陷病是因为母亲接触有害物质引起的,因此还应询问母亲在妊娠早期是否接触过致畸因素或服用过不当药物,是否有电离辐射史或接触化学物质史等。此外,还应询问是否患过病毒性疾病、性病。

2. 症状和体征 遗传病既有和其他疾病相同的症状和体征,又有其本身特异性症候群。例如,患儿有智力发育不全伴有特殊腐臭味尿液时提示患有苯丙酮尿症;智力发育不全伴有白内障、肝硬化等提示患有半乳糖血症;患儿有智力低下伴有眼距宽、眼裂小、外眼角上斜等体征可考虑 21 三体综合征;患儿有智力发育不全伴有生长发育迟缓及五官、四肢、内脏等方面的畸形提示可能为常染色体遗传病;患儿有生殖腺发育不全或者有生殖力下降、继发性闭经、行为异常等可能为性染色体遗传病。由于大多数遗传病在婴儿期或儿童期即可有体征和症状表现,故除观察外貌特征外,还应注意身体发育快慢、体重增长速度、智力增进情况、性器官及第二性征发育状态、肌张力强弱以及啼哭声是否正常等。需要注意的是,遗传病中普遍存在遗传异质性,如果仅仅以症状和体征为依据来诊断遗传病,将很困难,因此,还必须借助于其他诊断手段。

二、系谱分析

系谱(pedigree)图是指对某遗传病患者家族各成员的发病情况进行详细调查,再以特定的符号和格式绘制成反映家族各成员相互关系和发病情况的图解。系谱图中必须给出的信息包括性别、性状表现、亲子关系、世代数以及每一个个体在世代中的位置。由于系谱分析是在表现型的水平上进行分析,而且这些系谱图记录的家系中世代数少、后代个体少,所以为了确定一种单基因遗传病的遗传方式,往往需要得到多个具有该遗传病家系的系谱图,并进行合并分析。系谱图的绘制方法常以该家系中首次确诊的患者(又称先证者)开始,追溯其直系和旁系各世代成员及该病患者在家族亲属中的分布情况。根据绘制的系谱图进行分析,又称系谱分析,以确定该家系是否患有遗传病及其可能的遗传方式。临床上判断单基因遗传病的遗传方式常用系谱分析。系谱分析的基本程序是:先对某遗传病患者各家族成员的发病情况进行详细调查,再按一定方式将调查结果绘成系谱图,然后根据孟德尔定律对各成员的表现型和基因型进行分析。通过系谱分析可以判断某种遗传病是单基因遗传病还是多基因遗传病,以及确定单基因遗传病的遗传方式,探讨遗传异质性的存在。另外,系谱分析也是遗传风险分析、连锁分析和产前诊断中必不可少的工具。系谱分析时应注意:系谱的系统性、完整性和可靠性;分析显性遗传病时,应注意已有延迟显性的年轻患者,由于外显不全为隔代遗传,不要误认为其是隐性遗传;有些遗传病系谱中除先证者外,家庭成员中找不到其他患者,此时应考虑是否为新的基因突变;要注意显性与隐性概念的相对性,同一遗传病可因观察指标的不同而得出不同的遗传方式,从而导致发病风险的错误估计。

三、细胞遗传学检查

细胞遗传学检查主要适用于染色体异常综合征的诊断。主要的检查方法包括染色体检查和性染色质检查两部分。染色体检查又称核型分析,是较早应用于遗传病诊断的辅助手段。目前随着显带技术的应用以及高分辨染色体显带技术的出现和改进，能更准确地判断和发现更多的染色体数目和结构异常综合征，还可以发现新的微畸变综合征，因而该方法是确诊染色体病的主要方法。

染色体检查标本的来源，主要包括外周血、绒毛、羊水中脱落细胞和脐血、皮肤等各种组织。有下列情况之一者应建议做染色体检查：①有明显智力发育不全、生长迟缓或伴有其他先天性畸形，如唇裂、腭裂或生殖系统畸形者；②家族中已有染色体异常或先天性畸形的个体，再次生育时要做染色体检查以进行产前诊断，避免再次出生患儿；③原发性闭经和女性不育症者；④无精子症及男性不育症者；⑤两性内、外生殖器畸形者；⑥习惯性流产者，要求夫妇双方同时进行染色体检查；⑦35 岁以上的高龄孕妇；⑧智力低下并伴有大耳朵、大睾丸或多动症的患者。

染色体检查常用的方法有以下两种。

1. 染色体显带技术 20 世纪 70 年代前后发展起来的染色体显带技术是细胞遗传学中的一大突破。最基本的是 G 显带，即制备中期染色体标本，用胰酶处理后以吉姆萨染料染色，最后在光学显微镜下观察相间的区和带，该技术称为 G 显带，根据对染色体处理方法和染料的不同，先后又发展了 10 余种显带技术，包括 Q 显带（用氮芥喹吖因等染色，带型与 G 带的相同）、R 显带（用加热、荧光或其他处理方法获得与 G 带深浅相反的带）、T 显带（显示端粒）、C 显带（显示着丝粒）、N 显带（显示核仁组织区）以及最新的限制性内切酶显带。

利用染色体显带技术，可以使许多疾病在染色体水平找到原发性改变，如肿瘤、发育缺陷、心血管疾病等。通过染色体显带技术，可以把与此疾病相关的基因确定在一个较小的范围内，以利于进一步研究。

2. 染色体原位杂交 应用标记的 DNA 探针（标记物可为生物素、地高辛等）与玻片上的细胞、染色体或间期核的 DNA 或 RNA 杂交，在这些核酸不改变原来结构的情况下，研究核酸片段的位置和相互关系的方法，称为染色体原位杂交。用生物素、地高辛等标记物标记的 DNA 探针进行原位杂交后，用荧光染料（喹吖因、罗丹明等）标记的生物素亲和蛋白和抗亲和蛋白的抗体进行免疫检测和放大，使探针杂交的区域发出荧光，这种原位杂交称为荧光原位杂交（FISH）。荧光原位杂交具有快速、经济、安全、灵敏度高、特异性强等优点，它自问世以来，已广泛应用于细胞遗传学、基因定位和基因制图等领域中。

性染色质检查包括 X 染色质检查和 Y 染色质检查，可作为性染色体检查的一种辅助手段。通过性染色质检查，可以确定胎儿的性别以助于 X 连锁遗传病的诊断，协助诊断由于性染色体异常所致的染色体病，以及用于对两性畸形的诊断。

四、生化检查

生化检查是遗传病诊断中的重要辅助手段，因为基因突变的结果导致蛋白质合成障碍，表现为蛋白质数量或结构的异常或酶活性降低，因此，应用生化技术对某种蛋白质或酶进行定性、定量分析就能检测相应的基因是否受损。用于生化检查的材料主要有血液、活检组织、尿液、粪便、阴道分泌物、脱落细胞和培养细胞等。通过酶活性检测作出诊断的氨基酸代谢病见表 9-1。

表 9-1 通过酶活性检测作出诊断的氨基酸代谢病

病　　　名	有缺陷的酶	检 测 材 料
白化病	酪氨酸酶	毛囊
精氨酸琥珀酸尿症	精氨酸代琥珀酸裂解酶	红细胞
组氨酸血症	组氨酸酶	指(趾)甲屑
酮性高甘氨酸血症	丙酰辅酶 A 羧化酶	肝、白细胞、成纤维细胞
枫糖尿症	支链酮酸脱羧酶	肝、白细胞、成纤维细胞
苯丙酮酸尿症	苯丙氨酸羟化酶	肝

另外,基因突变导致催化机体代谢反应的某种特定酶发生缺陷,以致机体代谢发生障碍,其代谢底物、中间产物、终产物或旁路代谢产物就会发生质和量的变化,因此测定中间代谢产物也有助于诊断代谢病,如苯丙酮酸尿症可通过测定血清和尿中的苯丙酮酸来作出诊断。

五、基因诊断

基因诊断即利用 DNA 重组技术从分子水平检测人类遗传病的基因缺陷,又称 DNA 分析法,它和传统诊断方法的主要差别在于直接从基因型推断表现型,即越过基因产物直接检测基因结构,在产前或发病前作出早期诊断或对现症患者的诊断。各种遗传病的基因异常是不同的,同一遗传病也可以有不同的基因异常,但这些异常大体可分为基因缺失和基因突变两大类型,后者包括单个碱基置换、微小缺失或插入。近年来发现一些遗传病是由于基因内的三核苷酸重复序列增加引起的,根据对基因异常类型的了解,可以采用不同的诊断方法(表 9-2)。

表 9-2 遗传病的基因诊断方法

基因异常	方　　　法	探针、引物或限制酶
基因缺失	基因组 DNA 印迹杂交	缺失基因的探针
	聚合酶链式反应(PCR)扩增	引物包括缺失或在缺失部位内
	限制性片段长度多态性(RFLP)分析	突变导致其切点消失的限制酶
点突变	等位基因特异性寡核苷酸探针(ASO)杂交	正常和异常的等位基因特异性寡核苷酸探针
	PCR 产物的多态性分析	引物包括突变部位
基因已知,但基因异常不明	基因内或旁侧序列多态性连锁分析	基因内或旁侧序列探针或引物
基因未知	与疾病连锁的多态性连锁分析、RFLP 位点单体型连锁分析	与疾病连锁的多态位点探针或引物

知识链接

目前能直接诊断的病种虽日益增多,但仍然是比较有限的。乳腺癌是除肠癌外造成癌症患者死亡的第二个主要原因。最初被论证的两个乳腺癌基因是第 17 条染色体上的 *BRCA*1 和在第 13 条染色体上的 *BRCA*2。患者在携带 *BRCA*1 或 *BRCA*2 基因时,在他们生命的某一时刻即可被诊断出患有乳腺癌和卵巢癌的危险。通过基因检测如果发现 *BRCA* 基因呈阳性,可以通过长期监测和积极预防,如预防性乳房手术来降低乳腺癌发生的危险性。

近十几年来,飞速发展的重组 DNA 技术给遗传病的早期诊断(症状前和出生前)带来了福音,提供了从 DNA 水平对遗传病进行基因诊断的手段。但在基因诊断中,有一点要说明:由于基因突变的类型多种多样,除了缺失、插入、动态突变和一些高发的点突变可以通过基因分析直接检测,在临床上进行诊断之外,大多数基因突变需要繁琐的分析才能确定突变,一般难以直接检测,因此基因诊断在临床上主要用于产前诊断(以先证者为线索)。

基因诊断所用技术大致可分为限制性片段长度多态性分析、聚合酶链式反应(PCR)、DNA 芯片、DNA 测序等方法。实际上,临床上常将这几种技术联合应用。

1. 限制性片段长度多态性(restriction fragment length polymorphism,RFLP)分析 人群中不同个体基因的核苷酸序列存在的差异,称为 DNA 多态性。DNA 顺序上发生变化而出现或丢失某一限制性内切酶位点,使酶切产生的片段长度和数量发生变化称为限制性片段长度多态性。任何一个基因内切大片段的缺失、插入以及基因重排,即使不影响到限制性内切酶位点的丢失或获得,也可能引起限制性内切酶图谱的变化,使限制性内切片段的大小和数量发生变化,因而这类基因突变可以通过限制性内切酶 DNA 或结合基因探针的杂交的方法将突变找出,如镰形细胞贫血症的基因诊断。

已知镰形细胞贫血症的突变基因是编码 β 珠蛋白链的第 6 位密码子,由 GAG 变为 GTG,可用限制性内切酶 MstⅡ进行检测。因为这一突变是正常存在的 MstⅡ切点消失,这就使正常情况下存在的 1.1 kb 及 0.2 kb 条带变成患者(纯合子)的 1.3 kb 条带。

2. 聚合酶链式反应(PCR)及相关技术

(1)聚合酶链式反应(polymerase chain reaction,PCR) PCR 通过变性、退火及延伸的循环周期,使特定的基因或 DNA 片段在短短的 2~3 h 内扩增数十万至数百万倍,大大缩短了诊断时间。PCR 常结合其他技术进行诊断。

(2)PCR 相关技术 以 PCR 为基础的相关技术有多种,如巢式 PCR、增效 PCR、多重 PCR 等。

3. DNA 测序 DNA 序列测定方法的诞生为详细分析遗传病等疾病的基因结构与功能奠定了基础。目前 DNA 序列测定自动化已实现了分析反应自动化和图片自动化。使用 4 种不同颜色的荧光染料的无放射性标记的 DNA 测序法及毛细管电泳的方法，是 DNA 序列分析自动化研究方面的一个重要进展。

利用 DNA 测序技术可用来检测基因确定的突变部位与类型，它也是目前最根本的一种检测基因突变的方法。如检测基因片段的缺失或插入、动态突变（三核苷酸重复序列的扩增所致）等。

4. DNA 芯片（DNA chip） DNA 芯片又称 DNA 微阵列（microarray），属于生物芯片的一种。它是把上万种寡核苷酸或 DNA 样品密集排列在玻片、硅片或尼龙膜等固相支持物上，通过激光共聚焦荧光显示镜获取信息，利用计算机系统分析、处理所得资料，一次微排列可对上千种甚至更多基因的表达水平、突变和多态性进行快速、准确的检测。

DNA 芯片技术是一种高效、准确的 DNA 序列分析技术。基于 PCR 技术的检测方法（如 PCR-SSCP、PCR-DGGE 等）大多用于检测突变是否存在，而不能确定突变性质。DNA 测序法能够准确确定突变的部位与性质，但目前的以凝胶电泳为基础的测序技术费时、费钱，所以在实际应用中较少采用直接测序来检测突变。DNA 芯片应用于检测基因突变，不仅可以准确地确定突变位点和类型，它的快速、高效是目前其他测序方法所无法比拟的，它还可以同时加测多个基因乃至整个基因组的所有突变。

六、皮纹分析

皮肤纹理简称皮纹，是指人体手、脚掌面所具有的特殊纹理，这些纹理是由遗传决定的。皮肤纹理呈多基因遗传，在胚胎发育第 13 周开始出现，在第 19 周左右形成，且终身不变。

（一）正常皮纹的特点

1. 指纹 手指末端腹面的皮纹称为指纹。指纹分为三种类型：弓形纹、箕形纹和斗形纹（图 9-1）。

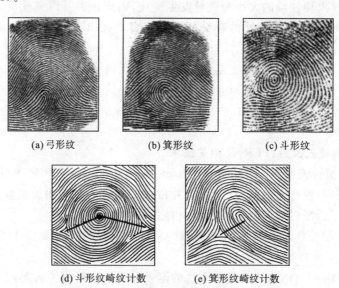

(a) 弓形纹　　(b) 箕形纹　　(c) 斗形纹

(d) 斗形纹崎纹计数　　(e) 箕形纹崎纹计数

图 9-1　指纹类型及崎纹计数

(1) 弓形纹（arch，A）：纹线自一侧进入，由另一侧流出。

(2) 箕形纹（loop，L）：纹线从一侧发生，斜向上伸展到中途后发生弯曲、折回到发出的一侧，形似簸箕状。在箕形纹图案中有一个呈三个方向走形的纹线汇合点，称为三叉点（triradius）或三角点。

(3) 斗形纹（whorl，W）：指纹中心花纹由一条以上的环形线、螺形线、曲形线等组成，受外围线、根基线包绕，有两个三叉点，位于左、右两侧。

在观察分析指纹时，有一种重要的内容就是对嵴纹数目进行计算。嵴纹计数的结果可以用于判别该个体各种指纹纹理的细微特点和各种指纹的比例情况。计数的基本方法是，从箕形纹或斗形纹的中心点画一直线至三叉点，然后统计跨过这根直线的纹线数。指纹类型及嵴纹计数见图 9-2。

斗形纹有两个三叉点，计数时以较大的数为准。而弓形纹无中心点和三叉点，故计数为0。将双手十指的嵴纹数目相加即得到总嵴纹数（TRC）。染色体病患者的指纹的 TRC 与正常人的相比有明显的差异。对于性染色体数目

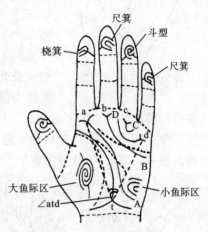

图 9-2　正常人掌纹示意图

异常的患者而言，有随 X 染色体数目的增多而 TRC 减少的趋势，例如，据统计 XY 个体的 TRC 为 145，XX 个体的 TRC 为 127；XXX 个体的 TRC 为 109，XXXXY 个体的 TRC 为 49.4 等，故统计 TRC 可以作为诊断某些染色体异常疾病的辅助指标。

2. 掌纹　手掌皮纹的观察分析一般应包括 5 个方面（图 9-2）：①大鱼际区，位于拇指的下方；②小鱼际区，位于小指的下方；③指间区，在 5 个手指间的掌部各有一指间区，依次分为第 1、2、3、4 指间区，记为 I_1、I_2、I_3、I_4 区，各区均有一定的纹理；④三叉点 a、b、c、d，分别位于第 2、3、4、5 指基部，分别向手心端引出 4 条主线 A、B、C、D，各对应于相同小写字母的三叉点发出的线；⑤三叉点 t 和∠atd，位于掌面基部正中。对于成年人而言，三叉点 t 位于距离腕部约 1.4 cm 处。如果该三叉点向掌心方向移动，称为三叉点 t'。如果该三叉点位于掌心附近、远离腕线，则称为三叉点 t''，这两种三叉点多见于 21 三体综合征者。三叉点 t 的位置变化很大，因此在临床上有重要意义。

在实际工作中，常用 t 距比和∠atd 来准确测量或反映三叉点 t 的位置。t 距比是指手掌长度（中指基部指关节褶线至远腕线处的距离）与 t 距（三叉点 t 与远腕线正中点的距离）之比，用百分比表示。正常个体的 t 距比一般小于 14%，t' 的值为 16%～40%，t'' 的值大于 40%。∠atd 是指三叉点 a、d 与三叉点 t 之间所画的直线所形成的夹角（图 9-3），可用量角器测定。显然，∠atd 的大小也可以反映三叉点 t 的位置，∠atd 越大，则位置越高、越远离腕线。而三叉点 t 的位置离腕线越近、位置越低，则∠atd 越小。据中国科学院遗传所等单位研究发现，我国正常人群的∠atd 的均值为41°，而 21 三体综合征患者的∠atd 均值可达到 64°。

3. 掌褶纹与指褶纹　在掌和手指的曲面各关节活动处可见明显的皮肤皱褶，称为掌褶纹与指褶纹，某些遗传病患者的掌褶纹与指褶纹与正常人的相比，具有一些特

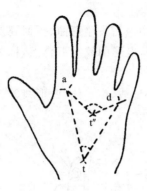

图 9-3 ∠atd 示意图

异性的改变。在手掌上分布有 3 条大的褶纹：①远侧横褶纹；②近侧横褶纹；③大鱼际纹。对于某些染色体遗传病患者和少数正常个体，这 3 条褶纹的分布可出现变异，常见的变异有下列 4 种类型（图 9-4）。①通贯手：手掌中的远侧横褶纹与近侧横褶纹完全重合为一条直线横贯整个手掌，这条线也称为猿线。有资料表明，21 三体综合征和 13 三体综合征患者的双手出现通贯手的比例比正常人的高 10～30 倍。正常人群中通贯手的个体只占 6% 左右。②变异 I 型：远侧横褶纹与近侧横褶纹借助另一较短的横褶纹彼此相连而横贯全掌，在这里短褶起着桥梁作用，故也称为桥贯型。③变异 II 型：远侧横褶纹与近侧横褶纹相互重叠的情况与通贯手大致相似，但在通贯的横褶的上、下方各有分叉的小槽，故也称为叉贯型。④悉尼手：近侧横褶纹通贯全掌，而远侧横褶纹走行正常，因该型手掌多见于澳大利亚的悉尼人，故称为悉尼手。

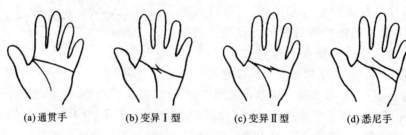

(a) 通贯手   (b) 变异 I 型   (c) 变异 II 型   (d) 悉尼手

图 9-4 手掌褶纹类型图

4. 足纹 在脚趾、脚掌的皮纹中，研究的最多且有临床意义的主要是拇趾球部的纹理，其中基本的纹理也分为弓形纹、箕形纹、斗形纹 3 种，按皮纹的胫侧、腓侧、近侧、远侧的走向的不同又分为 7 个类型（图 9-5），其中胫侧弓形纹多见于先天愚型患者。

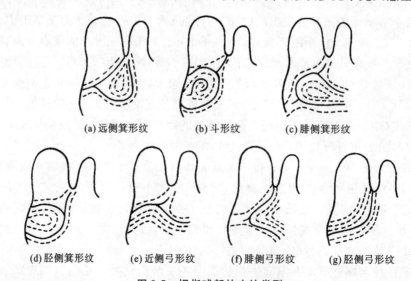

(a) 远侧箕形纹   (b) 斗形纹   (c) 腓侧箕形纹

(d) 胫侧箕形纹   (e) 近侧弓形纹   (f) 腓侧弓形纹   (g) 胫侧弓形纹

图 9-5 拇指球部的皮纹类型

（二）遗传病患者的皮纹特征

一些常见染色体遗传病患者的皮纹特征见表 9-3。

表 9-3 常见染色体遗传病患者的皮纹特征

病 例	指 纹	掌 纹	拇趾球部纹理
猫叫综合征	斗形纹比例大，TRC 高	t'；双侧或单侧通贯手	正常
13 三体综合征	弓形纹较多，TRC 低	t"；2/3 为通贯手	42% 为腓侧弓形纹
18 三体综合征	弓形纹比例极高，TRC 极低，甚至为 0	25% 的患者为 t"；40% 的患者第 5 指有 1 条指褶纹	正常
21 三体综合征	箕形纹比例增高，第 4 或第 5 指为桡侧箕形纹	t' 值为 50% 的患者为通贯手；第 5 指有 1 条指褶纹	胫侧弓形纹
先天卵巢发育不全综合征（45，X）	有大箕形纹或小斗形纹，TRC 高	t'	异常大的斗形纹或箕形纹
先天睾丸发育不全综合征（47，XXY）	弓形纹较多	正常	正常

必须指出的是，注意取样方法的规范性，以获得准确、清晰的资料。另外，皮纹分析结果只能作为诊断时的参考信息，而不能作为确诊的依据，这是因为人群中皮纹的变异比较广泛，少数个体也会出现某些染色体遗传病患者所具有的特殊纹理改变，所以在对染色体遗传病患者进行诊断时，如果单凭皮纹的检查结果而不做染色体分析和其他的检查，往往会导致误诊，故皮纹分析应是遗传病患者诊断的初筛手段。

七、产前诊断

产前诊断是指以羊膜穿刺法和绒毛膜取样法等技术为主要手段，对羊水、羊水细胞及绒毛膜进行遗传学分析，以判断胎儿的染色体或基因等是否正常。如果确认是正常胎儿，则继续妊娠至足月生产，这是预防遗传病患儿出生的有效手段。

（一）产前诊断的对象

根据遗传病严重程度的不同和发病率的高低，可将产前诊断的对象排列如下：①夫妇之一有染色体畸变，特别是平衡易位携带者，或夫妇核型正常，但曾生育过染色体遗传病患儿的夫妇；②35 岁以上的高龄孕妇；③夫妇之一有开放性神经管畸形，或是生育过这种畸形儿的夫妇；④夫妇之一有先天性代谢缺陷，或生育过这种患儿的夫妇；⑤为 X 连锁遗传病基因携带者的孕妇；⑥有原因不明的习惯性流产史的孕妇；⑦羊水过多的孕妇；⑧夫妇之一有致畸因素接触史的夫妇；⑨具有遗传病家族史，又为近亲婚配的孕妇。

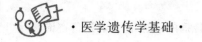

（二）产前诊断的方法与应用

产前诊断的常用方法包括非侵袭性方法和侵袭性方法，下面着重介绍几种临床上常用的方法。

1. 非侵袭性方法　非侵袭性方法包括 B 超检查、X 线检查、电子计算机 X 线断层扫描技术（CT）及核磁共振成像技术等。B 超检查与 X 线检查属于影像学检查，它们是产前诊断的重要手段。

（1）B 超检查：B 超检查能详细地检查胎儿的外部形态和内部结构，可通过某些细胞微改变提示染色体异常，使许多胎儿的遗传病得以早期诊断。由于 B 超检查对胎儿和孕妇基本无害，因此 B 超检查是目前首选的诊断方法。

（2）X 线检查：胎儿骨骼在妊娠 20 周左右开始骨化，所以在妊娠 24 周后对胎儿进行 X 线检查最为适宜。诊断剂量的 X 线照射，对胎儿并无不良影响。X 线检查和诊断对无脑儿、脑积水、脊柱裂等骨骼畸形疾病很有帮助。

2. 侵袭性方法　侵袭性方法主要包括羊膜穿刺法、绒毛取样法、脐带穿刺术、胎儿镜检查、经皮取血法等。不同怀孕阶段应采用不同的取样方法，一般孕早期取绒毛，孕中期经羊膜穿刺取羊水、经胎儿镜取胎儿标本或直接经腹壁取脐静脉血等。

（1）羊膜穿刺法：羊膜穿刺法是指在 B 超监视下，用消毒注射器取胎儿羊水的方法，它是产前诊断最基本的方法之一。该方法适用于诊断染色体病、遗传性酶病、神经管缺陷（NTD）等的 DNA 检测。羊膜穿刺一般在妊娠 16～20 周时进行，可对抽取的羊水进行性别测定、染色体检查和核型分析、DNA 分析等。羊膜穿刺的操作是比较安全的，引起流产的风险率很低（0.5%～1%），发生感染和血肿的情况较罕见，其他妇科合并症则更少。

（2）绒毛取样法：绒毛取样法在妊娠早期诊断中最为常用，一般在妊娠 7～9 周时进行，它是指在 B 超的监视下，用一种特制的塑料或金属导管从阴道经子宫颈进入子宫，再沿子宫壁到达预定的取样位置，并用内管吸取绒毛。但经子宫颈取样有易致标本污染、胎儿和母体感染以及操作不便等缺点，也有人采取经腹壁获取绒毛的方法，这是因为该途径感染的风险率低。获得绒毛后可做胎儿性别鉴定、核型分析、生化检查和 DNA 分析。绒毛取样法的优点是检查时间早，需要做选择性流产时，不会给孕妇带来更多的损伤和痛苦。

（3）脐带穿刺术：脐带穿刺术是指在 B 超监视下，用一根针经腹壁进入胎儿脐带并抽取胎儿血样的方法。取样最好在妊娠 18 周。该方法引起流产的概率约为 1%，低于羊膜穿刺法（2.5%）和绒毛取样法（7%）。

（4）胎儿镜检查：胎儿镜检查又称羊膜腔检查或宫腔镜检查，它可在进入羊膜腔后直接观察胎儿的外形、性别及有无畸形等，又可抽取羊水或胎血做各种检查，还可进行子宫内治疗。因此，理论上讲这是一种最理想的方法，然而，该方法操作困难，并易引起多种并发症，且不易被医护人员所接受，故并不常用。胎儿镜检查的最佳时间是妊娠 18～20 周。

（5）新进展：遗传病的诊断技术已经发展到在受精 6 d 胚胎着床之前即可进行。这些技术使孕妇既可避免分娩患遗传病的婴儿，又不必进行流产术，在器官形成之前就可对受累胎儿加以识别并进行早期基因治疗,但目前过高的费用和技术本身的需要限制了一些很专业的研究中心对这些技术的应用。

总之,临床医生可以根据妊娠时间及检测目的有针对性地选用不同的穿刺取样技术。一般来讲,羊膜穿刺法或绒毛取样法可用来诊断染色体遗传病、遗传性酶病、胎儿性别鉴定、所有可用 DNA 方法检测的疾病和开放性神经管缺陷(只能用羊膜穿刺法)。经皮、脐带血抽取的纯胎儿血可供检测胎儿血液系统疾病、先天性免疫缺陷、单基因遗传病等。胎儿镜检查可用来诊断大疱性表皮松解症及某些皮肤疾病,还可以进行肝活检。

(闫丽珍)

▌第二节　遗传病的防治▌

一、遗传病的预防

近年来,随着我国遗传病的比例不断上升,预防遗传病发病的问题显得日益重要。大多数遗传病目前仍然无有效的治疗方法,因此,遗传病的预防就显得格外重要,这样才能降低遗传病患者在人群中的比例。我们知道,致病遗传物质的获得只有两个途径,其一是从亲代细胞中继承而来,其二是自身遗传物质的畸变。因此,预防遗传病就是要高度关注这两个途径。

(一)遗传病的普查与登记

在人群中进行遗传病的普查是遗传病预防工作的基础。通过普查可以了解某一地区存在的遗传病的种类、发病率、遗传方式和遗传异质性等基本情况,计算出致病基因的频率和携带者频率,以便采取相应的措施,控制遗传病在群体中的流行。另外,通过普查可以及时发现患者,便于尽早实施相应的措施。

遗传病的群体普查(population survey)是指为了预防遗传病在某一地区传播,控制它在群体中的流行,有必要对某一地区的人群进行普查,明确该地区危害严重的遗传病病种、危害程度及患者数量,它是一项多学科的综合性调查研究,应由临床各科室的医生和医学遗传学工作者共同参与进行。由于许多单基因遗传病的发病率比较低,普查人数应包括该地区人口的 1‰～1%,受查率要求在 95% 以上。一般可先做试点调查,试点调查的人数一般不少于 5 000 人。在调查的对象中,应该包括生活在城市、农村、山区和林区等不同地域的人群。在实施调查前,应该制定出统一的普查方法和诊断标准,正确记录调查结果。在遗传病群体普查的基础上,对检查出的病例应该及时登记,以便进一步观察和研究。为了获得全面的信息,所登记的内容应尽可能详尽,主要包括以下几个方面。

(1) 个人的病情资料:病名、发病年龄、病情演变情况、受累的器官和程度;检出的主要依据,面貌和体格的改变;感觉和运动机能的改变;染色体的改变;皮肤纹理的改变;酶活性的改变;语言障碍和智力水平等。

(2) 个人发育史资料：出生时体重和身长、妊娠周数、分娩方式、第几胎、第几产、出生时的父母年龄、父母是否有血缘关系、母亲妊娠期是否有感染、服药和射线接触情况等。

(3) 婚姻和生育史资料：结婚年龄、妊娠次数、生育次数、自然和人工流产次数、配偶和子女的有关情况等。

(4) 亲属的人数及发病情况等有关资料。

目前，一些遗传性酶病的发病机制已基本清楚，对于这类疾病如果能早期诊断并尽早给予治疗，预后往往比较理想。例如，苯丙酮尿症的患儿，如果能在出生后 2～3 个月以内被检查确诊并开始治疗，其发育可基本正常，如果不及时治疗，患儿会出现严重的智力发育低下，所以在新生儿中进行苯丙酮尿症的普查对降低遗传性酶病的发病率具有重要意义。此外，半乳糖血症、先天性甲状腺功能降低和糖尿病等遗传病也需要在临床症状出现之前作出诊断并开始治疗。

（二）避免接触致畸原

环境中各种因素的改变都会直接或间接地影响人类的生活和生存。因为环境污染不仅会引起一些严重的疾病，还会造成人类遗传物质畸变。能够导致遗传物质发生畸变的因素统称为致畸原。无论致畸原是作用于生殖细胞或受精卵，还是作用于体细胞，只要引起遗传物质改变，都可能导致胚胎发育异常而引起畸形或肿瘤等各类遗传病，甚至导致死亡，因此避免不适当接触致畸原是预防遗传病的重要环节。环境中的致畸原主要包括化学致畸原、物理致畸原和生物致畸原等。

1. 化学致畸原 化学致畸原主要包括一些化学品和药物。例如，二甲苯是一种实验室常用的试剂，孕妇接触后可致胎儿的中枢神经系统畸形；胎儿的有机汞中毒可导致小头畸形、外耳畸形和大脑麻痹；多氯联苯是工业用的绝缘材料，孕妇接触后可引起胎儿眼球突出和生长障碍；酗酒可能造成精子畸形，影响受精卵的质量；吸烟更会污染环境，危害后代及他人；此外，在妊娠早期孕妇使用肾上腺素、黄体酮、链霉素、咖啡因等也有引起胎儿畸形或遗传病的可能。

2. 物理致畸原 物理致畸原主要包括射线、电离辐射、紫外线照射、发热等。紫外线照射可诱发基因突变；X 射线的穿透力强，孕妇在妊娠 1～2 个月内接受大剂量照射，可引起 50% 的胎儿发生先天性畸形，主要是小头畸形、腭裂、四肢畸形和智力低下等；孕妇于妊娠早期发热可引起胎儿的神经管缺陷、小头畸形和小眼球等。

3. 生物致畸原 生物致畸原主要包括一些病原微生物，如单纯疱疹病毒、风疹病毒、巨细胞病毒、弓形虫等，是人类感染率较高的病原体，这些病原体若在妊娠早期感染孕妇，可致胎儿的先天性心脏病、聋哑、先天性白内障和智力低下、小头畸形等。

因此，为了预防遗传病，应注意避免接触致畸原，特别是在敏感期（如妊娠早期）避免接触致畸原。

（三）遗传携带者的检出

遗传携带者(genetic carrier)是指表现型正常但带有致病基因或异常染色体的个体。除了由致畸原引起遗传物质改变外，还可从亲代获得致病性遗传物质。因此检出遗传携带者是预防遗传病的又一关键环节。

1. 遗传携带者的类型 遗传携带者一般包括以下几种类型。①带有隐性致病基因的个体（杂合子），这类个体带有不成对的隐性致病基因，虽然本人不发病，但可将该致病基因传给后代，这是典型的遗传携带者。及时检查出这类携带者并进行积极的婚姻和生育指导，对防止遗传病的发生有重要意义。②带有平衡易位染色体的个体，由于这类易位基本上没有遗传物质的丢失，故对携带者的个体发育无严重影响，但如果携带者与正常人婚配，便可将这条异常的易位染色体传给后代，造成某个易位节段的部分三体型或单体型，破坏基因间的平衡，引起染色体遗传病。③带有显性致病基因而表型正常或目前表型尚正常的迟发外显者，这是广泛意义上的携带者。某些遗传病存在不完全外显的情况，虽然带有致病基因但无临床表现，在人群中检出这类携带者对降低显性遗传病的发病率具有积极意义，对检出的携带者，积极给予指导，控制发病的诱因，尽可能防止这类疾病的发生。

2. 遗传携带者的检出对遗传病的预防具有积极意义 ①人群中许多隐性遗传病的发病率较低，但杂合子的比例却相当高，如遇到两个携带者婚配，生出患儿的概率为25%（高风险）。及时检出这些隐性基因的携带者，进行婚育指导意义很大。②有平衡易位染色体的个体可有较大概率生出死胎或染色体异常患儿，如母亲是染色体 14/21 的平衡易位携带者，其子女中正常儿、携带者和患儿各占 1/3，所以及时检出该个体有助于对该病的确诊和发病风险的推算，也便于进行遗传咨询和指导。③对于显性遗传病的携带者，如能及时检出更可以预先控制发病的诱因或中间环节，防止发病或减缓病情进展。

3. 遗传携带者的检出方法 首先要确定遗传病的遗传方式，然后再根据遗传规律，分析家族中每个成员的基因型，检查出携带者；其次是采用染色体检查、生化检查、基因筛查等多种经济实用、准确可靠的方法对某些病情严重、难以治疗、发病率高的遗传携带者，在群体中进行筛查，检出遗传携带者后进行婚育指导是遗传携带者检出的目标。如亚洲人群中的 α 地中海贫血、黑人群体中的镰形细胞贫血症等的遗传携带者的检出都已取得显著效果。

（四）婚姻指导及选择性流产

遗传病患者出生的重要条件是致病基因的表达，而后者源于不适合的婚姻与生育。因此对遗传病患者或遗传携带者及其亲属进行婚姻指导及生育指导，防止患儿出生，减少群体中致病基因频率，是遗传病预防的一项重要措施。针对遗传病患者或遗传携带者及其亲属的情况可提出以下指导和建议。

1. 禁止结婚或禁止生育 有些遗传病病情严重，可以致死、致残或致愚，且再发风险率大于 10%，又无可靠的治疗手段和产前诊断方法，如精神分裂症患者、直系血亲或三代以内旁系血亲之间（近亲）、双方均患有重度智力低下者等，应禁止结婚或禁止生育，避免患儿出生。

2. 可以结婚并怀孕，但须经产前诊断和选择性流产 对于可以通过产前诊断检出的遗传病，如 21 三体综合征等染色体遗传病、先天性神经管缺陷等先天性畸形、假肥大型肌营养不良症（DMD）等单基因遗传病，可以通过产前诊断检出患病胎儿，采取选择性流产防止患儿出生。

3. 不影响结婚、生育或对结婚、生育影响很小 有些遗传病,虽然子代有发病的可能性,但因该病症状轻微或已有有效治疗方法,如红绿色盲、多指(趾)畸形等,可允许婚育。此外,对于通过新生儿筛查在症状出现前治疗与预防的遗传携带者,也可结婚生育,但应与当事人讲清病情和利害关系。

4. 男女生育年龄 统计资料表明,妇女最佳的生育年龄为 25～30 岁,随着母亲生育年龄的增高,先天愚型等缺陷儿的出生比例明显增高,故高龄妇女最好不再生育,如已怀孕,应该进行产前诊断。另一方面,男性在 50 岁以后,其精子的突变率与青年男性的相比明显增高,因此就男性来说,在青壮年结婚、生育也很重要。

5. 领养子女、人工授精和胚胎移植 对于不育、不孕者或不宜生育者,可采取领养子女、人工授精或胚胎移植等措施,以满足这些夫妇想要孩子的迫切愿望。人工授精是指当致病基因来自男方或男方不育时,可选用另一正常男性的精子进行人工方式的体外受精。胚胎移植是指当致病基因来自女方且再发风险率很高时,可选用另一正常女性的卵子,与男方的精子在体外受精,经胚胎移植,植入女方子宫而怀孕。上述两种方法既能避免遗传病患儿的出生,又能使子女有一半相同的血缘关系,在某些方面要优于领养子女。

值得注意的是,由于医学遗传学基础研究的发展迅速,各种新的诊断与治疗方法不断产生,要求医生应及时了解此领域的动态,以适时地调整婚姻指导及选择性流产措施。

（五）新生儿筛查与出生前预防

目前,有一些遗传病已有有效疗法,若能在出生前或新生儿期症状出现前明确该种疾病的诊断,采取一系列预防和治疗措施,则可能防止临床症状的出现,起到在表型水平预防遗传病的作用。

1. 新生儿筛查 新生儿筛查(neonatal screening)是指在新生儿阶段进行针对某种疾病的检查以确定其是否为患儿。新生儿筛查是群体筛查的一种,是能在症状出现以前及时诊断先天性代谢病患者的有效手段。某些遗传病若能在症状出现以前及时治疗,将能大幅度地减轻疾病的损害,因此新生儿筛查对预防遗传病以及减轻遗传病的损害具有重要意义。

（1）新生儿筛查的病种应具有下列条件:①发病率较高,有致死、致残、致愚的严重后果;②有较准确而实用的筛查方法;③筛查出的疾病有办法防治。部分国家已将新生儿筛查列入优生的常规检查,筛查的病种达 12 种。我国这项工作刚起步,列入筛查的疾病主要有苯丙酮尿症、先天性甲状腺功能低下、葡萄糖-6-磷酸脱氢酶缺乏症等。

（2）筛查方法与举例:①苯丙酮尿症是由于苯丙氨酸羟化酶遗传性缺乏所致的一种代谢病,为常染色体隐性遗传。患儿出生时正常,后呈进行性发展,如不尽早诊治,可导致智力低下、癫痫等,且不可治愈。在出生 5～6 d 已哺乳的新生儿足跟外侧缘取静脉血,滴于专用滤纸上,晒干制成血斑滤纸,经国际上普遍采用的筛查方法——Guthrie 细菌抑制法筛查,呈阳性者应采静脉血检测血清中苯丙氨酸及酪氨酸含量,即可确诊。对患儿立即开始采用低苯丙氨酸饮食或专用奶粉,可基本防止智力低下的发生。②先天性甲状腺功能低下：在我国本病发病率约为1/4 000，它是新生儿中常见的引起智力损害的病因。一般用酶联免疫法测定血斑滤纸提取液中促甲状腺激素和四碘甲腺原氨酸（T_4）的含量，对筛查呈阳性者进一步检测三碘甲腺原氨酸（T_3）、四碘甲腺原氨酸，确诊者用干燥甲状腺粉剂可有效预防智力损害。

（3）筛查注意事项：①必须有完善的遗传病登记记录；②筛查出的新生儿应送到遗传咨询中心，经有经验的临床生化遗传专家进一步确定诊断；③对确诊的患儿提出治疗方案并定期随访，以观察和调整治疗效果。

2. 出生前预防 出生前预防主要通过对胚胎或胎儿进行的一系列检查，防止患严重致死或致残性遗传病胎儿的出生，可分为产前检查和植入前检查。

（1）产前检查：包括产前筛查和产前诊断。产前筛查是指通过采用无创性方法对孕早、中期孕妇进行检查而发现高风险胎儿的检测。被筛查出的孕妇再通过绒毛吸取法或羊膜穿刺法及B超检查等产前诊断技术，对风险胎儿进行诊断。检出患严重致残或致死性遗传病胎儿，进行选择性流产。目前国内外进行产前筛查的疾病主要包括部分染色体病、多基因遗传的神经管缺陷、有明显形态改变的先天性畸形等。

（2）植入前检查：植入前检查是指对于体外受精的胚胎，在卵裂期采集1～2个细胞，经单细胞PCR扩增或通过荧光原位杂交技术对其遗传物质（基因或染色体）进行检查的方法。目前国内外已成功开展了对α地中海贫血、囊性纤维化、马凡综合征、唐氏综合征等遗传病的植入前检查，但由于该项检查技术要求高、体外受精费用昂贵，尚未广泛应用于临床。

通过出生前预防检出患病胎儿，经选择性流产，阻止严重致死性或致残性遗传病患儿的出生，已成为遗传病预防的重要手段，在优生优育和提高人口素质领域，发挥着不可替代的作用。

二、遗传病的治疗

以前，人们认为遗传病是不治之症。近年来，随着现代遗传学的发展，医学遗传学工作者在对遗传病的研究中，弄清了一些遗传病的发病过程，从而为遗传病的治疗提供了基础，并不断提出新的治疗措施。遗传病的治疗可以从表型水平（致力于改善或消除症状）和基因水平（修正畸变的遗传物质，根治遗传病）两个层次进行，主要有以下几种方法。

（一）手术治疗

手术治疗是指应用外科手术的方法对病损器官进行切除、修补或替换，它可以有效地改善某些遗传病的症状，减轻患者的病痛。例如：矫正畸形，对唇腭裂可进行手术修补；对两性畸形、先天性心脏病可进行手术矫正；改善症状，对遗传性球形红细胞增多症可进行脾切除等；对家族性高胆固醇血症患者进行回肠-空肠旁路手术后可减少肠道的胆固醇吸收，使患者的高胆固醇水平降低；进行器官和组织移植，对家族性多囊肾、遗传性肾炎等进行肾移植；对重型地中海贫血及某些免疫缺陷患者施行骨髓移植；对胰岛素依赖性糖尿病患者进行胰岛细胞移植；对遗传性角膜萎缩症患者施行角膜移植术等。由于成功的同种异体移植可以持续提供所缺乏的酶或蛋白质，因此对于某些先天性代谢病进行器官移植而达到治疗目的越来越受到重视。

（二）药物治疗

药物在遗传病治疗中往往起一定的辅助作用，从而改善患者的病情。遗传病的药物治疗原则是补其所缺，去其所余。根据治疗时期不同药物治疗可分为产前治疗、症状前治疗和现症患者治疗。

1. 产前治疗　产前治疗是指孕妇服药，药物通过胎盘进入胎儿血液循环，达到治疗胎儿的目的。例如产前诊断为维生素 B_2 依赖型癫痫的胎儿，给孕妇服用维生素 B_2，胎儿出生后可不出现癫痫。

2. 症状前治疗　如发现新生儿甲状腺功能低下，可给予甲状腺素制剂终身服用，以防止其发生智力和体格发育障碍。通过筛查诊断为苯丙酮尿症或半乳糖血症等先天性代谢病患者在症状出现前及时给予治疗，可获得最佳效果。

3. 现症患者治疗　现症患者治疗为临床上最常采用的方法，包括以下几个方面。①补其所缺：如对某些因 X 染色体畸变所引起的女性疾病，可以补充雌激素，使患者的第二性征得到发育，也可改善患者的体格发育；对垂体性侏儒症患者给予生长激素；对先天性无丙种球蛋白血症患者给予丙种球蛋白制剂，可使感染次数明显减少；给糖尿病患者注射胰岛素可使症状得到明显的改善。②去其所余：对于一些因酶促反应障碍，导致体内贮积过多的代谢产物，可使用各种理化方法将过多的产物排除或抑制其生成，使患者的症状得到明显的改善。肝豆状核变性是一种铜代谢障碍性疾病，给患者服用青霉胺，可除去患者体内细胞中贮积的铜离子。家族性高胆固醇血症患者的血清胆固醇过多，用消胆胺可以促进胆固醇转化为胆酯从而从胆道排除。应用别嘌呤醇抑制黄嘌呤氧化酶，可使体内尿酸的形成减少，从而用于治疗原发性痛风和自毁容貌综合征。此外酶或维生素疗法在遗传病的药物治疗中也发挥着一定的作用。

（三）饮食疗法

通过控制饮食来治疗遗传病是目前较为成功的治疗方法之一，并且有一定的预防性治疗作用。其治疗原则是补充因代谢异常而造成的机体缺乏的某种必需物质，限制摄入已经大量积累的代谢产物，以维持代谢平衡。例如，抗维生素 D 性佝偻病患者，服用富含维生素 D 的食物可使体内的血钙增加而促进骨骼发育；半乳糖血症患儿，在新生儿出生时正常，但哺乳数天后会出现恶心、呕吐、腹泻、拒乳、肝肿大和黄疸，若没早期确诊，1～2 月后可出现白内障、智力低下。这是由于体内缺乏半乳糖-1-磷酸尿苷酰转移酶，患儿不能分解乳糖。此病如能在产前诊断或新生儿筛查中被确诊，限制孕妇的乳糖和半乳糖摄入，新生儿禁食乳糖，即可阻止病情的出现和发展，这便是饮食疗法。

1953 年，Bidle 等首次用低苯丙氨酸饮食疗法治疗苯丙酮尿症患儿，治疗后患儿体内苯丙氨酸明显减少，症状得到缓解。现在已有经改良并已商品化的低苯丙氨酸奶粉出售，如果在出生后立即给患儿服用这种奶粉，患儿就不会出现智力低下等症状。随着患儿年龄的增大，饮食疗法的效果就会越来越差，所以要求早诊断、早治疗。目前，针对不同的遗传性酶病已设计出 100 多种奶粉和食谱。使饮食疗法成为遗传病治疗中不容忽视的重要手段。

饮食疗法治疗遗传病的原则是禁其所忌。对因酶缺乏而造成的底物或中间产物堆积的患者,制订特殊的食谱或配以药物,以控制底物或中间产物的摄入,降低代谢产物的堆积,即可防止或缓解症状。

(四)基因治疗

基因治疗(gene therapy)是指运用 DNA 技术,将正常基因及其表达所需的序列植入靶细胞中,以代替、纠正或补偿其基因缺陷,使细胞恢复正常功能从而达到治疗和预防疾病目的的一种临床治疗技术。

1. 基因治疗必须的条件

(1)疾病的发病机制及相应基因的结构功能清楚。

(2)致病基因已被克隆,而且该基因表达与调控的机制与条件清楚。

(3)导入基因具有适宜的受体细胞,并能在体外有效表达。

(4)具有安全、有效的转运载体和方法。

目前已有一些遗传病具备了以上条件,并进行了有效的基因治疗。

2. 基因治疗的策略与方法

(1)基因治疗的策略:①基因修正:原位修复有缺陷的基因,使其在质和量上均能正常表达,目前在技术上尚难以做到。②基因添加:非定点导入外源正常基因,而没有去除或修复有缺陷的基因,但导入体内的基因可表达正常功能蛋白而发挥治疗作用。此方法难度较小,是目前常采用的策略,并已付诸实践。③基因抑制:应用反义核苷酸或核酶抑制体内过度表达的基因,如某些癌基因。④药物基因治疗:使用某些药物来诱导或抑制某些基因的表达。

(2)基因治疗的方法:①生殖细胞基因治疗:它是将正常基因转移到有遗传缺陷的生殖细胞中,使其发育成正常个体,这是根治遗传病的理想方法,可使有害基因不在人群中散布,但由于技术困难和伦理学问题,目前多不考虑这种基因治疗方式。②体细胞基因治疗:此类途径是在基因治疗实验与临床实践中广泛采用的。不论采用哪一种方法,外源基因的安全导入和高效、正确的表达是基因治疗的两大关键。

乙型血友病的基因治疗:乙型血友病是凝血因子IX缺乏引起的以易于出血和凝血障碍为主要临床表现的 X 连锁隐性遗传病,发病率约为 1/30 000。我国复旦大学遗传所薛京伦等把逆转录病毒载体转移凝血因子IX基因的 cDNA 应用到培养的中国仓鼠细胞(CHO)中,得到了较好的表达。随后又将凝血因子IX基因转移至乙型血友病患者的皮肤成纤维细胞中,产生了高滴度有凝血活性的凝血因子IX蛋白。1991 年,他们又通过上述方法将凝血因子IX导入两名血友病患者体外培养的皮肤成纤维细胞中,然后植回患者皮下,并检测到导入体内的凝血因子IX基因的表达产物,凝血因子IX的浓度上升到正常人的 5%,患者的症状明显改善,获得了较好的疗效。

知识链接

基因治疗:纠正上帝的过失

基因治疗就是用遗传工程方法对人体异常基因进行置换或引入外源基因以治疗疾病的方法。这是以人体为施工对象的基因工程。人类长期以来所经受的那些由"上帝的过失"所造成的先天性遗传疾病,有可能通过基因重建的方法加以解除。现在基因治疗的总体战略目标是:①对于骨髓有关的遗传病,可进行骨髓移植;②所谓"生殖细胞基因移植路线",就是把特定的功能基因(目的基因)导入人的配子细胞(精细胞或卵细胞)或者早期胚细胞的途径,可以设想,一旦导入成功,一个由转化胚发育而成的人,其全部细胞中都会有功能基因,而且这种基因也可以传给下一代;③所谓基因"增益性治疗",这种治疗的目的在于改变某些正常基因的特点,以满足求医者诸如"增加身高"、"有漂亮的眉毛"之类的要求。

3. 基因治疗存在的问题及解决办法

(1) 导入基因的持续表达:由于外周血淋巴细胞和皮肤成纤维细胞都有一定的寿命限制,所以应不断地给患者回输含目的基因的细胞。现已有许多实验室正在研究寿命较长的靶细胞,如造血干细胞和骨髓前体细胞。

(2) 导入基因的高效表达:截至目前,所有导入细胞的目的基因表达率都不是很高,这与基因转移方法、靶细胞的选择等有关。已有一些实验室正在研究将高效启动子构建入逆转录病毒载体,如人巨细胞病毒的启动子,但由于存在组织特异性的问题,并非一个启动子适用于所有基因的高效表达,所以还需要进一步的研究。

(3) 安全性问题:安全性问题是进行基因治疗临床试验前应该首先重视的问题。虽然已有的临床试验还未出现野生型病毒感染现象,但逆转录病毒基因转移系统的安全性问题仍然必须重视;另外,目前基因治疗研究尚未发展到定点整合、置换有缺陷或有害基因这一阶段,治疗基因在基因组中随机整合,有可能激活原癌基因或使抑癌基因失活,从而引起细胞恶性转化。因此,为了安全、有效地进行基因治疗,每一个治疗方案的实施,都要有相应的安全性研究检测指标和研究结果。

基因治疗是唯一有望根治遗传病的崭新手段,虽然近万种遗传病中只有几十种被列为基因治疗的主要对象,且大多数还处于临床试验阶段,但随着基础研究的发展和多种医疗手段的融合,基因治疗所蕴藏的独特潜力将使其成为遗传病治疗不可替代的重要方法,产生令人振奋的成果。

第三节 遗传咨询

遗传咨询(genetic counseling)是指由咨询医生和遗传病患者或其家属就某种遗传病的病因、遗传方式、诊断、预防治疗和再发风险等问题进行一系列交谈与讨论,寻求最佳对策并合理解决问题的全过程。

一、遗传咨询的对象和需要解决的问题

1. 遗传咨询的对象 有以下情况者之一者应进行遗传咨询:①夫妇一方或其家属具有某种遗传病家族史者;②曾经怀有患遗传病的胎儿或生育过遗传病患儿的夫妇;③多年不育、不孕的夫妇或妻子出现不明原因的习惯性流产者;④有死胎、畸胎分

娩史,或生过智力低下、感染综合征患儿的夫妇;⑤近亲婚配的夫妇;⑥高龄(35 岁及以上)的孕妇;⑦接触过致畸原的孕妇;⑧父母是遗传病基因携带者;⑨遗传筛查呈阳性者等。

2. 遗传咨询需要解决的问题 遗传咨询需要解决的问题包括:①疾病对患者和家庭的影响;②风险和再发风险的幅度;③减轻遗传病的影响或降低风险;④预测未来的发展。

二、遗传咨询的步骤

遗传咨询可被视为咨询医生对咨询者进行解疑的简短的教育过程,在此过程中必须贯彻"非指令性"原则,还要根据患者或患儿父母心理上的变化,进行必要的开导,使他们理智地面对现实,才能使咨询达到良好的效果。遗传咨询可遵循下列步骤。

1. 获取信息,确诊是否为遗传病并确定遗传方式 通过与咨询者的交谈,获取家族史。对家族中患者的诊断除沿用一般诊断方法外,还应辅以遗传学的特殊诊断,如染色体检查、基因分析等。

2. 估计再发风险 再发风险的估计是遗传咨询的核心内容,也是遗传咨询门诊有别于一般医疗门诊的主要特点。再发风险率是指曾生育过遗传病患儿的夫妇,再生育该病患儿的概率。一般用百分率(%)或分数(如 1/2、1/4)表示。在确诊咨询者或其亲属为何种遗传病,属于何种遗传方式后,估计再发风险。

(1) 染色体病再发风险的估计:①父母核型正常,虽已生育染色体病患儿,但再发风险率与正常群体的发病率相似;②双亲之一为平衡易位染色体携带者,子女再发风险率显著升高;③双亲之一为患者,由于多数染色体病患者不能生育,子代再发风险难以预测,但一般高于群体发病率;④母亲妊娠年龄增大,生育染色体病(特别是 21 三体综合征)子代的风险逐渐升高。

(2) 线粒体遗传病再发风险的估计:目前尚缺乏准确的方法,主要基于以下两项原则。①母系遗传方式,即母亲患病子代才有可能患病,父亲是否患病与子女无关;②似多基因遗传病的非孟德尔式遗传,即病情的严重程度以及后代的发病风险与线粒体受累数目有关,但很难准确预测再发风险。

(3) 多基因遗传病再发风险的估计:既要考虑遗传因素,又要考虑环境因素对发病的影响,一般必须根据以下几方面。①该病在群体中的发病率和遗传度;②亲缘关系的远近;③该病在家族中的患者人数;④病情的严重程度和发病率的性别差异,多基因遗传病的特点及有关资料和数据等。

(4) 单基因遗传病再发风险的估计:单基因遗传病的基因型已确定者,再发风险按孟德尔定律推算。①常染色体显性遗传病,患者多为显性基因杂合子,再发风险率为1/2(50%);②常染色体隐性遗传病,患者双亲为隐性基因携带者,再发风险率为1/4(25%);③X 连锁显性遗传病,母亲患病,子代男女再发风险率均为 1/2;父亲患病,女孩均为患者,男孩正常;④X 连锁隐性遗传,母亲为携带者,男孩再发风险率为1/2,女孩 1/2 的为携带者;父亲为患者,女孩均为携带者,男孩正常;⑤Y 连锁遗传,仅父亲患病,男孩均患病,女儿均正常。

3. 提供可能的治疗、预防措施及各项选择 咨询医生向咨询者耐心、细致地介绍和分析诊断及再发风险估计的结果,并就此提出各种应对方案及措施。从咨询者的角度分析各方案的优势及对患者和家庭的意义等。

由于目前绝大多数遗传病尚无根治的方法,对症治疗子代再发风险仍然存在。因此防止患者的出生(即疾病在该家族的再发)才是咨询者最关心的问题。咨询医生应与咨询者商讨包括产前诊断、劝阻结婚、避孕、绝育、人工流产、人工授精等方案,并分析各方案的优、缺点,供咨询者自由选择。由于有些诊断或再发风险的评估会令咨询者产生强烈的情绪波动,也要求咨询医生必须熟悉这些心理问题的处理和应对措施。

4. 遗传随访　遗传随访是指对咨询者做定期的门诊检查或家访,以便动态观察遗传病患者及其家属各成员的变化,同时给予必要的医疗服务。随访包括短期随访和长期随访。

(1) 短期随访:一般为期3个月,旨在对初次遗传咨询中的一些情况,作进一步解释与探讨。

(2) 长期随访:保持与咨询者的长期联系以便及时发现咨询者及其家系的变动情况,如患者表型的变化和新病例的出现情况。新的诊断和治疗方法的问世也可及时提供给咨询者并及时疏导他们的一些心理问题。

目前在我国遗传随访是遗传咨询中最容易忽视和难以做到的环节,因为咨询者的重重顾虑和咨询医生的资源匮乏,使遗传咨询的效果受到一定影响。今后随着社区医疗网络的日臻完善和遗传与优生知识的普及,遗传随访将会成为一种必然程序,对遗传咨询的效果起到重要的保证作用。

三、遗传咨询中的注意事项

(1) 咨询医生必须贯彻"非指令性"遗传咨询的原则,在诊断方法和婚育选择上,应按"知情同意原则"由咨询者自主选择决定,而不能由咨询医生代为决定或提出强制性指令。

(2) 咨询医生要根据咨询者心理上的变化进行必要的开导,使他们解除精神负担,理智地面对现实,这样才能使遗传咨询取得良好的效果。

(3) 咨询医生对咨询者应遵从有利、无害、公正和尊重的原则,尊重咨询者的自主权、隐私权和保密权。

(4) 咨询医生在遗传咨询中应熟悉和遵守国内外的相关法律法规。如咨询者在进行遗传检测与产前诊断前,咨询者必须在咨询医生的指导下,填写相关知情同意书;根据我国《人类遗传资源管理条例》注重保护我国遗传资源等。

小　结

遗传病诊断是遗传病防治的基础,可分为现症患者诊断、症状前诊断和产前诊断三类。常用的方法包括:临床诊断、系谱分析、细胞遗传学检查、生化检查、基因诊断、皮纹分析、产前诊断等。其中皮纹分析、性染色质检查和某些生化检查多用于遗传病症状出现前的筛查,对于筛查出的高风险人群,可以通过细胞遗传学检查或基因诊断确诊。

遗传病的预防主要包括:避免接触致畸原、开展遗传病的普查与登记、检出遗传携带者、进行婚姻指导及选择性流产、开展新生儿筛查与出生前预防、遗传咨询等环节。其中遗传咨询是上述众多环节的核心与基础,它通过准确诊断并确定遗传方式、估计再发风险、提出对策和措施、遗传随访和扩大咨询等步骤,达到阻止严重致残或致死性遗传病患儿的出生,降低遗传病的发病率,指导优生优育,提高全人类遗传素质和人口质量的目的。

遗传病的治疗可分为手术治疗、药物治疗、饮食疗法、基因治疗四类。前三类只是表型水平的治疗,无法阻止有害基因向后代的传递。基因治疗是最有前途的根治遗传病的方法,包括体细胞和生殖细胞基因治疗两类,但由于基因在有效转录和安全表达等方面的问题使这一疗法任重而道远,也使遗传病的预防显得更为重要。

能力检测

一、选择题

1. 关于家族史的说法不正确的是(   )。
A. 家族史包括患者父系所有家庭成员的患病情况
B. 家族史包括患者母系所有家庭成员的患病情况
C. 家族史可为绘制系谱图提供资料
D. 家族史就是患者的病史

2. 关于基因诊断的说法不正确的是(   )。
A. 基因诊断是利用 DNA 重组技术在基因水平上对遗传病作出的诊断
B. 基因诊断是利用 DNA 转移技术在基因水平上对遗传病作出的诊断
C. 基因诊断属于"病因诊断"
D. 可以在疾病症状出现之前对疾病作出诊断

3. 根据时期的不同,遗传病的诊断不包括(   )。
A. 逆向诊断   B. 产前诊断
C. 现症患者诊断   D. 症状前诊断

4. 属于实验室检查的辅助遗传病诊断方法为(   )。
A. 皮纹分析   B. B超检查
C. 核型分析   D. 系谱分析

5. 属于细胞遗传学检查的是(   )。
A. 核型分析和性染色质检查   B. 基因诊断
C. 皮纹分析   D. 系谱分析

6. 在遗传病的预防工作中最有意义的是(   )。
A. 产前诊断   B. 症状前诊断
C. 现症患者诊断   D. 基因诊断

7. 婚前检查不包括(   )。
A. 量身高、体重   B. 优生咨询
C. 脏器检查   D. 生殖器检查

8. 考虑进行选择性流产的情况不包括(　　)。

A. 出生后可能为严重智力低下者　　　　B. 出生后存活年龄不长者

C. 孕妇孕晚期进行过 B 超检查　　　　　D. 无脑儿

9. 假如在基因治疗时仅仅将正常的 DNA 导入细胞而不替换有缺陷的基因,从而使细胞的功能恢复正常,就称其为(　　)。

A. 基因转移　　B. 基因添加　　C. 基因修正　　D. 基因复制

10. 苯丙酮尿症可以在发病的早期通过(　　)而进行预防性治疗。

A. 身体锻炼　　B. 饮食控制　　C. 手术治疗　　D. 口服药物

11. 近亲婚配的危害不包括(　　)。

A. 隐性遗传病的出生率比一般群体的要高得多

B. 生出遗传性缺陷、先天性畸形的概率比一般群体的要高得多

C. 流产、死产的概率比一般群体的要高得多

D. 后代身高一定比一般群体的身高低

12. 遗传咨询中属于医学方面内容的是(　　)。

A. 判断某种疾病是否为遗传病

B. 确定某种遗传病的遗传方式

C. 对遗传病的预防

D. 估计某种遗传病的再发风险

13. 遗传咨询的对象一般不包括(　　)。

A. 正常个体

B. 有过致畸因素接触史的个体

C. 35 岁以上的高龄孕妇

D. 曾生育过畸形儿或遗传病患儿的夫妇

14. 关于咨询医生在进行遗传咨询的过程中应注意的问题正确的是(　　)。

A. 要用专业性语言,少用通俗语言

B. 在推算遗传病再发风险时,咨询医生必须作出"绝对"的答复

C. 在协助咨询者决定今后的婚姻和生育问题时,不应强迫命令

D. 劝有遗传病的咨询者离婚

二、名词解释

1. 系谱分析

2. 基因诊断

3. 产前诊断

4. 基因治疗

5. 遗传咨询

三、简答题

1. 遗传病的诊断有哪些方法和步骤?

2. 需要做染色体检查的对象有哪些?

3. 产前诊断的适应证有哪些?

4. 简述携带者的概念及其检出意义。

5. 遗传咨询的主要对象有哪些？

6. 遗传病诊断主要包括哪些方法？与普通的临床诊断有哪些不同？其中哪些诊断可确诊遗传病,哪些方法仅用于遗传病的筛查？

7. 如何看待皮纹的异常？

8. 一对夫妇由于生育了一个智力低下患儿前来就诊,咨询能否治疗,如再生育是否会出现同样情况？该怎样解答？

9. 一对新婚夫妇,由于女方的弟弟患有半乳糖血症(AR),害怕今后会生育同病患儿前来咨询,作为医生你该如何分析？

10. 某孕妇,已在化工厂工作多年,担心其将出生的小孩会出现畸形前来咨询,作为医生你将怎样分析？

（郑祥奇）

第十章 优 生 学

优生一词最早是由英国科学家 Galton(1822—1911)于 1883 年提出的,其本意来源于希腊语,意为"健康的遗传"或"健康的出生",是针对人类的生育质量而言的。优生的提出是优生学作为一门独立学科出现的公认标志。

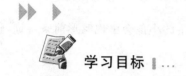

学习目标

掌握:优生学、正优生学、负优生学的概念。
熟悉:优生学的实施措施。
了解:优生学的研究内容;优生学的发展简史;优生工程技术、克隆化生殖以及
　　　重组 DNA 技术的探索。

第一节　优生学概述

一、优生学的概念

优生学(eugenics)是运用遗传学原理和方法,探讨如何改良人的遗传素质,防止出生缺陷,以提高人口质量的科学。

优生学作为一门由遗传学、医学、人口学、心理学以及社会科学等相互渗透、相互促进而发展起来的综合性应用学科,其主要任务有两个:一是不断增进有关人类不同特征遗传本质的知识,并从医学、遗传学和社会学的角度去判断这些特征的优劣且决定取舍;二是提出旨在改进后代遗传素质的措施。由于实施优生的各种措施涉及影响婚姻和生育的许多社会因素,如宗教法律、道德观念、经济政策、婚姻制度等,因此,开展优生学的研究,对个人、家庭、社会、民族等都有着深远的现实意义。

优生学按其研究任务侧重点的不同,可分为正优生学和负优生学两类。正优生学又称积极优生学或演进性优生学,它以促进体力和智力优秀的个体繁殖为目的,即利用分子生物学和细胞分子学的研究方法,修饰、改造遗传物质,增加人群中有利表型等位基因的频率,控制个体发育,使后代发育更加完善,如胚胎移植、人工授精等优生工程技术属于该范畴。负优生学又称消极优生学或预防性优生学,它以防止或减少有严重遗传性疾病和先天性疾病的个体出生为目的,即通过各种检测手段,降低人群中不利表型基因的频率,减少不良个体的出生,如婚前检查、产前诊断等技术属于该范畴。

目前,负优生学比较容易得到人们的理解和支持,而正优生学无论是在研究方面

还是在实践方面都存在着不少的困难。

二、优生学发展简史

虽然优生学成为独立完整的学科存在的时间并不长,但其主要思想和实践探索,却有着极其悠久的历史。优生学的发展可分为以下三个阶段。

1. 前科学阶段 从远古至 19 世纪 80 年代。在这段历史时期,优生学尚未作为一门学科提出,但无论是整个人类社会,还是有着不同文化背景的民族、地区,都有着重要的优生实践,涌现出许多原始的优生思想。如在生产力极为低下的原始社会时期,那些出生后表现出严重残疾的婴儿往往被人们遗弃或处死,这是基于一种不自觉的优生意识的影响,它对限制致病性基因的扩散、阻止遗传病的延续起到了一定的作用。在春秋战国时期的文献中记载有"男女同姓,其生不蕃",说明我们的祖先已经对近亲结婚的不良影响有所认识。这个时期体现我国优生思想的代表著作有《黄帝内经》,书中提到环境对胎儿的作用;咎殷在《经效产宝》中对优生的不利因素有所表述。

西方古代的优生意识也源远流长。古罗马曾颁布法令严禁表亲结婚。古希腊哲学家柏拉图主张为生育优秀后代,应对婚姻关系实施控制和调节。他倡导优秀的男女生育优异的后代,对有病、衰弱或低能的个体须进行处理。古斯巴达人的法典中,针对过早、过晚和非法的婚姻是要严加处罚的。

这些古代的优生思想和优生实践表明,优生是伴随着人类的出现而形成的,也是伴随着人类的文明而进步的,它们对近代优生学的产生有一定的推动作用。

2. 半科学阶段 从 19 世纪 80 年代到 20 世纪 40 年代。英国科学家 Galton 在达尔文进化论的启发下,结合了人类学、遗传学、心理学和统计学等方面的知识,对人类智力与遗传间的关系进行了广泛的探索,于 1883 年撰写的《对人类才能及其发展的调查》中,首次提出优生的概念。1904 年,Galton 发表了著名论文《优生学的定义、范围和目的》,文中对优生学的宗旨、任务和重要性等提出了一系列的具体措施,创立了"优生学"学科。至此,优生学作为一门独立的新兴学科而存在。优生学的科学理论基础本是建立在进化论和遗传学上的,然而由于 Galton 和后来的一些优生学者的历史局限性,他们在优生学中过分强调人类聪明才智的遗传,宣传民族间的优劣之分,认为诸如犯罪、暴力、堕落及酗酒等行为与遗传密切相关。这些偏离科学本质的成分,导致优生学被法西斯主义者和种族主义者利用,使得优生学成为服务于种族歧视的工具。第二次世界大战期间,纳粹德国法西斯主义者打着优生的旗号,叫嚣着要创建一个雅利安主宰民族,成千上万的犹太人、吉普赛人等所谓的"劣等民族"被疯狂屠杀,成了伪优生学的牺牲品。这一切使得社会对优生学产生了质疑和恐慌。这段时期,由于优生学受到种族主义谬论的影响走上歧途,使优生学中混入了伪科学的成分,因而处于半科学阶段。

3. 科学阶段 从 20 世纪 50 年代至今。这个时期的主要特点是批判了种族主义的伪科学成分,同时,伴随细胞遗传学、分子遗传学、发育遗传学、产前诊断学、临床医学等学科的研究取得重大进展,优生学逐步走上正轨,形成了现代优生学。现代优生学将遗传咨询、产前诊断和选择性流产等结合起来,以减少劣生。现代优生学的这一优生目标一方面可通过社会措施在社会群体水平上实现,另一方面还可借助医疗措施在每对夫妇个体的生育水平上实现。

20 世纪 20 年代优生学传入我国,早期主要的代表人物是潘光旦先生,他毕生致力于优生学的研究工作,著有《优生学概论》《优生学原理》《优生与民族》《优生与宗教》等,对当时中国优生的工作起到了很大的推动作用。1949 年新中国成立以后,由于受苏联的影响,把人类遗传学和优生学作为纳粹的科学加以全盘否定和批判。党的十一届三中全会以来,我国的优生工作重新起步,特别是我国计划生育政策中提倡一对夫妇只生育一个孩子,控制人口数量、提高人口素质已成为我国人口政策的重要组成内容。1979 年夏,我国学术界倡议重新开放对优生学的研究,这一提议在控制人口的国策和医学遗传学广泛开展的背景下引起了国家相关部门的重视,优生学被纳入国家科技发展的长远规划,展示出其生机勃勃的活力。

三、优生学研究的主要内容

现代优生学的研究范围比较广泛,综合起来可有以下四个领域。

1. 基础优生学 以生物学和基础医学的理论和方法,研究造成出生缺陷的遗传因素、发病机理、作用机制、诊断手段、检测方法以及预防措施等,达到降低遗传病的发病率和实现优生的目的。如在一定范围内进行对遗传性疾病、先天性疾病的种类、分布和发生率的流行学调查,就属于基础优生学的研究范畴,可为优生政策、优生立法和优生措施等提供可靠的基础资料。

2. 社会优生学 从社会科学和社会运动方面开展对优生的研究,目的在于推进优生立法、贯彻优生政策、开展优生运动和优生宣传教育,使优生工作群众化、社会化,从而达到提高全民族人口素质的目的。如对产前诊断、医学助孕、人工流产和基因治疗等优生措施的法律道德建设,优生工程建设等都是社会优生学的研究内容。

3. 临床优生学 从临床医学角度进行与优生相关的医疗措施的研究,内容包括婚前咨询、婚前检查、孕前咨询、孕期指导、产前诊断、围生期保健、新生儿保健、精液冻存、人工授精、体外受精、受精卵转移和配子输卵管移植等。

4. 环境优生学 随着工业化进程的加快,各种物理、化学、生物等有害环境因素越来越影响着人类的健康,环境优生学的主要内容是研究环境与优生的关系,通过治理环境污染以消除公害,防止有害物质对母体、胎儿和人类生殖健康的损害,从而达到优生的目的。

现代优生学的研究内容涉及自然科学和社会科学的各个领域。其中,基础优生学偏重于生物学,主要揭示优生和出生缺陷的一般规律;社会优生学偏重于社会学,主要研究与优生相关的政策、法令、道德、教育、经济、舆论等人文环境;临床优生学偏重于医学,主要侧重于针对母体和胎儿的医疗预防技术措施;环境优生学偏重于人类生态学和预防医学,主要探讨改善人类的生存环境以达到优生。优生学的四个研究领域既各有侧重,又相互补充、互为促进。

第二节 优生学措施

目前在我国推行的优生学措施主要以预防性优生为主,通过采取婚前指导、孕期保健等有效措施,防止或减少严重遗传性疾病和先天性疾病的发生,达到优生的目的。

一、婚前指导与优生

婚前指导是优生工作的基础,包括婚前优生咨询和婚前检查。婚前优生咨询是指通过了解咨询对象双方的生理条件,以确定咨询对象是否适合结婚。咨询时依据的原则是:若双方是直系血亲或三代内旁系血亲,由于遗传病、先天畸形、智力发育障碍以及流产等的发生率明显增高,应禁止结婚;若双方患有严重的遗传病或先天畸形,有高度的遗传性,生活不能自理,应说服并制止其结婚;若有些疾病的患者生活虽能自理,但下一代会出现严重缺陷,应劝其婚前绝育;若男女一方生殖器官畸形但可经手术矫正,应进行婚前治疗,以免增加家庭和社会的不安定因素。

二、孕期保健与优生

孕期保健涵盖了孕前咨询、孕期指导、产前诊断、围产期保健等内容,这对于预防妊娠并发症、合并症,保障母婴健康有着重要的意义。

1. 孕前咨询 孕前咨询主要涉及最佳生育年龄、最佳受孕季节以及最佳孕前准备等问题。女性最佳生育年龄一般为 24~30 岁,据统计数据表明,过早生育会导致流产、早产、胎儿畸形等的发生率较高;过晚生育则会引起先天愚型发生率增高。最佳受孕季节则应根据不同地区的气候和条件来确定,通常要选择有充足的蔬菜、水果和良好日照的季节,这样有助于保证孕期母婴的健康。最佳孕前准备主要是指身体、心理的准备,如果女方患有慢性病,则应积极治疗,待疾病控制后身体能胜任妊娠负担和无传染性时再受孕。如果长期接触对胎儿有毒害的物质,或长期服用某些药物,或由于职业原因长期接触可影响卵子或精子发育的某些化学物质,或可贮积体内对胎儿产生毒性作用的物质,都应在受孕前的一段时间内避免接触。

2. 孕期指导 孕期指导应从早孕开始且贯穿于整个孕期,主要内容包括对孕妇营养、用药、不利环境因素的预防等方面。通过孕期指导可有效地预防妊娠并发症、合并症,避免胎儿受到不利因素影响而导致发育缺陷甚至流产,保障母婴健康。

3. 产前诊断 产前诊断又称出生前诊断或宫内诊断,是指通过一定的措施检测胎儿在出生前是否患有某些遗传性疾病或先天性畸形,对患有严重遗传性疾病和严重出生缺陷的胎儿应终止妊娠,以限制群体中所带有害基因的繁衍,实现预防性优生。

进行产前诊断的主要对象为年龄在 35 岁以上的孕妇,或生育过畸形、智力低下、染色体异常的患儿的孕妇,或近亲婚配的夫妇,或有遗传病家族史的孕妇,或有致畸因素接触史的孕妇。

产前诊断的方法与技术发展迅速,常见的方法有:①妊娠早期绒毛活体组织检查:在妊娠 6~9 周用吸管自子宫颈口进入宫腔绒毛附着部位,吸取少量滋养叶细胞进行培养或直接制备出染色体,以判断胎儿有无遗传性疾病。此检查也可用 DNA 探针或酶进行测定。妊娠早期绒毛活体组织检查大大提前了产前诊断的日期。②羊膜穿刺:在妊娠 16~20 周做羊膜穿刺,取羊水作为检测物,检查内容有细胞培养、性别鉴定、染色体核型分析、甲胎蛋白测定和其他生化检查等,以判断胎儿的成熟程度,诊断胎儿是否患某些遗传性疾病和发育畸形。③超声波诊断:一项有用而便捷的产前诊断方法,可直观地估计胎龄、胎盘位置、羊水量及胎儿畸形。④X 射线诊断：一般用于妊娠 20 周后，主要用于诊断胎儿骨骼畸形和中枢神经系统畸形。⑤胎儿镜诊断：又称子宫腔镜诊断或羊膜腔镜诊断，借助内窥镜在子宫内直接观察，不仅可辨认胎儿形态上的畸形，还能通过取胎儿血液、皮肤等组织进行医学检查。

4. 围产期保健 围产期是指妊娠满 7 个月至产后 7 d 这段时间。围产期保健是指在孕产妇保健的基础上，增强对胎儿健康的预测和监护，以减少围产儿死亡率、病残儿发生率和孕产妇并发症，是实现优生的重要保证。

第三节 优生学展望

随着科技的不断进步，如何按照人们的意愿促使体力和智力优良的个体向着优生的方向发展，是当今优生学追求的目标，也是正优生学探索的主要任务。目前正在兴起的人类生殖技术的研究，如优生工程技术、克隆化生殖、重组 DNA 技术（遗传工程）等，作为正优生学的重要实践，虽然其中的有些研究目前还不成熟，其价值还需进一步探讨，但有些技术已经取得突破性进展，为提高人类的遗传素质作出了贡献。

一、优生工程技术

1. 人工授精 人工授精是指将丈夫或供精者的精液用人工的方法在女方排卵期的前后注入阴道深处、子宫颈口、子宫腔内，使之受精发育，以达到受精目的的方法，目前全世界有 5 万多儿童是通过人工授精产生的。人工授精主要适用于男性不育症患者、男性显性遗传病患者、夫妇同为隐性遗传病携带者和 Rh 血型不合者等。

用于人工授精的精液可以是新鲜的，也可以是液氮冻存的。液氮冻存的精液是将新鲜精液经过处理后，置入－196 ℃液氮中，畸形或发育异常的精子将在冷冻过程中逐渐被淘汰，液氮冻存精液可保存数月至数十年，也可多次使用。

人工授精必须建立精子库，精子库中储备着各种身体、外貌和智力均良好，本人及其家庭无遗传病的优秀精子。用精子库中的精子进行人工授精可减少流产儿和畸形儿的发生，但每个供精者提供的精液获得的妊娠次数不得超过 5 次，以免造成在互不知晓的情况下同父异母子女间婚配，引发严重的医学遗传和社会问题。精子库的管理机构应坚持保密原则，即供精者和受精者应保持互盲，供精者和实施人工授精的医务人员应保持互盲，供精者和后代应保持互盲。受精者夫妇以及实施人类辅助生殖技术机构的医务人员均无权查阅有关供精者真实身份的信息资料，反之，供精者也无权查阅受精者及其后代的信息资料。

现代人工授精技术已可鉴定与分离出 X 精子和 Y 精子，实现对后代性别的人工控制。同时，人工授精可使男性不育的家庭获得后代，避免出生缺陷的发生。

2. 体外受精与胚胎移植（试管婴儿） "试管婴儿"作为一项辅助生殖技术是伴随着体外受精技术的发展而产生的，即用人工方法将从女性体内取出的成熟卵细胞放在含有适宜培养液的试管中与精子在体外受精，受精卵进行早期胚胎发育至幼胚阶段（4 细胞至 8 细胞），把幼胚再移植到子宫内让其着床并发育成胎儿。此法主要用于治疗由输卵管阻塞引起的女性不孕症，并对因子宫内膜异位或精子异常引起的不孕症等都有所帮助。

"试管婴儿"的诞生引起了世界科学界的轰动,被称为人类生殖技术的一大创举,也为治疗不孕不育症开辟了新的途径。但"试管婴儿"的实施是存在着一定风险的,试管受精的平均怀孕率为 25.1%,生育率仅为 18.5%,成功率较低。同时,这一技术还存在有一些缺陷,如使精子失去了优胜劣汰的竞争机会,可能将带有缺陷的 Y 染色体遗传下去,造成流产、死胎、先天性畸形等;可增加多胎妊娠的风险;对女性生理的干扰较大等。

知识链接

试 管 婴 儿

试管婴儿之父为罗伯特·爱德华兹,他凭借在体外受精技术领域作出的开创性贡献,于 2010 年获诺贝尔生理学和医学奖。世界上第一个"试管婴儿"是在 1978 年 7 月 25 日 23 时 47 分在英国的奥尔德姆市医院出生的;我国第一例"试管婴儿"于 1988 年 3 月 10 日在北京医科大学出生;1980 年 6 月 6 日在澳大利亚首次成功获得双胞胎"试管婴儿";1983 年 6 月 8 日在澳大利亚成功获得首例二女一男的三胞胎"试管婴儿"。

二、克隆化生殖

克隆(clone)即无性繁殖,原指由单个细胞的有丝分裂形成的细胞群,后随时间推移,克隆的内涵已不局限于此,只要是由一个细胞分裂成的两个细胞、细胞群或生物体,或由一个 DNA 通过扩增形成的产物等都称为克隆,克隆细胞与母体细胞的基因完全相同。克隆化生殖是指利用生物技术,如核移植技术(把体细胞里的细胞核移到去核的受精卵或未受精卵中,待幼胚形成后再移植到母体子宫内进一步发育),由无性生殖产生与原个体有完全相同基因组织后代的过程。

克隆技术的发展经历了三个阶段:①微生物克隆,即由一个细菌繁殖出大量和它完全一样的细菌,众多细菌形成一个细菌群;②生物技术克隆,如 DNA 克隆等;③动物克隆,由一个体细胞克隆出一个动物体。克隆技术早在 20 世纪 50 年代就已在低等动物中获得成功。1997 年 2 月,位于英国苏格兰爱丁堡罗斯林研究所的小羊"多莉"的诞生,引起了全世界人们的强烈关注。由于它是英国生物学家理查德·锡德通过克隆技术培养出来的克隆绵羊,因此,"多莉"的出现标志着人类用体细胞核进行哺乳动物转基因克隆成为现实。此外,美国科学家现已成功培育出人类早期克隆胚胎。

克隆技术在医学上具有重要的意义,表现在:①克隆羊的出现,说明在一定条件下,体细胞具有"全能性";②培育出无免疫排斥反应的人类内脏器官供器官移植;③分离并培养出用于医学研究的人体胚胎干细胞,以治疗某些疾病等。神奇的克隆技术正向人类展示它诱人的应用前景,与此同时也带来了涉及宗教、道德、伦理、法律等方面的问题,需要慎重地对待这一技术革命。

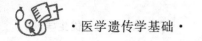

三、重组 DNA 技术（遗传工程）

重组 DNA 技术又称遗传工程，是指把一种生物的 DNA 提取出来，经过特殊处理后，引入到另一种生物的体内，并将两种生物的遗传物质结合起来，重新组合成脱氧核糖核酸（DNA）分子，从而培育出具有新的遗传性状生物的遗传操作。由于重组 DNA 技术可把特定的基因组合到载体上，且使之在受体中增殖与表达，不必受亲缘关系的限制，这为人们进行分子遗传学研究开辟了新的途径。

转基因动物是重组 DNA 技术的实践成果。用重组 DNA 技术，把外源基因整合到动物的基因组中，使之在动物体内表达，能获得转基因动物。利用转基因动物可生产供治疗使用的生物医学制品，如从转基因羊的奶中可获得治疗血友病的凝血因子Ⅷ和凝血因子Ⅸ等，也可将转基因动物作为人类遗传病的模型来研究，还可用于基因治疗等。

重组 DNA 技术的诞生，使人们按照自己的意愿定向操纵或改造自身遗传结构的愿望有望得以实现。也许在不久的将来，利用这一技术可将外源正常基因转移且重组到带有致病基因的细胞基因组中，通过定向修正不良基因或增加优良基因，避免后代携带致病基因，保证后代具有良好的遗传品质。利用重组 DNA 技术来改造人类遗传素质的方法，为优生学的研究注入了新鲜的活力。如果人类的胚胎发生、细胞分化、癌变等过程能成为可控的过程，那么优生学家改造人群遗传素质的愿望将会成为现实。

优生工程技术、克隆化生殖以及重组 DNA 技术的实践探索，由于涉及宗教、法律、社会伦理和道德观念等诸多问题，一直伴随着广泛的争议。随着社会进步以及分子生物学、分子遗传学的发展，我们相信，这些前沿的人类研究活动一定能实现新的突破，使优生的愿望得到落实。

小 结

优生学作为一门综合性应用学科，是运用遗传学原理和方法，探讨如何改良人的遗传素质，防止出生缺陷，以提高人口质量的科学。

优生学按其研究任务的侧重点不同，可分为正优生学和负优生学两类。正优生学又称积极优生学或演进性优生学，它以促进体力和智力优秀的个体繁殖为目的，如体外受精与胚胎移植（试管婴儿）、人工授精等优生工程技术属于该范畴；负优生学又称消极优生学或预防性优生学，它以防止或减少有严重遗传性疾病和先天性疾病的个体出生为目的，如婚前检查、产前诊断等技术属于该范畴。正、负优生学的目的均为减少不利的遗传因素，增加有利的遗传因素，提高人口素质。

优生学的发展可分为三个阶段，即前科学阶段、半科学阶段和科学阶段。

优生学研究的主要内容有基础优生学、社会优生学、临床优生学和环境优生学。这些研究领域既各有侧重，又相互补充、互为促进。

目前我国推行的优生措施主要以预防性优生为主，通过采取婚前指导、孕期保健（孕前咨询、孕期指导、产前诊断、围产期保健）等各种有效措施，达到优生的目的。

目前正在兴起的人类生殖技术的研究，如优生工程技术、克隆化生殖、重组 DNA

技术(遗传工程)等,作为积极优生学的重要实践,虽然涉及宗教、法律、社会伦理和道德观念等诸多问题,一直伴随着广泛的争议,但随着社会进步以及分子生物学、分子遗传学的发展,我们相信,这些前沿的人类研究活动一定能实现新的突破,为提高人类的遗传素质作出贡献。

能力检测

一、选择题

1. 我国婚姻法中明文规定( )以内的旁系血亲禁止结婚。

A. 一代　　　　B. 二代　　　　C. 三代　　　　D. 五代　　　　E. 七代

2. 关于优生的说法正确的是( )。

A. 过早生育　　B. 适龄生育　　C. 近亲结婚　　D. 高龄生育　　E. 未婚生育

3. 正优生学采用的主要技术有( )。

A. 环境保护　　　　　　B. 遗传携带者的检出　　　　C. 遗传咨询

D. 遗传病群体普查　　　E. 人工授精

4. 预防优生学的主要措施为( )。

A. 人工授精　　B. 产前诊断　　C. 环境保护　　D. 遗传工程　　E. 基因治疗

5. 不属于优生学的措施为( )。

A. 过早生育(小于 20 岁)　　　　　　B. 过晚生育(大于 35 岁)

C. 未婚生育　　　　　　　　　　　　D. 充足合理的营养

E. 妊娠前三个月的孕妇需谨慎用药

6. 除( )外,都是导致胎儿畸形的诱因。

A. 孕妇吸烟　　　　　　　　　　　　B. 孕妇受到病毒感染

C. 孕妇饮食的营养素搭配均匀且多样化　　D. 孕妇接触放射线

E. 孕妇受到寄生虫感染

7. 近亲结婚造成的危害不包括( )。

A. 流产率有所增加

B. 常引起"海豹胎"

C. 新生儿及婴幼儿死亡率有所增加

D. 常染色体隐性遗传病的发病率大大增加

E. 某些多基因遗传病(如糖尿病等)的发病风险较非近亲的高

8. 下列关于人工授精的说法不正确的是( )。

A. 人工授精的精液为新鲜的或液氮冷藏的(−196 ℃)均可

B. 人工授精可使男性不育的家庭获得后代

C. 人工授精可以降低劣质后代的出生

D. 人工授精必须建立精子库,配备可供选择的优秀精子

E. 高智商者提供的精液获得的妊娠数可以超过 5 次

9. 关于世界上第一个"试管婴儿"的出生,正确的是( )。

A. 1978 年 7 月 25 日在英国出生

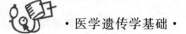

B. 1987 年 7 月 25 日在英国出生

C. 1978 年 7 月 25 日在澳大利亚出生

D. 1978 年 7 月 25 日在中国出生

E. 1988 年 3 月 10 日在英国出生

10. 人工授精可成为（　　）的措施之一。

A. 提高出生缺陷率　　　　　　　　B. 降低出生优质后代率

C. 提高出生优质后代率　　　　　　D. 提高出生率

E. 以上均不是

二、名词解释

1. 优生学

2. 正优生学

3. 负优生学

4. 人工授精

5. 试管婴儿

6. 克隆化生殖

7. 重组 DNA 技术

三、简答题

1. 优生咨询的主要内容有哪些？

2. 为什么不提倡过早生育或过晚生育？

3. 正优生学和负优生学可通过哪些主要措施或技术来实现优生的目的？

（祝继英）

实 训 指 导

┃实验一　光学显微镜的基本结构及使用┃

光学显微镜是利用光学原理,把人眼所不能分辨的微小物体放大成像,以供人们提取微细结构信息的光学仪器。最常用的是普通光学显微镜(以下简称显微镜),因此,掌握显微镜的使用和维护是进行医学实验研究的基本技能。

【实验目的】

(1) 掌握普通光学显微镜的使用和保护。

(2) 熟悉普通光学显微镜的结构和使用方法。

【实验器材】

(1) 普通光学显微镜。

(2) 其他:被检标本片、香柏油、擦镜纸、二甲苯等。

【实验内容及方法】

1. 光学显微镜的构造　光学显微镜的构造分为机械系统和光学系统两大部分(实验图 1)。

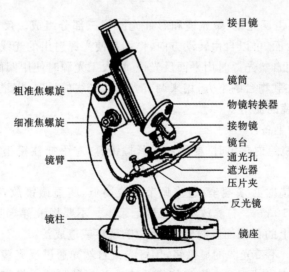

实验图 1　光学显微镜构造示意图

(1) 显微镜的机械系统:主要用于支持镜体和调节焦距,包括以下几部分。

① 镜座:显微镜的基本支架,起支持和稳定镜体底座的作用。

② 镜柱:连接镜臂与镜座的短柱。

③ 镜臂:起支持镜筒和镜台的弯曲状结构,是取用显微镜时的握持部位。

④ 镜台：又称载物台，它是放置被检测标本片的平台。镜台中央有一孔，是光线的通路，来自下方的光线经此孔照射到标本上。台上有标本移动器，可使标本片做前、后、左、右方向的移动，以利于标本的观察。

⑤ 物镜转换器：又称旋转台盘，它是安装在镜筒下方的一个圆盘结构，盘上一般装有3个物镜（低倍镜、高倍镜和油镜）。转动转换器，可以按需要将其中的任何一个接物镜和目镜接通，构成一个放大系统。

⑥ 镜筒：上装接目镜，下装接物镜，形成接目镜与接物镜的暗室。

⑦ 调焦装置：用于调节物镜与被检测标本之间的焦距。一般设有粗、细准焦螺旋两种，前者可粗略调节物镜和被检标本片之间的距离，后者可精密调节其距离。

(2) 显微镜的光学系统：由接物镜、接目镜及照明装置等组成。最重要的部件是接物镜和接目镜，他们构成放大与成像系统。

① 接物镜：也称物镜，安装在物镜转换器上，由多块透镜组成。物镜下端接近被检标本片，利用光线将物镜像进行第一次放大。物镜的性能取决于物镜的数值孔径（numerical aperture，NA），常标在每个物镜的外壳上，数值孔径越大，物镜的性能越好。物镜一般有低倍镜、高倍镜和油镜三种。识别标志，低倍镜：10×0.25（100/0.25），10表示放大倍数，0.25表示数值孔径。高倍镜：40×0.65（40/0.65）。油镜：100×1.25（100/1.25）或刻有"油"（或"HI"）等字样。

② 接目镜：也称目镜，安装在镜筒的上端，其作用是把物镜放大了的实像再放大一次，并把物像映入观察者的眼中。目镜的结构较物镜简单，通常由两块透镜组成。其上刻有放大倍数，如$5\times$、$10\times$、$15\times$。镜中常装有一条黑色细丝作为指针，以便指示物像供人观察。

③ 照明装置：由反光镜、聚光镜和彩虹光圈等三部分组成。反光镜：在显微镜的最下方，有平、凹两面，可以自由转动方向，作用是使光源射出的光线反射至聚光器，照明标本。一般使用自然光源时用平面反光镜，用人工光源时使用凹面反光镜。聚光器和彩虹光圈安装在载物台的下方，用来调节光亮和光线的强弱，以增加成像的清晰度。

2. 光学显微镜的使用

(1) 观察前的准备：

① 显微镜从镜箱内拿出时，要用右手紧握镜臂，左手托住镜坐，平稳地将显微镜搬到实验桌上。

② 使用显微镜时必须端坐，适当调节座位高低，将显微镜放在自己身体的左前方，离桌子边缘约10 cm。右侧放实验报告记录本。不要将镜臂弯曲，若镜臂弯曲、载物台倾斜，标本片上的香柏油流淌外溢，会影响观察或造成污染。

③ 调节光镜。不带光源的显微镜，用灯光或自然光通过反光镜来调节光照，但不能用直射的阳光，直射的阳光会影响物像的清晰并刺激眼睛。将物镜转入光孔，打开聚光器上的彩虹光圈，用左眼观察目镜中视野的亮度，转动反光镜，使视野的光照达到最明亮、最均匀为止。光线较强时，用凹面反光镜，自带光源的反光镜，可通过调节电钮旋钮来调节光照强弱。

④ 调节光轴中心。使用显微镜时，其光学系统中的光源、聚光镜、物镜和目镜的光轴及光阑的中心必须跟显微镜的光轴同在一条直线上。

⑤ 观察标本时应两眼同时睁开，以减少眼睛疲劳。一般用左眼窥镜，右眼用以描绘和记录结果。

⑥ 显微镜放大率计算结果为：物镜倍数与目镜倍数之乘积（镜筒长为 160 mm）。

（2）低倍镜观察：低倍镜因为视野较大易于发现目标和确定检查位置，所以镜检任何标本都要先用低倍镜观察。将被检标本片放置在载物台上，用标本夹夹住，移动推动器，使被观察的标本处在物镜正下方，转动粗调节旋钮，使物镜调至接近标本处，用目镜观察并同时用粗准焦螺旋慢慢升起镜筒（或下降载物台），直至物像出现，再用细准焦螺旋将物像调至清晰为止。用推动器移动标本片，找到合适的观察部位，将它移到视野中央进行观察。

（3）高倍镜观察：在低倍镜观察的基础上转换高倍物镜。好的显微镜，低倍物镜、高倍物镜的镜头是同焦的，在正常情况下，高倍物镜的转换不应碰到载玻片或其上的盖玻片。若使用不同型号的物镜，在转换物镜时要从侧面观察，避免镜头与薄片相撞。然后从目镜观察，调节光照，使亮度适中，缓慢调节粗准焦螺旋，使载物台上升（或镜筒下降），直至物像出现，再用准焦螺旋调至物像清晰为止。

（4）油镜观察：油镜的工作距离（指物镜前透镜的表面到被检物体间的距离）很短，一般在 0.2 mm 以内，因此使用油镜时要特别细心，避免由于"调焦"不慎而压碎被检标本片并使物镜受损。操作步骤如下。

① 先用粗准焦螺旋将镜筒提升（或将载物台下降）约 2 cm，并将高倍镜转出。在被检标本玻片上的镜检部位滴上一滴香柏油。从侧面注视，用粗准焦螺旋将载物台缓缓地上升（或镜筒下降），使油镜浸入香柏油中，使镜头几乎与标本接触。

② 从目镜内观察，放大聚光镜上的彩虹光圈，上调聚光器，使光线充分照明。用粗准焦螺旋将载物台缓缓下降（或镜筒上升），当出现物像一闪后改用细准焦螺旋调至最清晰为止。如油镜已离开油面而仍未见到物像，必须再从侧面观察，重复上述操作。

③ 观察完毕，下降载物台，将油镜转出，先用擦镜纸擦去镜头上的香柏油，再用擦镜纸蘸少许二甲苯，擦去镜头上的残留油迹，最后再用洁净擦拭纸擦拭 2～3 下即可。

④ 将各部分还原，转动物镜转换器，使物镜头不与载物台通光孔相对，而是转成"八"字形位置，再将镜筒下降至最低，降下聚光器反光镜使之与聚光镜垂直，用一个干净的手帕将目镜罩好，以免物镜头沾污灰尘。最后用柔软纱布清洁载物台等机械部分，然后将显微镜放回镜箱中。

【注意事项】

（1）显微镜是一种精密仪器，使用时应小心爱护，不得随意拆卸。

（2）搬动显微镜时，用在手持镜臂，左手托镜座，平端在胸前，轻拿轻放，避免碰撞。切忌一手斜提或前后摆动，以免零部件滑落。

（3）显微镜应置于离实验台边缘约 10 cm 处，以免显微镜翻倒落地。

（4）物镜和目镜必须保持清洁，油镜每次使用后，立即用擦镜纸擦去香柏油。若油镜头上的油迹未擦干净，先用二甲苯滴在擦镜纸上擦拭镜头，再用干净擦镜纸擦净镜头上沾有的二甲苯，并随即用干的擦镜纸擦拭，以免二甲苯溶解黏固透镜的胶质。

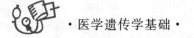

擦拭其他镜头时同理擦拭（擦拭要注意向一个方向擦拭）。

（5）用油镜观察完毕，必须将镜筒上升，才能取下装片，放入另一装片后，再按使用油镜要求，重新操作，不能在油镜下直接取下和替换装片。

（6）显微镜擦净后，下降聚光器，降低物镜并将其转成"八"字形，避免物镜和聚光镜相碰受损。

（7）显微镜的光学系统，如镜头、反光镜等应避免日光直接照射，不得与强酸、强碱、乙醚、氯仿和乙醇等化学药品接触，以免造成显微镜损害。

（8）显微镜应放置在干燥的地方，以防止透镜生霉。

【实验报告】

（1）简述光学显微镜的结构。

（2）如何分析判断视野中所见到的污点是否在目镜上？

（3）使用光学显微镜观察被检标本时，为什么一定要以从低倍镜到高倍镜再到油镜的顺序进行？

（4）在低倍镜下已看到的物像，在转换成高倍镜时却直接转换不过来，试分析可能的原因。

实验二　细胞的基本形态和结构

【实验目的】

（1）观察不同细胞的基本形态，理解细胞形态与功能之间的关系。

（2）熟悉各种常用解剖器材的使用。

【实验原理】

细胞的形态结构与功能相关是很多细胞的共同特点，分化程度较高的细胞更为明显，这种合理性是在生物漫长进化过程所形成的。例如：具有收缩机能的肌细胞伸展为细长形；具有感受刺激和传导冲动机能的神经细胞有长短不一的树枝状突起；游离的血细胞为圆形、椭圆形或圆饼形，以利于在血管内循环；精子细胞为带有能运动的鞭毛的椭圆形。

不论细胞的形状如何，细胞的结构一般分为三部分：细胞膜、细胞质和细胞核。但也有例外，如哺乳类动物的红细胞成熟时细胞核消失。

【实验材料】

（1）动物切片：蟾蜍，骨骼肌纵横切片，脊髓切片，人精子涂片。

（2）器材和仪器：显微镜一台、载玻片若干、盖玻片若干、吸水纸、手术器材一套、解剖盘一个、小平皿一个。

（3）试剂：1％甲苯胺蓝、1％甲基蓝、林格液（两栖类用）。

【实验方法】

（一）蟾蜍脊髓压片的制备和脊髓前角运动神经细胞的观察

1. 制作方法

（1）取蟾蜍一只，破坏脑和脊髓，在口裂处剪去头部，剪开椎管，可见乳白色脊髓。

（2）取下脊髓放在平皿内，用林格液洗去血液后放在载玻片上，剪碎。

（3）将另一个载玻片压在脊髓碎块上，用力挤压。

（4）将上面的载玻片取下即可得到压片。在压片上滴一滴甲苯胺蓝染液，染色10 min。

（5）盖上盖玻片，吸去多余染液。

2. 显微镜下观察　染色较深的小细胞是神经胶质细胞；染成蓝紫色的、大的、有多个突起的细胞是脊髓前角运动神经细胞，细胞体呈三角形或星形，中央有一个圆形细胞核，内有一个核仁。

（二）蟾蜍骨骼肌细胞的剥离与观察

1. 制作方法

（1）剪开蟾蜍腿部皮肤，剪下一小块肌肉，放在载玻片上。

（2）用镊子和解剖针剥离肌肉块，使之成为肌束，继续剥离，可得到很细的肌纤维（肌细胞）。

（3）尽可能拉直肌纤维。

2. 显微镜下观察　肌细胞为细长形，可见折光不同的横纹，每个肌细胞有多个细胞核，分布于细胞的周边。

（三）人血涂片的制备与观察

1. 制作方法　取一张载玻片，用左手拇指和示指夹持载玻片的两端，右手取一张推片，将人指血滴一滴于载玻片的一侧。然后，用推片的一端紧贴在血滴的前缘，载玻片与推片之间的角度以 $30° \sim 45°$ 为宜（角度越大血膜越薄，角度越小血膜越厚），用力均匀向前推，使血液在载玻片上形成均匀的薄层，在室温下晾干。

2. 显微镜观察　人的红细胞呈凹圆盘形，无细胞核。白细胞数目少，呈圆形。

（四）人精子细胞的观察

精子分为头部、颈部和尾部，就像蝌蚪一样，但从比例上讲，头部比蝌蚪的扁，尾部比蝌蚪的长。精子头部的正面观呈卵圆形，侧面观为梨状，靠近颈部部分较粗，而顶端较细。精子头部顶端为顶体（acrosomal cap），含有大量透明质酸酶，可以溶解卵子外层的透明质酸，使精子能进入卵子。在精子头部含在高度浓缩的染色质，储存着遗传信息。

精子尾部长约 $55~\mu m$，分为中段、主段和尾段。精子尾部摆动可使精子高速运动。

【实验报告】

绘图并标出蟾蜍神经细胞的主要结构。

【思考】

（1）神经细胞的细长突起与其功能有何关系？

（2）为何骨骼肌细胞呈细长的纤维状？

（孙双凌）

实验三 有丝分裂与减数分裂

一、有丝分裂

【实验目的】

了解细胞有丝分裂过程及各期特征。

【实验器材】

显微镜、洋葱根尖细胞有丝分裂切片标本、马蛔虫受精卵有丝分裂切片标本。

【实验内容及方法】

（一）洋葱根尖细胞有丝分裂的观察

（1）将洋葱根尖细胞有丝分裂切片标本片置于低倍镜下，找到分生区（分生区细胞特点：细胞呈正方形、体积小、排列紧密、有的细胞正在分裂），在这里可以看到处于不同分裂时期的细胞。

（2）选择分裂较多的细胞，将之移至视野中央，再换高倍镜，需要仔细观察分裂期的前期、中期、后期、末期四个时期的形态及特征（实验图2），并进行比较和鉴别。

（3）在一个视野里往往不容易找到有丝分裂各个时期的细胞，可以慢慢地移动标本片，在分生区（生长点）附近的细胞中寻找，效果较好。

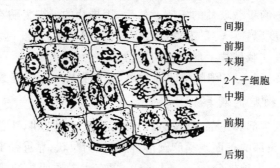

间期
前期
末期
2个子细胞
中期
前期
后期

实验图 2 植物细胞的有丝分裂

（二）马蛔虫受精卵有丝分裂的观察

（1）先用低倍镜观察，找到马蛔虫受精卵有丝分裂切片标本中处于有丝分裂不同时期的受精卵细胞（实验图3），再换高倍镜寻找和观察。

（2）马蛔虫的每个受精卵都由厚膜包围，受精卵在厚膜内进行分裂，观察时注意不要将包围着的厚膜误认为是细胞膜。

（3）马蛔虫受精卵有丝分裂各期的特点与洋葱根尖细胞的基本相同。

【注意事项】

马蛔虫受精卵有丝分裂各期特点与洋葱根尖细胞的不同点主要如下。

（1）在分裂前期，马蛔虫受精卵的细胞中有两组中心粒向两极移动，并发出星射线，中心粒之间形成纺锤丝，而洋葱根尖细胞中没有中心粒。

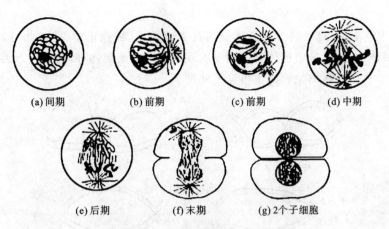

(a) 间期　　　(b) 前期　　　(c) 前期　　　(d) 中期

(e) 后期　　　(f) 末期　　　(g) 2个子细胞

实验图 3　马蛔虫受精卵的有丝分裂

（2）在分裂末期，马蛔虫受精卵的细胞膜从细胞中部向内凹陷，最后缢裂，使原来的细胞分开成为 2 个子细胞，而洋葱根尖细胞则是在赤道面的位置形成细胞壁，将原来细胞分隔开成为 2 个子细胞。

【实验报告】

绘出洋葱根尖细胞有丝分裂的前期、中期、后期和末期四个时期的形态简图，并注明各分裂时期及图中各主要部分的名称。

二、减数分裂

【实验目的】

了解动物精子形成时的减数分裂过程。

【实验器材】

显微镜、蝗虫精母细胞减数分裂标本。

【实验内容及方法】

蝗虫精母细胞减数分裂标本的观察方法如下。

雄蝗虫精巢中的精母细胞经过减数分裂，形成了单倍数染色体的精子。蝗虫体细胞的染色体数为：雄性 $2n=23$，雌性 $2n=24$，故精子染色体数为 $n=11$ 或 $n=12$。

1. 找分裂象　在一个标本片中，可见到不同细胞中处于减数分裂各个时期的分裂象。先用低倍镜找到正在分裂的细胞，将其移到视野中央，再换高倍镜观察，确认所属时期和观察染色体的形态、位置和分裂象。

2. 明确染色体数　雄蝗虫精巢中的精母细胞经过减数分裂，形成了单倍数染色体的精子。蝗虫体细胞的染色体数为：雄性 $2n=23$，雌性 $2n=24$，故精子染色体数为 $n=11$ 或 $n=12$。

3. 观察　减数分裂 Ⅰ、Ⅱ 各时期染色体的主要形态变化特点如下。

（1）前期 Ⅰ：染色体变化复杂，最重要的变化是联会、四分体及同源染色体交叉现象的出现。联会后的同源染色体因非姐妹染色单体交换，相互排斥而趋于分开，但是尚未分开，故染色体整体（四分体）的形状呈"V"形、"8"字形、"X"形、"O"形等类型（实验图4)。

(2) 中期Ⅰ:配对的同源染色体排列在赤道板上(细胞正中央)。此时,染色体形态、数目最清楚,是标准染色体。中期Ⅰ的染色体可以鉴定物种,在进行人类染色体的研究以及染色体疾病的检查时也可选定此期。

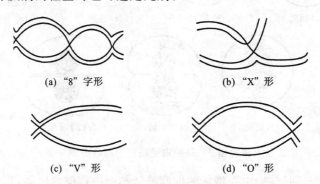

(a) "8"字形　　　　　　　　　(b) "X"形

(c) "V"形　　　　　　　　　(d) "O"形

实验图 4　蝗虫精母细胞内四分体的交叉

(3) 后期Ⅰ:同源染色体分离,分成数目为11条和12条两部分,分别移向细胞的两极(细胞的两端)。

(4) 末期Ⅰ:染色体聚集在两极,每个子细胞中染色体数目减少一半(为单倍染色体数,$n=11$ 或 $n=12$),核膜开始出现。随后细胞质分裂,成为2个子细胞。

【注意事项】

(1) 蝗虫精母细胞第一次减数分裂形成的子细胞,经过短暂的间期,进入第二次减数分裂。蝗虫精母细胞减数分裂的间期Ⅱ和前期Ⅱ不易观察,在显微镜下可见直接从末期Ⅰ进入中期Ⅱ的细胞。

(2) 减数分裂Ⅱ的各期特点与一般有丝分裂的相似,但是,最后形成染色体数目减半的精细胞,继而精细胞发育成为精子。

【实验报告】

(1) 观察最清晰的分裂象(每期一个),绘图并标明细胞分裂时期及主要结构名称。

(2) 简述蝗虫精子的形成过程。

(邵韵平)

实验四　人类染色体的形态观察与非显带染色体核型分析

【实验目的】

(1) 掌握人类染色体的形态数目和分组特征。

(2) 掌握染色体的照片核型分析方法。

【实验原理】

人类非显带染色体核型分析是染色体研究中的基本方法。它可根据染色体的数目、结构进行核型分析,而对染色体遗传病患者作出初步的诊断。可在显微镜下直接作出判断,也可进行显微照相,经冲洗、放大后,根据照片进行分析。人类染色体的命名是根据国际统一标准,按照染色体的长度和着丝点的位置,将染色体配对并按长度依次排列、分组、编号。人体细胞含有 46 条染色体,即 23 对,其中 22 对为常染色体,男性、女性相同,编为 1～22 号,另一对为性染色体,男性、女性有别,男性为 XY,女性为 XX。根据着丝点的位置及其相对长度可将 22 对常染色体分为 A～G 七个组。性染色体可根据它们的形态、大小编入组内,X 染色体编入 C 组,Y 染色体编入 G 组。

【实验器材】

显微镜、核型分析纸、剪刀、小镊子、胶水、正常人外周血淋巴细胞染色体制片、正常人外周血淋巴细胞分裂中期染色体图片(见附录 A)。

【实验内容】

1. 正常人体细胞染色体的观察 每位学生发一张正常人外周血淋巴细胞染色体制片,进行染色体观察。染色体在细胞周期中经历着凝缩和舒展的周期性变化。在细胞分裂中期,染色体高度凝缩,从而轮廓、结构清晰且典型,易于观察分析。每一个中期染色体由两条染色单体组成,借着丝粒而彼此相连。由着丝粒将每条染色单体分为两个染色体臂,分别称为长臂(q)和短臂(p)。染色体臂上有较狭窄而浅染的区域,称为副缢痕,D、G 组染色体短臂末端连有一个球形小体,称为随体。短臂和随体相连处为副缢痕。

2. 染色体分组 各组染色体的主要特征如下。

(1) A 组(1～3 号染色体):

①1 号染色体:23 对染色体中最大的中着丝粒染色体,位于长臂近着丝粒处,常见有副缢痕。

②2 号染色体:比第一对短,它是最大的亚中着丝粒染色体。

③3 号染色体:23 对染色体中第二大的中着丝粒染色体。

(2) B 组(4～5 号染色体):本组均为亚中着丝粒染色体,两对染色体不易区分。

(3) C 组(6～12 号染色体和 X 染色体):本组为染色体最多的一组,且均为亚中着丝粒染色体。各对染色体间在形态上差别较小,故不易区分。6 号、7 号、9 号和 11 号染色体为偏中部的亚中着丝粒染色体,其余更偏亚中部。X 染色体的大小介于 7 号、8 号染色体之间,有时不等大。9 号染色体长臂近着丝粒处常出现副缢痕。由于这组染色体不易区分,准确的鉴别有待于显带。

(4) D 组(13～15 号染色体):本组染色体中等大小,为 7 组中最大的近端着丝粒染色体。此组染色体的短臂常见随体。染色体大小依副递减,较难准确鉴别。

(5) E 组(16～18 号染色体):

① 16 号染色体:本组中最大的染色体,为中着丝粒染色体,长臂常见副缢痕。

② 17 号染色体:较小的亚中着丝粒染色体。

③ 18 号染色体:亚中着丝粒染色体,它是亚中着丝粒染色体中最小的一对,短臂比 17 号染色体的短。

(6) F 组(19～20 号染色体):7 组中最小的两对中着丝粒染色体,易与其他组区

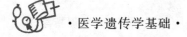

分,但组内两对染色体不易区分。

(7) G 组(21~22 号染色体和 Y 染色体):此组染色体为 7 组中最小的近端着丝粒染色体,短臂常有随体,21 号染色体常比 22 号染色体小。Y 染色体也为近端着丝粒染色体,但无随体,并常比 21 号、22 号染色体大,但其长度变异甚大。Y 染色体长臂常平行靠拢,此点为 Y 染色体与 21 号、22 号染色体相鉴别的重要标志。

3. 核型分析

(1) 仔细辨认每条染色体,并用铅笔注明序号和组别。

(2) 将图片上的染色体逐个剪下,短臂朝上,长臂朝下,对照染色体分组识别特征,依次排列在预先画好分组横线的报告单上,并使着丝粒在同一水平线。

(3) 校对调整,粘贴,分析结果。

【实验报告】

剪贴一张正常人体细胞非显带中期分裂象染色体图。

(孙双凌)

实验五　人类皮肤纹理观察与分析

【实验目的】

(1) 了解人类皮肤纹理(即皮纹)的基本知识。

(2) 掌握皮肤纹理的印取方法。

(3) 初步学会对皮肤纹理的分析方法及其在医学中的应用。

【实验器材】

白纸、皮纹遗传分析表、印台、印油、瓷盘、海绵垫、放大镜、直尺、量角器、铅笔、擦布。

【实验内容及方法】

皮肤纹理是指人体皮肤上某些特定部位出现的纹理图形,简称皮纹。在胚胎发育的第 19 周,皮纹便在手指(脚趾)和手(脚)掌处形成且终身不变,在诊断某些先天性疾病,特别是染色体遗传病中有一定的筛选作用。

(一) 皮纹的印取

1. 印指纹

(1) 将适量印油倒入瓷盘的海绵垫上,涂抹均匀。

(2) 洗净双手,晾干。

(3) 将白纸平铺在玻璃板边上。

(4) 将要取印的手指均匀地涂上印油,伸直,其余四指弯曲,由外向内滚动取印,逐一将指纹印取在白纸上,并做好标记。

2. 印掌纹

(1) 把全掌按在海绵垫上,使全掌获得均匀的印油。

(2) 将掌腕线放于纸上,手指自然分开,由后向前按掌、指顺序依次放下,以适当的压力将全掌均匀地印在表的中央。

（3）起手掌时先将手指翘起,而后是掌和腕。

（4）将手洗净,擦干。

（二）观察与分析

1. 指纹的观察与分析

（1）用放大镜观察指纹并分类（实验图5）。指纹分为弓形纹（A）、箕形纹（L）和斗形纹（W）三种类型。弓形纹的纹线由一侧起向上弯曲到对侧,无三叉点或只有中央的三叉点。箕形纹的纹线由一侧起斜向上弯曲后再回归起始侧,有一个三叉点。斗形纹的纹线多呈同心圆状,有两个或多个三叉点。

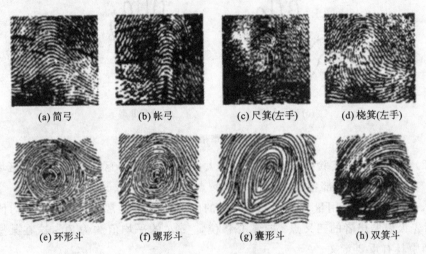

(a) 简弓   (b) 帐弓   (c) 尺箕(左手)   (d) 桡箕(左手)

(e) 环形斗   (f) 螺形斗   (g) 囊形斗   (h) 双箕斗

实验图5　指纹类型

（2）嵴纹数（实验图6）,即从纹理的中心点到三叉点用线相连,所穿过的纹线的数目（连线两点不计）。弓形纹没有三叉点或只有中央三叉点,故嵴纹数为0,不予计数。十个指头的嵴纹数之和称为总嵴纹数（TRC）。我国汉族正常男性的总嵴纹数平均值为144.7,正常女性总嵴纹数平均值为138.5。

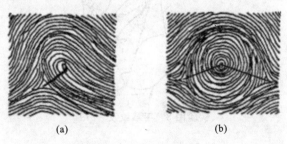

(a)   (b)

实验图6　嵴纹计数方法

2. 掌纹的观察与分析

（1）观察掌褶纹,手掌中一般有远侧横褶纹、近侧横褶纹和大鱼际纵褶纹三条大屈褶纹（实验图7）。根据三条屈褶纹走向的不同一般把手掌分为五种类型,即普通型、通贯手、悉尼手、变异Ⅰ型和变异Ⅱ型。通贯手的发生率在我国正常人体中为

3.5‰～4.87‰,而在染色体遗传病患者中的发生率为普通人的 10～30 倍,这一现象说明通贯手体征是重要的染色体遗传病的辅助诊断指标。

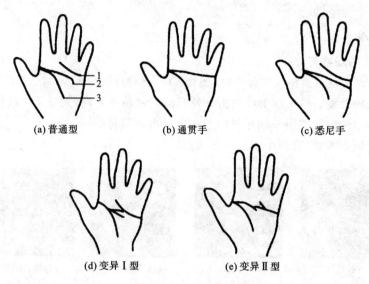

(a) 普通型　　　　　(b) 通贯手　　　　　(c) 悉尼手

(d) 变异 Ⅰ 型　　　　　(e) 变异 Ⅱ 型

实验图 7　掌褶纹的类型

　　(2) 测量∠atd(实验图 8)。手掌分为大鱼际区、小鱼际区和指间区三个区域。其中,第二指至第四指基部各有一个指基三叉点,分别为 a、b、c、d。近腕处有一个轴三叉点 t。连接 a、t、d,用量角器测量∠atd 的度数。我国正常人∠atd 的平均值约为 41°,而先天愚型患者的三叉点 t 向掌心移位,∠atd 的平均值约为 70°,这在某些综合征诊断中具有重要意义。

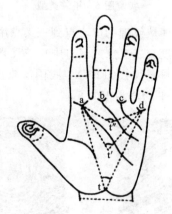

实验图 8　手掌纹及∠atd

【注意事项】

　　(1) 取印时务必洗净双手,以免指纹不清晰。

　　(2) 印油要涂抹均匀,切忌来回涂抹,也不可涂得过多。

　　(3) 取印时不要施压过大,不要移动手指、手掌或纸张,以免皮纹模糊不清或重叠。

　　(4) 印掌纹时,要有掌腕线。

（5）印指纹时，要有三面指纹，取印滚动时用力要轻而均匀，一个好的指纹应该为方形。

【实验报告】

填写皮纹遗传分析表（实验表 1）

实验表 1　皮纹遗传分析表

编号：　　　　　　　　　　　　　日期：

姓名		性别		年龄			民族		籍贯	
检查指标		左手					右手			
		拇指	示指	中指	环指	小指	拇指	示指	中指	环指	小指
手指	弓形纹										
	尺箕										
	桡箕										
	斗形纹										
	指褶纹数										
	指峰纹数										
	总峰纹数										
手掌	$\angle atd$										
	$\angle atd$ 平均角度										
	掌褶纹类型										

（李晓光）

实验六　遗传咨询

【实验目的】

（1）熟悉遗传咨询的一般程序与方法。

（2）会正确填写遗传咨询送检申请单、遗传病检查报告单、婚前检查登记表、新生儿体检登记表等。

（3）对典型病例，能运用遗传学知识给予婚姻、计划生育指导。

【实验内容】

（1）参观遗传咨询门诊的硬件设施，了解遗传咨询门诊的人员构成情况。

（2）遗传咨询的一般程序:病史和家系询问—体格检查—初诊断—必要的专科检查和特殊的实验室检查—确诊—按照遗传学原理对发病风险作出评估—与咨询者商

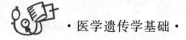

讨对策。

（3）填写咨询记录表格。

【实验报告】

将实验结果填写在有关表格中(实验表 2,实验表 3)。

【注意事项】

（1）对咨询者必须亲切、热情,严肃、负责,并注意为咨询者保密,要注意咨询者的心理状态,要向咨询者说明诚实地陈述家庭中其他成员的患病情况对婚姻、生育指导的重要性。只有这样才能取得咨询者的充分信赖与合作,才能得到详细可靠的资料,使诊断和发病风险率推算更为可靠。

（2）对咨询者提出的问题,不要轻易作出判断,应先详细询问病史和系谱,建议做必要的专科检查和特殊检查,对所有资料进行综合分析,排除各种可能之后再作判断,最后回答咨询者所提的问题。同时向他们讲解有关的科学知识,使他们能自觉地按照医生的要求去解决自己的婚姻、生育等问题。

（3）与咨询者谈话时,要言谈有度,不要随便应用"弱智"、"兔唇"等词语,或其他具有恶性刺激的语言来形容患者的特征。要充分理解患者的心情和心理状态,不要损伤他(她)们的自尊心。

实验表 2 遗传咨询送检申请单

编　号＿＿＿＿＿＿＿　　　　　　＿＿＿＿年＿＿＿＿月＿＿＿＿日

住院号＿＿＿＿＿＿＿　　　　　　＿＿＿＿医院＿＿＿＿科

姓名		性别		年龄		职业		民族	
籍贯				通讯地址					
病史记录(患病史、化学物质、农药、生物因素中毒史,放射性物质接触史):									
患者体征:									
患者父母姓名	父	母	患者父母病史记录:						

续表

年龄		避孕和节育史:避孕方式＿＿＿＿＿ 起止时间＿＿＿＿＿
		妊娠时间＿＿＿＿＿ 孕期服药情况＿＿＿＿＿＿＿
		绝育方式＿＿＿＿ 流产史＿＿＿＿＿
职业		
籍贯		患者父母体征:

患者临床化验单、病理检查报告单的编号和结果:

临床印象:

＿＿＿医院＿＿＿科 医生＿＿＿ ＿＿年＿＿月＿＿日

实验表3 遗传病检查报告单

姓名		性别		年龄		编号		结果	

系谱:

医学遗传学检查(注明检查材料、方法、结果、检查者及日期):

其他:

检查者＿＿＿ ＿＿＿年＿＿月＿＿日

(郑祥奇)

附录A

正常人外周血淋巴细胞分裂中期染色体(剪贴用)

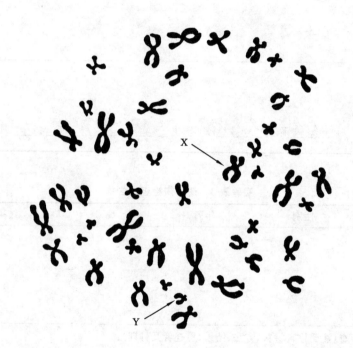

染色体核型分析报告单

照片编号_____ 姓名_____ 性别_____ 年龄_____

1	2	3	4	5
A			**B**	

6	7	8	9	10	11	12
C						

13	14	15	16	17	18
D			**E**		

19	20	21	22	X	Y
F		**G**		性染色体	

核型描述_____

诊断医生_____

_____年_____月_____日

参考文献

[1] 钟守琳.医学遗传学[M].北京:高等教育出版社,2010.

[2] 左伋等.医学遗传学[M].5版.北京:人民卫生出版社,2010.

[3] 傅松滨.医学生物学[M].7版.北京:人民卫生出版社,2008.

[4] 杨保胜.遗传与优生[M].北京:人民军医出版社,2010.

[5] 张丽华,邹向阳.细胞生物学与医学遗传学[M].4版.北京:人民卫生出版社,2009.

[6] 张忠寿.细胞生物学与医学遗传学[M].3版.北京:人民卫生出版社,2007.

[7] 康晓慧.医学生物学[M].北京:人民卫生出版社,2010.

[8] 王学民.医学生物学学习指导[M].北京:人民卫生出版社,2010.

[9] 周德华.遗传与优生学基础[M].北京:人民卫生出版社,2008.

[10] 丰慧根.医学遗传学[M].北京:人民军医出版社,2007.

[11] 陈誉华.医学细胞生物学[M].北京:人民卫生出版社,2008.

[12] 严杨钵.医学遗传学[M].北京:北京大学医学出版社,2006.

[13] 刘主权.临床遗传学彩色图谱[M].北京:人民卫生出版社,2006.

[14] 陈竺.医学遗传学[M].北京:人民卫生出版社,2006.

[15] 税青林,李红智.医学遗传学[M].北京:科学出版社,2007.

[16] 黄健.医学遗传学基础[M].西安:第四军医大学出版社,2006.

[17] 严杨钵.医学遗传学[M].北京:北京大学医学出版社,2006.

[18] 罗纯,章伟.医学遗传学[M].武汉:华中科技大学出版社,2007.

[19] 张涛,马爱民.医学遗传学[M].北京:北京大学医学出版社,2006.

[20] 赵斌,潘凯元.生物学[M].2版.北京:科学出版社,2007.

[21] 陆国辉,徐湘民.临床遗传咨询[M].北京:北京大学医学出版社,2007.

[22] 蔡绍京,李学英.医学遗传学[M].北京:人民卫生出版社,2009.

[23] 姜炳正,彭凤兰.医学遗传学[M].上海:上海科学技术出版社,2009.